医药高等院校规划教材

供高专高职医药卫生类专业使用

医学免疫学

（第四版）

主　编　孟凡云
副主编　聂志妍　杨增茹　王传生
编　者（按姓氏汉语拼音排序）

范海燕　聊城职业技术学院
旷兴林　重庆医药高等专科学校
李宏勇　邢台医学高等专科学校
孟凡云　聊城职业技术学院
聂志妍　上海健康职业技术学院
宋庆华　聊城职业技术学院
唐正宇　长沙卫生职业学院
王传生　承德护理职业学院
王革新　南阳医学高等专科学校
杨增茹　南阳医学高等专科学校
尹晓燕　邢台医学高等专科学校

科学出版社

北　京

内 容 简 介

本书为医药高等院校规划教材，至今已修订至第四版。全书共 17 章，每章均设置了知识链接和知识拓展，提炼出核心内容与考点，增加图表，简化文字，覆盖了最新的考试大纲（如国家护士执业资格考试）的所有考点。在章节后的目标检测题中按照考试题型加大了案例题比例；基于临床实际病例对章首的部分案例进行了更新，案例内容更加客观严谨，增强了案例教学的实际效果，从而在第三版的基础上提升了教材的可读性和实用性。

本书可供高专高职医药卫生类专业使用。

图书在版编目（CIP）数据

医学免疫学/孟凡云主编．—4 版．—北京：科学出版社，2016.6
医药高等院校规划教材
ISBN 978-7-03-048971-5

Ⅰ．医… Ⅱ．孟… Ⅲ．医学－免疫学－医学院校－教材 Ⅳ．R392

中国版本图书馆 CIP 数据核字（2016）第 139552 号

责任编辑：高　磊/责任校对：邹慧卿
责任印制：徐晓晨/封面设计：张佩战

科学出版社出版
北京东黄城根北街 16 号
邮政编码：100717
http://www.sciencep.com

北京虎彩文化传播有限公司 印刷

科学出版社发行　各地新华书店经销

*

2012 年 1 月第 一　　版　　开本：787×1092　1/16
2016 年 6 月第 四　　版　　印张：13
2021 年 6 月第二十一次印刷　字数：308 000

定价：49.80 元
（如有印装质量问题，我社负责调换）

前　言

本教材认真贯彻落实《国家中长期教学改革和发展规划纲要（2010—2020 年）》提出的"德育为先，能力为重，全面发展"的教育发展战略主题，按照教育、卫生主管部门的有关精神，配合专业技术考试等执业（职业）标准的改革要求，以更好地服务于全国高等医学院校的教育改革。

2003 年，《免疫学基础》高职教材在科学出版社与全国卫生职业教学新模式研究课题组的共同组织下，启动了第一版编写工作；教材编写坚持"贴近学生、贴近社会、贴近岗位"的基本原则，全面贯彻教育部提出的"以就业为导向，以能力为本位，以发展技能为核心"的培养综合职业能力的职教理念；从提高学生的学习兴趣入手，设置了知识链接和知识拓展内容，提炼核心内容与考点，简化文字描述，增加图表，章前设置学习目标，章后配目标检测题，达到教师易教、学生易学的目的。2007 年进行了修订再版，增设了"案例"等内容，以加强技能培训，提高学生解决实际问题的能力，解决了实训基地相对不足的矛盾。2011 年第三版的修订参考最新的国家护士执业资格考试大纲，覆盖了足够的考点，按照护士资格考试题型模拟加大了案例题比例，并以全彩色出版，提高了教材品质与内容的表现力，增强了可读性。

教育部关于"十二五"职业教育教材建设的若干意见中指出，职业教育教材是全面实施素质教育，按照德育为先、能力为重、全面发展、系统培养的要求，培养学生职业道德、职业技能、就业创业和继续学习能力的重要载体。要创新教材的呈现形式，推进教材建设立体化；注重运用现代信息技术创新教材呈现形式，使教材更加生活化、情景化、动态化、形象化。如今互联网的渗透已无处不在，信息化时代教材的编写已不仅仅针对于师生的课上与课下，而应积极开发补充性、更新性和延伸性教辅资料，开发网络课程、虚拟仿真实训平台、工作过程模拟软件、通用主题素材库以及名师名课音像制品等多种形式的数字化教学资源，建立动态、共享的课程教材资源库，打造基于移动互联和增强现实技术的互动教学平台。

此版教材修订的最大特色在于数字化教学资源与纸质教材紧密结合，与现有教学内容准确对应，学生可通过相关的 APP 精确定位和快速查找所需的课程资源，完成对知识点的掌握以及师生间的互动，同时克服了时空的限制，真正做到了随时随地、移动学习；此外，在第三版的基础上基于临床实际病例对部分案例进行了更新，并对案例的格式进行重新编排，在每一章的章首陈述案例内容并提出问题，章末给出案例分析，使之更符合学习规律，加强了案例教学的实际效果；同时本版教材亦对上版的错误及不当之处进行了修正与调整。

本书是国内 7 所医学院校免疫学专业教师共同努力的成果。在此，由衷感谢各位编委为本版《医学免疫学》的编写所付出的努力，感谢大家不吝提供多年所积攒的宝贵教学资源以慷慨共享，同时，也要感谢本教材前几版的编委李修明、任云青、张晓玲、陈瑞玲、郭明飞、乔桂兰、金巧红、杨海燕、张瑞兰、刘宗生、栾秋云、胡圣尧、郝燕、胡晓燕、曹英林、吾尔尼莎·玉松、莫非、周红等老师为教材编写所作出的贡献。由于编者水平有限，本书在内容、文字、编排、图表等方面可能存在疏漏和错误之处，恳切希望读者和同道的指正。

编　者

2016 年 5 月

目　录

第1章　免疫学概论

案　　例：

外伤感染并发右侧腹股沟淋巴结炎及菌血症

患者李×，男，11岁3个月，因高热、头痛，右侧腹股沟痛，行走不便而入院，病史自述可靠。

患儿于6天前参加郊外夏令营活动，不慎右足底被刺伤，因伤口小未做任何处理。3天后伤口出现轻度肿痛，第5天半夜开始高热、无抽搐，右侧腹股沟疼痛，行走明显感不便，次日一早就诊入院。

体格检查，T39.9℃，P147次/分，R42次/分，发育正常，营养中等，神志清；右足底伤口及右侧腹股沟皮肤红肿、触之微热，腹股沟淋巴结肿大、边缘清楚、触痛明显，其余浅表淋巴结无肿大；生理反射存在，病理反射未引出。血象：WBC12×10⁹/L，血细胞分类：中性杆状核粒细胞12%、中性分叶核粒细胞76%、淋巴细胞10%、单核细胞2%。临床诊断：右足底外伤性感染并发右侧腹股沟淋巴结炎。

问题与思考： 从免疫学的角度分析，患儿右足底被刺伤后发生局部感染，为何右侧腹股沟淋巴结会出现肿大、疼痛，并出现高热？

免疫学起始于医学微生物学，是研究生物体对抗原性异物免疫应答性及其方法的生物医学科学。众所周知，微生物广泛存在于自然界中如空气、水、土壤，从人和动植物的表皮到人和动物的内脏，生活着大量的微生物，有些微生物可以寄生于宿主达到共生状态，有的微生物侵入人体后会引起病害，严重者可危及生命，如早期的天花及一些新出现的传染病如艾滋病（获得性免疫缺陷综合征，AIDS）、萨斯（SARS）、埃博拉（Ebola）、中东呼吸综合征（MERS）等。从Jenner发明牛痘苗，到1980年世界卫生组织宣布"天花已在全世界被消灭"，人类在征服疾病方面取得辉煌的成绩。用预防接种方法消灭脊髓灰质炎（小儿麻痹）及麻疹，也为攻克艾滋病等疾病给予新的希望，这些都是免疫学的应用在预防人类疾病方面作出的卓越贡献。由此也可看出免疫学最初是以研究抗感染免疫为主。随着人们对疾病发生发展认识的深入，发现与微生物无关的抗原物质也可引起机体的免疫反应现象，而且该现象不单纯是对机体有保护作用。相反，也可以导致机体组织的损伤和某些疾病的发生，进而就有了现代免疫的概念。随着医学的发展，免疫学理论体系不断完善。尤其近代分子生物学的发展，免疫学已成为生命科学最活跃的研究领域之一，如今，免疫学理论和技术已从整体水平、细胞水平，发展到分子水平，甚至基因水平，且渗透到临床及基础的各个领域，逐渐发展成为一门独立的学科。它与分子生物学和细胞生物学被称作推动现代生命科学前进的三驾马车。

第一节　免疫的概念和功能

一、免疫的概念

免疫（immunity）一词是从拉丁文 *Immunis* 而来的，原意指免除劳役、苛税，免疫学引申为免除疾病。它是以研究抗微生物感染即抗感染免疫而发展起来的，随着人们对疾病发生发展认识的深入，免疫的概念也被赋予了新的内涵。

重点提示：
免疫的概念

表 1-1　免疫的现代概念与传统概念的区别

目标	传统概念	现代概念
针对抗原	感染因子	感染因子及其他一切抗原
对机体影响	有利	有利或有害
对自身抗原	无免疫应答	可发生免疫应答

现代免疫认为机体不仅能识别传染性的病原体等一切非己的抗原物质，也能识别自身的抗原。因此，现代免疫的含义是指机体的免疫系统识别"自己"和"非己"，排除抗原异物，以维护机体自身平衡和稳定的一种生理性防御功能（表 1-1）。

二、免疫的功能

免疫的功能是指免疫系统在识别和排除抗原性异物过程中所发挥的各种生物学效应的总称。在正常生理条件下，免疫功能可维持机体内环境的平衡与稳定，对机体起到保护性的作用；异常情况下，也能造成机体组织损伤而诱发免疫性疾病。概括而言，主要有如下三种功能（表 1-2）：

表 1-2　免疫系统的三大功能

功能	生理性（有利）	病理性（有害）
免疫防御	防御病原微生物侵害	超敏反应/免疫缺陷
免疫自稳	消除损伤或衰老细胞	自身免疫病
免疫监视	消除突变细胞或病毒感染细胞	肿瘤或持续性病毒感染

1. 免疫防御（immunologic defense）　是指机体防御病原微生物和外来抗原性异物（如微生物或其毒素），即抗感染免疫，可保护机体免受感染。在异常情况下，若免疫防御反应过于强烈或持续时间过长，可引起超敏反应；若反应过低（或缺陷），可发生免疫缺陷病。

2. 免疫自稳（immunologic homeostasis）　免疫系统内存在极为复杂而有效的调节网络，藉此以维持其内环境的稳定。正常情况下，免疫系统能及时清除体内损伤、衰老或凋亡细胞，对自身组织成分不产生免疫应答，处于免疫耐受状态。若免疫自稳功能失调，可能使机体对"自己"或"非己"抗原的应答过强或过弱，引发自身免疫疾病。

重点提示：
免疫的功能

3. 免疫监视（immunologic surveillance）　免疫系统能识别、清除体内不断发生突变或畸变的细胞，此即免疫监视功能。若该功能失调，即可能导致肿瘤发生或持续性病毒感染状态。

三、免　疫　系　统

机体有一个完整的免疫系统（immune system），它是机体执行免疫功能的物质结构基础。

负责识别与排斥异己抗原，执行免疫应答。免疫系统由免疫器官、免疫细胞和免疫分子等组成。

1. 免疫器官　按其功能不同，可分为中枢免疫器官（central immune organ）和外周免疫器官（peripheral immune organ）。中枢免疫器官是免疫细胞分化、发育及成熟的场所，包括骨髓和胸腺。禽类还有腔上囊（法氏囊）。骨髓是造血器官及 B 淋巴细胞发育成熟的场所；胸腺是 T 淋巴细胞发育及成熟的场所。外周免疫器官是免疫细胞定居、增殖和产生免疫应答的场所，包括脾脏、淋巴结和黏膜免疫系统。

2. 免疫细胞　根据功能可将免疫细胞分为固有免疫细胞和适应性免疫细胞，是执行免疫功能的功能单元。固有免疫细胞主要包括抗原提呈细胞（单核 / 巨噬细胞、树突状细胞等）、自然杀伤细胞、B1 细胞、粒细胞、红细胞、肥大细胞等；适应性免疫细胞包括 T 淋巴细胞和 B 淋巴细胞。绝大多数免疫细胞由多能造血干细胞分化而来。其中 T 细胞和 B 细胞，分别发挥着细胞免疫和体液免疫效应，即识别抗原，发生增殖、分化，最后表现各种效应作用，达到破坏、清除抗原的目的。因此此类细胞又称为免疫活性细胞。

3. 免疫分子　由免疫细胞或其他细胞产生或分泌，是免疫应答和免疫效应的介质，包括抗体（免疫球蛋白）、补体、细胞因子、黏附分子、主要组织相容性分子、CD 分子、抗原识别受体（TCR、BCR）等。

四、免疫应答的类型及特点

免疫应答（immune response）是机体免疫系统识别和清除抗原性异物的整个过程。广义而言，免疫应答可分为两类：固有免疫应答（innate immune response）和适应性免疫应答（adpative immune response），分别执行固有免疫功能和适应性免疫功能，免疫应答对机体既有利，也能造成机体组织损伤而致病。

1. 固有免疫　固有免疫（innate immunity）是机体防御感染的第一道防线，它是机体在长期进化过程中逐渐形成的防御机能，在个体出生时就具备，经遗传获得，对病原体无严格的选择性，不产生免疫记忆故又称为非特异性免疫（nonspecific immunity）或天然免疫（natural immunity）。固有免疫一般多在感染后的数分钟至 96 小时执行防卫功能。执行固有免疫功能的组成因素主要包括：皮肤、黏膜的屏障作用及局部分泌的抑菌和杀菌物质的化学效应；体内多种固有免疫效应细胞如吞噬细胞的吞噬病原体的作用，自然杀伤（NK）细胞对病毒感染靶细胞的杀伤作用等；血液和体液中存在的抗菌分子，如效应分子补体的生物学作用等。

2. 适应性免疫　适应性免疫（adpative immunity）是机体后天受抗原刺激后而产生，对某一特定的病原体具有高度的特异性，且对感染过的病原体具有免疫记忆效应，即当同一病原体再次进入机体时，再次应答出现快、反应强，从而能有效的预防该病原体所致疾病的发生。适应性免疫的主要特征是特异性、记忆性和多样性等，故又称为特异性免疫（specific immunity）或获得性免疫（acquired immunity）。免疫应答一般是指适应性免疫（response）。适应性免疫应答是继固有免疫应答之后发挥作用，在机体最终清除病原体及防止再感染和其他免疫学机制中发挥主导作用。主要包括体液免疫和细胞免疫，执行者是 T 淋巴细胞和 B 淋巴细胞。T 及 B 细胞识别病原体成分后被活化，4~5 天后生成效应细胞，最后由效应细胞和效应分子对已被识别的病原体发挥清除作用。

另外，抗原（Antigen）可诱导产生特异的无应答反应（a state of specific unresponsiveness），即对曾经接触的抗原不产生免疫应答，而遇无关的抗原仍能产生正常的免疫应答，称为免疫耐受（immunologic tolerance）。如机体对自身组织成分的耐受遭破坏或是对某些致病抗原（如肿瘤抗原或病毒抗原）产生耐受，均可导致某些病理过程的发生（表 1-3）。

表 1-3　固有免疫和适应性免疫的比较

	固有免疫	适应性免疫
发生	种系进化形成，先天具有	个体遇到抗原刺激，后天获得
细胞组成	黏膜和上皮细胞、吞噬细胞、NK 细胞、T 细胞、γδT 细胞、B1 细胞	T 淋巴细胞、B 淋巴细胞、抗原递呈细胞
作用时效	即刻至 96 小时内	96 小时后
作用特点	固有；无需增殖分化，作用迅速无免疫记忆	特异性；抗原特异性细胞克隆增殖和分化；有免疫记忆
作用时间	作用时间短	作用时间长

五、免疫病理与免疫学疾病

免疫系统对抗原不适当的应答，即过高或过低的应答，或对自身组织抗原的应答，均可导致免疫病理过程，发展为免疫性疾病。按发病机理不同，免疫性可分为三大类：超敏反应病、自身免疫病、免疫缺陷病。

1. 超敏反应病　由抗原特异应答的效应 T 及 B 细胞激发的过高的反应过程所导致的疾病。按发作时间及机制不同，分为：①速发型超敏反应，由抗体介导，发作快，如荨麻疹、哮喘及过敏性休克。②迟发型超敏反应，由细胞免疫介导，发作慢，见于结核病、接触性皮炎等。

2. 自身免疫病　在感染、物理、化学因素刺激下，一些自身应答 T 及 B 细胞被活化而致病，如系统性红斑狼疮、类风湿关节炎及强直性脊柱炎等。

3. 免疫缺陷病　免疫系统的先天性缺陷及后天因素所致缺陷，均可致免疫功能低下或缺失，易发生严重感染及肿瘤。先天性免疫缺陷，可因缺陷发生部位不同致不同程度的免疫功能低下，如发生在淋巴干细胞阶段，致 T 及 B 细胞严重缺失，形成重症联合免疫缺陷症；如发生在 B 细胞的祖细胞阶段，则 B 细胞不能分化发育为成熟 B 细胞，不能生成抗体，称为低丙种球蛋白血症。后天继发的常发于慢性感染、放射线照射及免疫抑制剂的长期使用之后，如获得性免疫缺陷综合征（acquired immunodeficiency syndrome，AIDS，即艾滋病）。

艾滋病患者的机会性感染

机会性感染是指一些致病力较弱的病原体，在人体免疫功能正常时不能致病，但当人体免疫功能降低时，它们乘虚而入，侵入人体内，导致各种疾病。常见的机会性感染有：

细菌性疾病：如肺结核、鸟复合分支杆菌病、细菌性肺炎、败血症。

原虫性疾病：如卡氏肺囊虫肺炎（pcp）、弓形体病、微孢子虫病、牛皮癣、利什曼病。

真菌性疾病：如念珠菌病、隐球菌病和马尔尼菲青霉病等。

病毒类疾病：由巨细胞病毒、单纯疱疹和带状疱疹引起。

艾滋病病毒相关的肿瘤如：卡波西肉瘤、淋巴瘤、扁平细胞癌等。

"艾滋病"是由人免疫缺陷病毒（HIV）引起的性传播疾病，潜伏期较长，一般要7～10 年才发病。HIV 感染人体后，破坏人体的细胞免疫功能，主要是大量破坏 T 淋巴细胞，使人体丧失免疫功能。本来艾滋病患者抵抗力已很低，再加上机会性感染，因而成

链接

为艾滋病患者死亡的主要原因。通常一位艾滋病患者同时有几种机会性感染，受感染的器官系统广泛。临床将艾滋病患者的机会性感染分为肺型、中枢神经系统型、胃肠型和无名热型。肺型机会性感染中以肺囊虫性肺炎最为常见，中枢神经系统型机会性感染以刚地弓形虫病最常见；胃肠型机会性感染中以隐孢子虫病最常见，其次为蓝氏贾第鞭毛虫病；无名热型机会性感染则与分支杆菌感染有关。在疾病晚期，可发生多个脏器的多种感染，最常见的有肺部的细菌感染。如艾滋病人并发肺结核，由于 HIV 与结核杆菌都攻击人体内的 CD4 淋巴细胞，在 HIV 与结核杆菌双重攻击下，机体便会显得难予应付，因此结核杆菌合并 HIV 感染便更加凶险。在欧美，最常见的机会性感染为肺囊虫性肺炎，而在非洲则以肺结核最常见。据报道，63% 的艾滋病人都合并有卡氏肺囊虫性肺炎，这也是促使病人死亡的原因之一。

链　接

第二节　免疫学发展简史

免疫学的发展经历了经验免疫学时期、科学免疫学时期和现代免疫学时期。

一、经验免疫学时期（公元 16 世纪—18 世纪后叶）

我国古代劳动人民观察到患过传染病而康复的人很少再次感染同样的疾病，即使再感染症状也很轻。有资料记载用患过同样疾病而康复的人来护理患者，一般也不会再感染，说明古代劳动人民对免疫已有一定的认识。

1. 人痘苗的发现　据记载，早在宋朝（公元 11 世纪）已有吸入天花痂粉预防天花的传统。到明代，即公元 17 世纪 70 年代左右，则有正式记载接种"人痘"预防天花，将天花愈合后的局部痂片磨碎成细粉，经鼻给正常儿童吸入，可预防天花。这些方法西传至欧亚各国，18 世纪传至英国；东传至朝鲜、日本及东南亚国家，当时在天花流行时期，种过痘的人群中死亡率只有不接种人群的 1/5 到 1/10。人痘的发明是我国对世界医学的一大贡献（图 1-1）。

2. 牛痘苗的发现　继人痘苗之后，18 世纪末，英国乡村医生 Edward Jenner（1749—1823）观察到一个挤牛奶女工因接触患有牛痘的牛后，其手臂部不慎感染"牛痘"，但却不得天花。于是他意识到种"牛痘"可预防天花。为证实这一设想，他将牛痘接种于一个名叫菲普士（Jemes Phips）的小男孩手臂上，2 个月后，再接种从天花患者来源的痘液，结果只引起局部手臂疱疹，未引发全身天花。接着他又继续做大量试验。1798 年，Jenner 发表了关于接种牛痘预防天花的研究结果。这是科学方法制备牛痘苗的基础，是免疫学发展史上最重要的成就之一。1979 年 10 月 26 日联合国世界卫生组织（WHO）在肯尼亚首都内罗毕宣布，全世界已经消灭了天花病，该事件具有划时代的伟大意义。

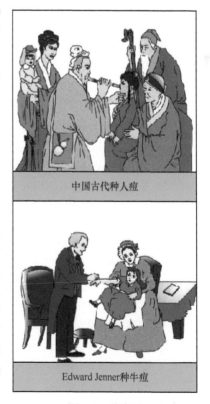

中国古代种人痘

Edward Jenner种牛痘

图 1-1　种痘图

二、科学免疫学时期（19世纪—20世纪中叶）

1. 减毒疫苗的发现　19世纪中叶，人们开始认识到瘟疫实质是由病原微生物感染人体所造成的传染病。1850年，首先在病羊的血液中发现了炭疽杆菌。其后德国细菌学家Robert Koch发明了固体培养基，成功培养分离出结核杆菌，并提出病原菌致病的概念。1880—1885年，法国学者Pasteur用高温培养法获得炭疽杆菌减毒株，继而用动物传代和干燥法获得狂犬病病毒减毒株。首次创造了将减毒疫苗用于接种，并有效地预防了人类的多种传染病，开创了人工主动免疫的方法。

2. 抗毒素的发现　1890年，德国学者Behring（图1-2A）和日本学者北里用白喉减毒外毒素免疫动物，在动物血清中发现能中和白喉外毒素的物质，称为抗毒素，用于治疗白喉获得成功。稍后，他们用甲醛处理将白喉及破伤风外毒素减毒成类毒素进行预防接种，开创了人工被动免疫的先河。为此1901年Behring获得了诺贝尔生理学及医学奖。

3. 免疫应答机制提出　19世纪后叶，对人体免疫应答机制的认识，出现了两种不同的学术学说，体液免疫学派与细胞免疫学派之间的持久激烈的争论极大地推动了免疫学发展。1908年瑞典科学院将诺贝尔医学奖同时授予细胞免疫学派的创始人Metchnikoff和体液免疫学说的代表Ehrlich（图1-2B、C）。

1890年，俄国学者Metchnikoff提出的细胞免疫学说认为，机体的免疫机制是由吞噬细胞来执行的，即吞噬细胞理论。

1897年，德国学者Ehrlich等认为血清中的抗体是抗感染免疫的重要因素即体液免疫学说。

1903年，英国Almroth Wrighte爵士和Douglas研究吞噬作用时，发现了调理素，证明吞噬作用在体液因素参与下可大为增强。从而初步统一了细胞免疫与体液免疫两个学说之间的矛盾。

4. ABO血型的发现　1901年奥地利科学家Landsteiner发现在人红细胞表面表达的糖蛋白中，其末端寡糖特点决定了它的抗原性，从而发现了ABO血型，避免了因输血导致严重超敏反应的问题。

5. 过敏反应的发现　1902年，法国学者Richet和Portier在研究海葵的毒性作用时意外地发现曾接受过海葵提取液幸免于死亡的狗，数周后再接受极小量的同一提取液可迅速引起动物死亡。他们称此现象为过敏反应。由此对免疫病理的认识过程引起了人们的重视。

6. 免疫球蛋白的发现　1939年，Tiselius和Kabat用电泳鉴定，证明抗体是γ-球蛋白。动物在免疫后，血清中γ-球蛋白显著增高，此部分有抗体活性，从而可将抗体从血清中分离出来，抗体主要存在于γ-球蛋白，证实抗体是免疫球蛋白（图1-2）。

7. 免疫耐受的发现　1945年，Owen观察到异卵双生的小牛，其体内并存有两种血型不同的红细胞，但互不排斥，这种现象被称为免疫耐受。同时提示免疫耐受是在胚胎期诱导形成的，即动物在胚胎期或新生期接触抗原后，可对其发生免疫耐受，使其到成年期对该抗原不发生免疫应答。当机体在出生后受到胚胎期未曾接触的抗原刺激时，则发生针对该抗原的特异性免疫应答。

8. 抗体的产生　1948年，Fagraeus证明抗体是抗原刺激后，淋巴细胞转化成浆细胞后产生的。

9. 克隆选择学说　1957年，澳大利亚免疫学家Frank Macfarlane Burnet（图1-2D）提出了著名的抗体生成的克隆选择学说（clonal selection theory）。该理论的主要内容认为，机体事先就存在能识别多种抗原的细胞克隆（clone），每个克隆细胞表面都有针对不同特定抗原的受体；不同抗原选择与之相应的受体结合，使细胞克隆活化、增殖，最后成为免疫效应细胞，产生免疫应答，而生成多样性的各种抗体；但在免疫系统尚未发育成熟前，接触

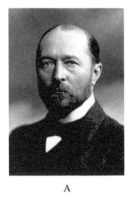
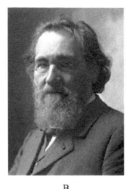
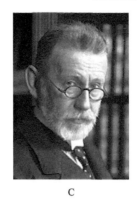
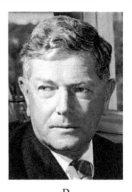

A　　　　　　　B　　　　　　　C　　　　　　　D

图 1-2　免疫学先驱

A. 德国，E.A.von. Behring（1854—1917）；B. 俄国，I.I.Metchnikoff（1845—1916）；

C. 德国，P.Ehrlich（1854—1915）；D. 澳大利亚，F.M.Burnet（1899—1985）

了相应抗原（包括自身成分或外来抗原）的细胞克隆并不发生增殖，而是被清除或使之处于抑制状态成为禁忌克隆（forbidden clone），从而产生对自身的免疫耐受性；禁忌克隆一旦失禁，则可对自身抗原产生免疫应答，导致自身免疫损伤，引起自身免疫病。细胞克隆选择学说不仅能说明抗体形成的机制，而且可以解释不少免疫生物学现象，如免疫系统对抗原的识别、免疫记忆、自身耐受、自身免疫等一系列重大问题，从而奠定了现代免疫学的基础。为此，Burnet 获得了 1960 年诺贝尔生理学和医学奖。

10. 主要组织相容性复合体的发现　美国遗传学家 George Davis Snell 于 1935 年领导一个小组率先研究了小鼠器官组织移植中的免疫学和遗传学现象。法国免疫学家 Jean Dausset 是世界上第一个研究组织相容性抗原与疾病关系的科学家。1963 年，美国免疫学家 Baruj Benacerraf 发现染色体内含有免疫应答（Ir）基因，并发现 Ir 基因与 MHC 紧密连锁。为此，Snell、Dausset 和 Benacerraf 分享了 1980 年的诺贝尔生理学及医学奖。

三、现代免疫学时期（20 世纪 60 年代初至今）

首先是人们对免疫系统开始有了全面的认识，如 1961 年 Miller 和 Good 发现胸腺是骨髓未成熟淋巴细胞发育成熟的免疫器官；1962/1964 年 Warner 和 Szenberg 发现鸡腔上囊是骨髓未成熟淋巴细胞发育成熟的免疫器官；1968 年 Claman 和 Mitchell 等发现了辅助性 T 细胞（Th）。20 世纪 70 年代后期，分子生物学的迅速兴起，促使免疫学突飞猛进的发展。1974 年，丹麦免疫学家 Niels K.Jerne 提出独特型网络学说。1975 年，Kohler 和 Milstein 共同研究开发了一套制备单克隆抗体（monoclonal antibody，mAb）的新技术，该技术促进了基础医学和临床医学研究。单克隆抗体技术可鉴定各种免疫细胞表面的特征性分子，用于区分细胞亚群和细胞的分化阶段，也可将化疗药物、放射性同位素等细胞毒剂与抗肿瘤抗原的单克隆抗体直接交联，利用其导向作用，使细胞毒剂定位于肿瘤细胞将它直接杀伤，大大提高了疾病及各类病原体诊断的精确性；从基因水平揭示了 B 细胞及 T 细胞抗原识别受体（BCR、TCR）多样性产生的机制；从分子水平阐明信号转导通路，信号类型与细胞因子对细胞增殖和分化的作用及效应机制；揭示出细胞毒性 T 细胞导致靶细胞发生程序性死亡的信号转导途径。现代免疫学已涉及现代生物学和临床医学的很多领域，包括基础免疫学、临床免疫学、免疫预防学三大方面，并形成很多分支学科。21 世纪在计算机、信息技术及分子生物学技术成就的推动下，免疫学必将取得更大的成就。

现将 20 世纪以来获得诺贝尔医学生理学奖的免疫学家及其主要成就列入表 1-4。

表 1-4　20 世纪以来获得诺贝尔医学生理学奖的免疫学家

年代	学者姓名	国家	获奖成就
1901	Behring	德国	发现抗毒素，开创免疫血清疗法
1905	Koch	德国	发现病原菌
1908	Ehrlich	德国	提出抗体生成侧链学说和体液免疫学说
	Metchnikoff	俄国	发现细胞吞噬作用，提出细胞免疫学说
1912	Carrel	法国	器官移植
1913	Richet	法国	发现过敏现象
1919	Bordet	比利时	发现补体
1930	Landsteiner	奥地利	发现人红细胞血型
1951	Theler	南非	发现黄热病疫苗
1957	Bovet	意大利	抗组胺药治疗超敏反应
1960	Burnet	澳大利亚	提出抗体生成的克隆选择学说
	Medawar	英国	发现获得性移植免疫耐受性
1972	Edelman	美国	阐明抗体的化学结构
	Porter	英国	
1977	Yalow	美国	创立放射免疫测定法
1980	Dausset	法国	发现人白细胞抗原
	Snell	美国	发现小鼠 H-2 系统
	Benacerraf	美国	发现免疫应答的遗传控制
1984	Jerne	丹麦	提出免疫网络学说
	Kohler	德国	杂交瘤技术制备单克隆抗体
	Milstein	英国	单克隆抗体技术及免疫球蛋白基因表达的遗传控制
1987	Tonegawa	日本	抗体多样性的遗传基础
1990	Marray	美国	第一例肾移植成功
	Thomas	美国	第一例骨髓移植成功
1996	Doherty	美国	提出 MHC 限制性，即 T 细胞的双识别模式
	Zinkernagel		
2002	Brenner	英国	器官发育和细胞程序性死亡的基因调控
	Howitz	美国	
	Sulston	美国	
2008	Francoise Barre-Sinoussi	法国	发现人类免疫缺陷病毒（HIV）
	Luc Montagnier	法国	
	Harald zur Hausen	德国	发现人乳头瘤病毒（HPV）导致子宫颈癌
2010	Robert G.Edwards	英国	体外受精技术领域作出的开创性贡献
2011	Bruce A Beutler	美国	先天免疫系统的激活研究
	Jules Hoffmann	卢森堡	
	Ralph M. Steinman	加拿大	免疫系统树突状细胞及其功能的研究
2012	Shinya Yamanaka	日本	细胞核的重编程，诱导细胞类型的转变
	John B. Gurdon	英国	

第三节　免疫学在临床实践中的应用

一、免疫学预防

现代免疫学的预防接种方法不仅消灭了天花，且为攻克一些新的传染病给予了希望。目前，免疫学预防已由最初的以预防传染病为主扩展到对其他疾病的预防，如免疫缺陷病、肿瘤、器官移植后的排斥反应等。如已证明口服自身抗原能预防一些自身免疫病。因此，免疫学预防发展至今已成为临床医学和预防医学中的一个非常重要的领域。

随着生物的不断进化，新的病原体不断出现，近 20 年来出现了许多新的传染病而且严重威胁人类生命，如 HIV（人类免疫缺陷病毒）引起艾滋病（AIDS），大肠埃希菌 O157：H7 引起出血性肠炎，霍乱弧菌变异株 O139 引起新型流行性霍乱，新型肝炎病毒引起丙型、庚型病毒性肝炎；朊蛋白病毒引起人类疯牛病；环状病毒引起人类"病毒脑"，人微小病毒 B19 引起的人类流产、死胎；新型出血热（如 Ebola 病、Marburg 病）、新型流行性感冒，冠状病毒变异引起的非典型性肺炎等都是能引起全球性传播的传染病。攻克这些疾病，控制并消灭新出现的传染病，其根本出路仍是发明有效疫苗并进行预防接种。

近年来由于免疫学、生物化学、生物工程和遗传工程技术的发展，推动和促进了新型疫苗的研制工作如亚单位疫苗、合成疫苗、结合疫苗、基因工程疫苗等。

二、免疫学诊断

随着现代免疫学以及细胞生物学、分子生物学等相关学科的进展，免疫学检测技术也不断发展和更新，新方法层出不穷，已成为临床医学不可或缺的重要指标，应用领域越来越广泛。

免疫学检测可用于探讨免疫相关疾病的发展机制及其诊断、病情监测与疗效评价等，也可用于评价实验动物的免疫功能状态。利用抗原抗体反应具有高度特异性的特征，免疫学技术和制剂可检测多种病原体、体液中的生物活性物质（抗体、细胞因子、激素、神经递质等）、细胞组分（淋巴细胞、血细胞、肿瘤细胞等）和肿瘤标志物等；对特定细胞或蛋白成分也可进行定性、定量、定位检测；判断机体免疫功能状态等等。如肿瘤的免疫诊断就是通过生化和免疫学技术检测肿瘤抗原、抗肿瘤抗体或其他肿瘤标记物，有助于肿瘤患者的诊断及其免疫功能状态的评估。如近年来，用特异性单抗免疫组化或流式细胞术分析等对细胞表面肿瘤标志物（如 TSTA、TAA、TSA、激素、酶等）的检测；用原位杂交法、PCR 等技术测定癌基因、抑癌基因、端粒酶及细胞因子基因，从基因水平诊断肿瘤方面展现了良好的前景；如肿瘤单抗与放射性核素 ^{131}I 结合，从静脉注入体内，将放射性核素导向肿瘤所在部位，用 γ 照相机可显示清晰的肿瘤影像，有助于对肿瘤的早期诊断和定位。通过细胞因子的定量或定性检测作为疾病诊断和预后的辅助指标也被广泛应用。

三、免疫学治疗

免疫生物治疗已成为与传统的手术、放疗、化疗并列的重要治疗方案，通过调整患者免疫功能来改善疾病的状态已成为临床治疗某些疾病的常用手段。如肿瘤生物治疗主要包括基因治疗、免疫治疗、细胞治疗、抗血管生成治疗、干细胞移植治疗等治疗技术。肿瘤免疫治疗分为主动免疫和被动免疫治疗。前者包括固有主动免疫治疗和适应性主动免疫治疗，后者包括过继免疫疗法和抗体靶向治疗（称生物导弹疗法）。治疗目的在于激发和增强机体的免疫功能，以达到控制和杀灭肿瘤细胞的目的。如树突状细胞（dendritic cell，DC）是体内最强的抗原提呈细胞，在诱导免疫应答方面发挥重要作用。目前，全球首个真正意义上的肿瘤治疗性疫苗即是 DC 瘤苗，于 2010 年 5 月获 FDA 批准，用以治疗前列腺癌；又如单克隆抗体上结合有效放射核素、毒性蛋白或化疗药物，作用于肿瘤抗原，使肿瘤局部药物浓度增高，但全身毒副作用小。目前，细胞因子在人类疾病的治疗和预防上面已经取得一定的效果，专家指出，以细胞因子和免疫细胞为基础，提高机体的抗肿瘤免疫，清除或控制肿瘤细胞的同时不伤害正常细胞的"绿色"生物治疗，能显著提高肿瘤治愈率、患者生存期和生活质量，总之肿瘤生物治疗是现代生物技术和临床医学等多学科交叉融合而形成的一种新的肿瘤治疗技术，是继手术、放疗和化疗后的第四种肿瘤治疗手段。

案例分析：

　　细菌入侵可诱发机体抗感染免疫应答，病原菌沿淋巴管侵入，引起局部淋巴结炎症，淋巴细胞反应性增生引起局部淋巴结肿大；同时细菌入血，炎症因子和病原菌代谢产物刺激下丘脑体温调节中枢，产生发热反应。

小　结

　　免疫学是研究生物体对抗原性异物免疫应答性及其方法的生物－医学科学，与分子生物学和细胞生物学被称作推动现代生命科学前进的三驾马车。现代免疫的含义是指机体的免疫系统识别"自己"和"非己"，排除抗原异物，以维护机体自身平衡和稳定的一种生理性防御功能。免疫功能包括免疫防御、免疫自稳和免疫监视。免疫系统是执行免疫功能的物质结构基础，由免疫器官、免疫细胞和免疫分子等组成，免疫系统对抗原不适当的应答，即过高或过低的应答，或对自身组织抗原的应答，均可致免疫病理过程，发展为免疫性疾病。免疫学的发展经历了经验免疫学时期、科学免疫学时期和现代免疫学时期，它对传染病的诊断、预防和治疗起了重要的作用。

目 标 检 测

一、名词解释

1. 免疫　　　　2. 免疫防御
3. 免疫自稳　　4. 免疫监视

二、填空题

1. 机体的免疫应答类型可分为＿＿＿＿＿和＿＿＿＿＿两类。
2. 适应性免疫应答的特点有＿＿＿＿、＿＿＿＿和＿＿＿＿。包括＿＿＿＿和＿＿＿＿两类。
3. 免疫功能包括＿＿＿、＿＿＿和＿＿＿。
4. 免疫系统包括＿＿＿、＿＿＿和＿＿＿。

三、单项选择题

1. 免疫的概念是（　　　）
   A. 机体排除病原微生物的功能
   B. 机体清除自身衰老、死亡细胞的功能
   C. 机体抗感染的防御功能
   D. 机体免疫系统识别和排除抗原性异物的功能
   E. 机体清除自身突变细胞的功能
2. 用无毒力牛痘苗接种预防天花的第一个医生是（　　　）
   A. Pasteur　　B. Koch　　C. Behring

　　D. Jenner　　　E. Ehrlich
3. 免疫对机体（　　　）
   A. 有利　　　　　　　B. 有害
   C. 有利也有害　　　　D. 无利也无害
   E. 正常情况下有利，某些条件下有害
4. 机体抵抗病原微生物感染的功能称为（　　　）
   A. 免疫监视　　　　B. 免疫自稳
   C. 免疫耐受　　　　D. 免疫防御
   E. 免疫识别
5. 某患者被确诊为肿瘤，请问该患者与何种功能低下有关（　　　）
   A. 免疫监视　　　　B. 免疫自稳
   C. 免疫耐受　　　　D. 免疫防御
   E. 免疫识别

四、简答题

1. 免疫的现代概念与传统概念有何区别？
2. 简述免疫功能对机体的双重影响。
3. 结合实例分析固有免疫和适应性免疫的作用有何不同？

（孟凡云）

第2章 抗　原

📖 学习目标

1. 掌握抗原、抗原决定簇的概念以及抗原的两个基本性能，决定抗原免疫原性的条件；
2. 熟悉胸腺依赖性抗原和非胸腺依赖性抗原的区别、佐剂的概念；
3. 了解医学上重要的抗原、佐剂的作用机理。

案　例：

急性肾小球肾炎

男性，21岁，咽部不适3周，水肿、尿少1周。3周前咽部不适，轻咳，无发热，自服诺氟沙星未见好转。近1周感双腿发胀，双眼睑水肿，晨起时明显，同时尿量减少，200～500ml/日，尿色较红。于外院查尿蛋白（＋＋），血压增高，口服"阿莫仙""保肾康"症状无好转来诊。发病以来精神食欲可，轻度腰酸、乏力，无尿频、尿急、尿痛、关节痛、皮疹、脱发及口腔溃疡，体重3周来增加6kg。既往体健，青霉素过敏，个人、家族史无特殊。

查体： T 36.5℃，P 80次/分，R 18次/分，Bp 160/96mmHg，无皮疹，浅表淋巴结未触及，眼睑水肿，巩膜无黄染，咽红，扁桃体不大，心肺无异常，腹软，肝脾不大，移动性浊音（－），双肾区无叩痛，双下肢可凹性水肿。

化验： 血 Hb 140g/L，WBC 7.7×10⁹/L，PLT 210×10⁹/L，尿蛋白（＋＋），定量3g/24h，尿 WBC 0～1/高倍，RBC 20～30/高倍，偶见颗粒管型，肝功能正常，Alb 35.5g/L，BUN 8.5mmol/L，Scr 140μmol/L。血 IgG、IgM、IgA 正常，C3 0.5g/L，ASO 800U/L，乙肝两对半（－）。

临床诊断： 急性肾小球肾炎（链球菌感染后）

问题与思考

1. 链球菌反复感染后为什么会诱发急性肾小球肾炎？
2. 异嗜性抗原在医学上的意义？

在免疫学发展的早期，人们给动物注射细菌或其外毒素，经一定时期后，体外实验证明在其血清中存在一种能与细菌发生特异性凝集反应的物质（此即凝集素），或能特异性中和外毒素的物质（也即抗毒素）。其后，将这种存在于血清中具有特异性反应的物质统称为抗体（antibody，Ab），将能刺激机产生抗体的物质统称为抗原（antigen, Ag）。

现代免疫学的发展证明，当抗原分子进入机体后，能触发免疫细胞一系列的复杂的生物学过程，称之为免疫应答。既能诱导正免疫应答，也能诱导负免疫应答。因此，上述抗原的概念已不能完全概括其涵义。目前认为，凡能诱导机体免疫系统发生免疫应答，并能与相应的免疫应答产物（抗体或致敏淋巴细胞）在体内外发生特异性结合的物质，称之为抗原。抗原具有两种基本特性。

免疫原性（immunogenicity）是指抗原分子能诱导机体发生免疫应答的特性。它主要涉及抗原与免疫细胞间的相互作用，即抗原分子须经过抗原提呈细胞（antigen presenting cell，APC）的加工、处理和呈递，及被 T 细胞的抗原受体分子（TCR）和 B 细胞的抗原受体分子（BCR）识别（详见第 8 章）。因此抗原的免疫原性与抗原的化学性质相关，更与机体的免疫应答特性相关。具有免疫原性的物质称为免疫原（immunogen）。

免疫反应性（antigenicity）是指抗原分子能与免疫应答产物，即抗体或效应 T 细胞发生特异性地结合的特性，亦称抗原的反应原性（reactivity）或抗原性。它只涉及抗原分子与抗体分子或 TCR 间的相互作用，即分子与分子间的相互作用。只有抗原分子表面的有限部位能与抗体分子结合，称此部位为抗原决定簇（antigen determinant）或表位（epitope）。因此抗原的抗原性主要决定于抗原分子的化学性质。如抗原为蛋白质分子，其抗原性取决于其氨基酸序列或其空间构型。

考点：抗原的概念和基本性能

抗原是免疫应答的始动因子，机体免疫应答的类型和效果都与抗原的性质有密切的关系。

第一节　决定抗原免疫原性的因素

抗原的免疫原性，首先决定于其自身的化学特性，但同一抗原，对不同种动物或同种动物不同个体间的免疫原性强弱，可表现出很大差异，因此一种抗原的免疫原性是由其理化性质和宿主因素决定的。

一、理 化 性 质

许多天然物质均可诱导免疫应答，其中大分子蛋白质和多糖等免疫原性强，小分子多肽及核酸免疫原性较弱。

1. 化学性质　分子量大于 10kD 的大分子蛋白质，可含有大量不同的抗原决定簇，是最强的免疫原，如异种血清蛋白、酶蛋白及细菌毒素等。多糖是重要的天然抗原，纯化多糖或糖蛋白、脂蛋白以及糖脂蛋白等复合物中的糖分子部分都具有免疫原性。自然界中许多微生物的荚膜或胞壁也富含多糖，如脂多糖（细菌内毒素）；一些血型抗原（A、B）也是多糖。核酸分子多无免疫原性，但若与蛋白质结合形成核蛋白则具有免疫原性。在自身免疫性疾病中，可见对针对天然核蛋白成分而产生抗核抗体（ANA）。

此外，多肽类激素如胰岛素，虽分子量小亦具有较强的免疫原性。来自某种动物的胰岛素，若长期作用于另一种动物，亦能诱导免疫应答产生抗体。

2. 相对分子质量　凡具有免疫原性的物质，其相对分子质量一般都在 10kD 以上，小于 10kD 免疫原性弱，低于 4 kD 一般无免疫原性。许多小的免疫性原性分子可激发细胞免疫，而不产生抗体。亦有分子量大的物质如明胶（分子量可达 10 万 kD），但因其为直链氨基酸结构，在体内易被降解为低分子物质而免疫原性弱。由此可见，免疫原性除与相对分子质量有关外，还与其化学结构相关。

3. 化学结构　一般而言，化学组成越复杂的物质，化学基团越多，其免疫原性越强。在蛋白质分子中，凡含有大量芳香族氨基酸，尤其是富含酪氨酸的蛋白质，其免疫原性较强；而以非芳香族氨基酸为主的蛋白质，其免疫原性较弱。多糖抗原中结构复杂者免疫原性强，反之则较弱。蛋白质和多糖结构的复杂性是由氨基酸和单糖的类型及数量等决定的。如蛋白质聚合体较单体可溶性蛋白质分子的免疫原性强。直链结构的物质一般缺乏免疫原性，多支链或带状结构的物质容易成为免疫原。上述大分子明胶就是无分支的直链结构，又缺乏环状基团，所以免疫原性微弱，若在分子中连上 2% 的酪氨酸，其免疫原性就大大增强；而胰岛素的分子量仅 5.7kD，但因序列中芳香族氨基酸不易降解，故具有免疫原性。

4. 分子构象　某些抗原分子在天然状态下可诱生特异性抗体，但经变性改变构象后，却失去了诱生同样抗体的能力。这是由于其构象表位改变的缘故。因此，抗原分子的空间构象很大程度上影响抗原的免疫原性。

5. 易接近性　易接近性（accessibility）是指抗原表位被淋巴细胞抗原受体所接近的程度。抗原分子中氨基酸残基所处侧链位置的不同可影响抗原与淋巴细胞抗原受体的结合，从而影响抗原的免疫原性。当氨基酸残基位于侧链的外侧时该抗原的免疫原性较强，而当氨基酸残基位于侧链内侧时，其免疫原性较弱或甚至无；但当将各侧链的间距拉大时，尽管氨基酸残基位于侧链内侧，仍可具有较强的免疫原性。

6. 物理状态　不同物理状态的抗原物质其免疫原性也有差异。一般聚合状态的蛋白质较其单体有更强的免疫原性；颗粒性抗原的免疫原性强于可溶性抗原；可溶性抗原分子聚合后或吸附在颗粒表面可增强其免疫原性。因此常将免疫原性弱的物质吸附在某些大颗粒（如氢氧化铝胶）表面，以增强其免疫原性。

二、宿 主 因 素

免疫原性物质进入机体后能否诱导免疫应答，除上述理化基础外，尚受宿主因素的影响，且为更加重要的因素。

1. 异物性　异物性是决定抗原免疫原性的核心条件。异物性是指抗原化学结构与宿主自身正常组织成分的差异程度。正常情况下，机体自身组织和细胞不能刺激机体产生免疫应答，所以异物性是一种物质成为抗原的首要条件。一般来说，抗原与宿主亲缘关系越远，免疫原性越强；反之，亲缘关系越近，免疫原性越弱。以器官移植为例，异种移植物排斥强烈，不能存活；同种移植物排斥较弱，可存活一定时期；而自身移植物则可长期存活。但异物性并不仅指异体成分，在胚胎期有些物质未与免疫细胞接触而处于隐蔽状态，出生后，这些自身成分可能会受到某些因素（如炎症、外伤等）影响而释放，与免疫细胞接触即可引起自身免疫反应。故免疫学认为凡在胚胎期末与机体免疫细胞接触过的物质，都可被视为异物。

正常情况下机体为何对自身组织不产生免疫应答?

Burnet 的克隆选择学说认为，在胚胎发育过程中，免疫活性细胞（淋巴细胞）通过基因突变和交换，能形成多种多样可识别各种抗原物质的无性细胞系。当自身组织抗原在胚胎期与相应的无性细胞系细胞接触后，这些细胞便被破坏或处于抑制状态，成为禁忌细胞株。出生后体内能够识别自身组织的免疫活性细胞不复存在或处于抑制状态，故而机体对自身组织不发生免疫反应。

在免疫功能正常条件下，只有异种或同种异体的免疫原性物质才能诱导宿主的正免疫应答，即只有"非己"抗原才能引起正免疫应答。这是由于免疫系统在个体发育过程中，对"自己"抗原耐受，对"非己"抗原能识别所致。因此抗原来源与宿主种系关系越远，其免疫原性也越强，如微生物抗原、异种血清蛋白等物质对人是强的免疫原。反之种系关系较近，则免疫原性也弱，如鸭血清蛋白对鸡呈弱免疫原性，而对兔则表现为强免疫原性。目前证明正常个体也可诱发生理性自身免疫应答，但只有超出一定范围才诱发病理性自身免疫应答。

2. 遗传因素　同种动物不同个体间对感染的抵抗力存在明显的个体差异。用已知人工抗原免疫不同的近交系动物，虽每一近交系动物的遗传背景相同，结果发现有能产生抗体的高应答品系（high responder），亦有不能产生抗体的无或低应答品系（nonresponder）。如应用人工合成的抗原二硝基苯 - 多聚 - 左旋 - 赖氨酸（DNP-poly-L-L）在荷兰猪品系 2（GP strain2）可以诱发免疫应答，而对品系 13（GP strain13）则不应答。这充分证明个体遗传性对免疫应答的控制作用。20 世纪 70 年代 McDevitt 等应用人工合成抗原在近交系小鼠体内发现了控制免疫应答的基因座（immuneresponslocus）定位于 H-2 复合体的 I 区，称此基因为免疫应答基因 -1（immune uesponse，Ir-1）。

三、抗原进入机体的方式

抗原进入机体的数量、途径、次数、两次免疫间的间隔时间，以及免疫佐剂的类型和应用方式都可明显影响机体对抗原的应答。一般而言，抗原剂量要适中，太低和太高均可诱导免疫耐受。免疫途径以皮内免疫最佳，皮下免疫次之，腹腔注射和静脉注射免疫效果相对较差，口服易诱导耐受。注射间隔时间要适当，次数不要过于频繁。要注意免疫佐剂的选择，弗氏佐剂主要诱导 IgG 类抗体产生，明矾佐剂易诱导 IgE 类抗体产生。

佐剂（juvant）

佐剂是与抗原一起或预先注入机体时，可增强机体对抗原的免疫应答或改变免疫应答类型的物质。可作为免疫佐剂的物质有：①微生物及其产物，常用的微生物有分枝杆菌、短小棒状杆菌、百日咳杆菌以及脂多糖，胞壁酰二肽等。②多聚核苷酸，如多聚肌苷酸：胞苷酸（poly1：C），多聚腺苷酸（poly1：A：μ）等。③弗氏佐剂（Freundad juvant），是目前最常用于动物实验的免疫佐剂，它是将抗原水溶液与油剂（石蜡油或植物油）等量混合，再加乳化剂（羊毛脂或 Tween-80）制成油包水抗原乳剂，称之为不完全弗氏佐剂。如在不完全佐剂中加入分枝杆菌（如死卡苗）则称为完全弗氏佐剂。④无机物，如明矾及氢氧化铝等。

免疫佐剂的作用机制尚不完全清楚，可能与下列因素有关：①增加抗原的表面面积，易为巨噬细胞所吞噬；②延长抗原在体内的存留期，增加与免疫细胞接触的机遇；③诱发抗原注射部位及其局部淋巴结的炎症反应，有利于刺激免疫细胞的增殖作用。目前，免疫佐剂主要应用于预防接种，制备动物免疫血清和抗肿瘤、抗感染的辅助治疗。

总之，只有用良好的抗原免疫机体，并且宿主处于较好的生理状态，免疫方式又较合适的情况下，才能引起免疫应答。这时，抗原才真正具有了免疫原性。

第二节　抗原的特异性

一、抗原特异性

抗原特异性（specificity）是指抗原诱导产生免疫应答及与相应的免疫应答产物作用的专一性。特异性同时表现在抗原的免疫原性和免疫反应性两个方面。例如，伤寒沙门菌诱导机体产生的抗体只针对伤寒沙门菌，而不能针对志贺菌；伤寒沙门菌也不能与抗志贺菌的抗体结合。抗原的特异性是免疫应答最重要的特点，也是免疫学诊断和防治的理论依据。

（一）抗原决定簇和抗原结合价

抗原决定簇（antigenic determinants，AD）又称抗原决定基，是抗原分子中决定抗原特异性的特殊化学基团，其常位于抗原分子表面，亦称表位（epitope），常由 5～17 个氨基酸残基或 5～7 个多糖残基或核苷酸组成。抗原决定簇的性质、数目和空间构型决定了抗原的特异性。抗原通过抗原决定簇与相应淋巴细胞表面的抗原受体结合，从而激活淋巴细胞，引起免疫应答；抗原也可通过抗原决定簇与相应抗体或致敏淋巴细胞特异性结合发挥免疫效应。因此，AD 是免疫应答和免疫反应特异性的物质基础。抗原分子上能与相应抗体结合的抗原决定簇的总数，称为抗原结合价（antigenic valence）。天然抗原一般是大分子，由多种、多个抗原表位组成，是多价抗原，可以同时和多个相同或者不同的抗体分子结合。

（二）重要的抗原表位

1. **T 细胞表位和 B 细胞表位**　能被 T 细胞抗原受体（TCR）识别的线性表位称为 T 细胞表位，可存在于抗原分子的任何部位，但一般不位于抗原表面，须由抗原提呈细胞（APC）将抗原加工处理成 8～12 个氨基酸残基的线性抗原肽，并与 APC 表面的 MHC 分子结合成复合物，才能被 TCR 识别。能被 B 细胞抗原受体（BCR）或抗体识别的线性表位称 B 细胞表位，由 5～15 个氨基酸残基或糖基组成。B 细胞表位一般位于抗原表面，常具一定的空间构象，不需 APC 加工处理，可直接被 BCR 或抗体识别（图 2-1）。T 细胞和 B 细胞表位的特性比较见表 2-1。

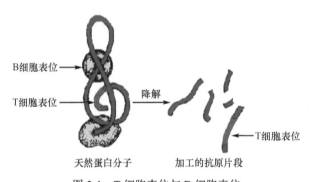

图 2-1　T 细胞表位与 B 细胞表位

表 2-1　T 细胞表位与 B 细胞表位的比较

	T 细胞表位	B 细胞表位
识别表位受体	TCR	BCR
MHC 分子参与	必需	无需
表位性质	主要是线性短肽	天然多肽、多糖、脂多糖、有机化合物
表位大小	8～12 个氨基酸（CD8[+]T 细胞），12～17 个氨基酸（CD4[+]T 细胞）	5～15 个氨基酸，或 5～7 个单糖、核苷酸
表位类型	线性表位	构象表位或线性表位
表位位置	抗原分子任意部位	抗原分子表面

2. **半抗原决定簇与载体决定簇**　半抗原分子较小，只有单一的决定簇，不具有免疫原性，必须结合到大分子蛋白载体上，才能诱导机体产生免疫应答。天然抗原为含有大量半抗原和蛋白质载体的大分子，具有半抗原与载体决定簇，因此可直接诱导机体产生免疫应

考点：抗原
决定簇的概
念和种类

答。实验证明，在抗体形成的过程中，B细胞识别半抗原决定簇，产生抗体；T细胞识别载体决定簇，对抗体的产生起辅助作用。

二、共同抗原与交叉反应

1. 共同抗原　不同的抗原物质具有不同的抗原决定簇，故各具特异性；但天然抗原大多分子结构复杂而具有多种抗原决定簇，可诱导机体产生多种抗体。例如，伤寒患者血清中可检出针对伤寒沙门菌鞭毛的抗体及多种菌体抗原的抗体。有些天然抗原除有各自主要的特异性抗原决定簇外，相互间也存在部分相同或相似的抗原决定簇，这种共有的抗原决定簇称为共同抗原决定簇。具有共同抗原决定簇的不同抗原物质称为共同抗原。存在于同一种属或近缘种属中的共同抗原称为类属抗原，存在于不同种属生物之间的共同抗原称为异嗜性抗原。

考点：共同
抗原与交叉
反应

2. 交叉反应　由共同抗原刺激机体产生的抗体可以和两种以上的抗原（共同抗原）结合发生反应，称为交叉反应（cross-reaction）（图2-2）。由于共同抗原和交叉反应的存在，作血清学诊断时应予注意，以免造成误诊。

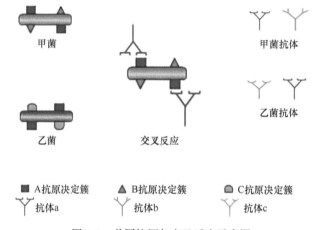

甲菌　　　　　　　　交叉反应　　　　　　　甲菌抗体

乙菌　　　　　　　　　　　　　　　　　　　乙菌抗体

■ A抗原决定簇　　　▲ B抗原决定簇　　　◖ C抗原决定簇
Y 抗体a　　　　　　Y 抗体b　　　　　　Y 抗体c

图 2-2　共同抗原与交叉反应示意图

第三节　抗原的分类

抗原的分类方法不一，可据其某方面的特性而采用不同的分类名称。

一、根据抗原的基本性能分类

1. 完全抗原　完全抗原（complete antigen）指既有免疫原性又有免疫反应性的物质。大多数蛋白质、细菌、病毒、细菌外毒素和动物免疫血清等均为完全抗原。

2. 半抗原　半抗原（hapten）指仅有免疫反应性而无免疫原性的物质，又称不完全抗原。多是小分子化学物质，如多糖、类脂、核酸、药物等。半抗原单独作用时无免疫原性，当与大分子蛋白质载体结合形成半抗原 - 载体复合物时，即可获得免疫原性，成为完全抗原。

二、根据抗原刺激 B 细胞产生抗体是否需要 T 细胞辅助分类

1. 胸腺依赖性抗原　刺激 B 细胞产生抗体需要 T 细胞辅助的抗原称为胸腺依赖性抗原（thymus dependent antigens，TD-Ag）。大多数天然抗原均属此类，如细菌、病毒、动物血清等。先天性胸腺缺陷和后天性 T 细胞功能缺陷的个体，TD-Ag 诱导机体产生抗体的能力

明显低下。TD-Ag 引起免疫应答的特点如下：①能够引起体液免疫和细胞免疫；②产生的抗体以 IgG 为主；③能形成免疫记忆。

2. 胸腺非依赖性抗原　刺激 B 细胞产生抗体不需要 T 细胞辅助的抗原称为胸腺非依赖性抗原（thymus independent anti-gens，TI-Ag）。天然 TI-Ag 主要有细菌脂多糖、荚膜多糖、多聚鞭毛素等。这类抗原结构比较简单，决定簇种类单纯，但数量多，排列密集，能直接激活 B 细胞。TI-Ag 引起免疫应答的特点如下：①只引起体液免疫而不引起细胞免疫；②只产生 IgM 类抗体；③无免疫记忆。TD-Ag 和 TI-Ag 的比较见表 2-2。

表 2-2　TD-Ag 和 TI-Ag 的比较

特性	TD-Ag	TI-Ag
组成	B 细胞和 T 细胞表位	重复 B 细胞表位
化学特性	蛋白质	多糖
结构特点	结构复杂，决定簇种类多，既有半抗原决定簇又有载体决定簇	结构简单，决定簇种类单一、重复，无载体决定簇
T 细胞辅助	必需	无需
免疫应答类型	体液免疫和细胞免疫	体液免疫
抗体类型	IgG 为主	仅有 IgM
免疫记忆	有	无

　　超抗原（supper antigen，Sag）是一类由细菌外毒素和逆转录病毒蛋白构成的抗原性物质。该类抗原作用不受 MHC 限制性，无严格的抗原特异性，只需极低浓度即可激活大量 T 细胞克隆产生强烈的免疫应答，故称超抗原。

　　超抗原能与多数 T 细胞结合并为 T 细胞活化提供信号，而普通抗原只能与少数对应 T 细胞结合并使之活化；超抗原主要与 $CD4^+T$ 细胞结合，而和普通抗原肽与 T 细胞的结合有很大差异；超抗原既能与 APC 细胞上 MHC Ⅱ 类分子结合，也能与 TCR Vβ 链结合；超抗原可参与多种生理或病理效应，如毒性作用、免疫抑制、自身免疫性疾病等。

三、根据抗原与机体的亲缘关系分类

（一）异种抗原

异种抗原（xenoantigen）指来自于另一种属的抗原性物质，如病原微生物及其代谢产物、植物蛋白、用于治疗目的的动物抗血清及异种器官移植物等，对人均为异种抗原。异种抗原包括以下三种。

1. 病原微生物及其代谢产物　病原微生物虽结构简单，但化学组成复杂，对人类均为异种抗原且具有很强的免疫原性。细菌的代谢产物如外毒素，经过甲醛处理后丧失毒性成为类毒素，但仍保留其免疫原性。类毒素和外毒素均可刺激机体产生中和外毒素的抗体——抗毒素。它可阻止毒素与易感细胞结合，起到保护作用。因此可将病原微生物及其代谢产物制成菌苗和类毒素等生物制品用于疾病的预防。临床上亦可检测抗体用以诊断病原微生物感染及相关的疾病。

2. 动物免疫血清　将微生物或其代谢产物作为免疫原，对动物进行人工自动免疫后，收获的含有相应抗体的血清即为动物免疫血清。临床上使用的破伤风抗毒素和白喉抗毒素即是用类毒素免疫马制备的。这种源于动物血清的抗毒素对人体具有二重性：一方面，它含有特异性抗体，可中和相应的外毒素，起到防治疾病的作用；另一方面，它对人而言是异种抗原，具有免疫原性，可致血清病或过敏性休克的发生，故使用前需做皮肤试验。

3. 异嗜性抗原（heterophilic antigen）　指存在于不同种属动物、植物和微生物间的共同抗原，因最初由 Forssman 发现，故亦称 Forssman 抗原。目前，已发现多种异嗜性抗原具有重要临床意义。如溶血性链球菌的多糖抗原和蛋白质抗原与人体的心瓣膜、心肌组织及肾小球基膜有共同抗原；大肠埃希菌 O_{14} 型的脂多糖与人的结肠黏膜有共同抗原。因此，当这些微生物感染人体后可刺激机体产生相应的抗体，可与含有共同抗原的上述组织发生结合，通过免疫反应造成组织损伤，从而引发风湿性心脏病、肾小球肾炎和溃疡性结肠炎。临床上也常借助异嗜性抗原对某些疾病做辅助诊断，如用变形杆菌代替立克次体抗原进行非特异性凝集反应，即外斐反应，用于检测人类或动物血清中有无相应抗体，用于立克次体病的辅助诊断。另外可用 MG 链球菌诊断肺炎支原体引起的原发性非典型性肺炎。

考点：异嗜性抗原的定义及意义

（二）同种异型抗原

同种异型抗原（alloantigen）指来自于同一种属不同基因型个体的抗原性物质，亦称同种抗原或同种异体抗原。主要包括以下两种。

1. 血型抗原　常见的血型抗原有：① ABO 血型抗原，包括 A、B、AB 和 O 四种类型，其血清中含有 IgM 类天然抗体。若不同血型间相互输血，会发生输血反应，故输血前须进行交叉配血。② Rh 血型抗原，我国 90% 以上的汉族人红细胞膜上有 Rh 抗原，称 Rh 阳性。人体血清中不存在抗 Rh 的天然抗体，只有在输入 Rh 阳性血后才会刺激机体产生抗 Rh 抗体（IgG 类）。

2. 人类主要组织相容性抗原　指在有核细胞膜上存在的蛋白抗原，因首先在白细胞表面发现，故称人类白细胞抗原（HLA）。除同卵双生者外，不同个体组织的相容性抗原不完全相同，在器官移植时，可引起程度不同的移植排斥反应。

血型与习惯性流产

　　孕妇与胎儿血型不合，会引起胎儿在宫内发生溶血和贫血，严重时可致流产或早产，甚至新生儿死亡。部分胎儿由于大量胆红素进入脑细胞，引起新生儿中枢神经细胞的中毒性病变，称为核黄疸。核黄疸死亡率极高，幸存病儿的智力发育和运动能力也会受到影响。

　　母婴血型不合主要有两种：Rh 型和 ABO 型。当母亲血型为 Rh 阴性、胎儿为 Rh 阳性时，首次妊娠时，母亲可因 Rh 刺激产生 IgG 类抗体，再次妊娠时，此抗体经胎盘进入胎儿血液引发溶血。同样，当母亲为 O 型血，胎儿为 A 或 B 型时，母亲体内的抗 A 或抗 B 抗体进入胎儿体内也可产生溶血。

（三）自身抗原

自身抗原（autoantigen）指能引起免疫应答的自身组织成分。

1. 修饰的自身抗原　自身组织在物理因素（如电离辐射）、化学因素（如药物）或生物因素（如病原生物的感染）等影响下，其分子结构发生改变，形成新的抗原决定簇或暴露出分子内部的决定簇而成为自身抗原，从而刺激机体引起自身免疫性疾病。如长期服用甲基多巴类药物或感染流感病毒等，可使红细胞膜表面的成分发生改变，从而刺激机体产生抗红细胞抗体，引起自身免疫性溶血性贫血。

2. 隐蔽的自身抗原　体内某些组织（如脑组织、甲状腺球蛋白、精子、眼葡萄膜色素、眼晶状体蛋白等）在正常情况下与血流和免疫系统相对隔绝，胚胎期均未与免疫细胞接触过，称为隐蔽抗原。当外伤、感染或手术等原因使这些隐蔽成分释放入血，可被免疫细胞识别为非己物质而产生免疫应答，引起自身免疫性疾病。

（四）肿瘤抗原

肿瘤抗原（tumor antigen）是细胞癌变过程中新出现的、具有免疫原性的大分子物质的总称。包括肿瘤特异性抗原和肿瘤相关抗原两类（详见第 14 章）。

1. 病毒诱发的肿瘤抗原　某些肿瘤是由病毒（DNA 和 RNA 病毒，尤其是反转录病毒）引起的。如鼻咽癌组织中可检出 EB 病毒基因和抗原，与宫颈癌细胞内有人类单纯疱疹 2 型病毒基因和抗原或 HPV；原发性肝癌与 HBV、HCV 有关。这些肿瘤患者血清中常能检出高滴度的相关病毒的抗体。

考点：肿瘤与病毒的关系

2. 胚胎性抗原　是指在胚胎发育阶段由胚胎组织产生的正常成分，在胚胎后期减少，出生后逐渐消失，或仅存留极微量，但当细胞癌变时，此类抗原可重新合成。胚胎性抗原最常检测的是甲胎蛋白（AFP）和癌胚抗原（CEA）。AFP 是原发性肝癌的最灵敏和最特异的肿瘤标志物，血清 AFP $>500\mu g/L$，或含量不断增高，应高度警惕原发性肝癌的发生。

四、根据产生方式来分

（一）天然抗原

根据抗原性物质与机体的亲缘关系可分为"自己"与"非己"抗原。即与机体种系发生关系越远，遗传性差异越大，其免疫原性也越强。

1. "自己"抗原　正常自身组织成分及体液组分处于免疫耐受状态，不能激发免疫应答，但如打破自身耐受，则可引起自身免疫应答；另外隐蔽性自身抗原因外伤或手术等进入血流时，亦可引起自身免疫应答；此外受病原微生物的感染或应用某些化学药物，可与自身组织蛋白结合，改变其分子结构，形成修饰的自身抗原，也能引起免疫应答。

2. "非己"抗原　包括异种抗原、同种异型抗原及异嗜性抗原。

异种抗原由于与人种属关系远，均为强免疫原。此外癌细胞可在人体内产生特异性癌抗原，但对其免疫原性迄今尚未能证实。同种动物不同个体间所存在的各种组织成分抗原性的差异称为同种异型抗原。该种抗原可在遗传性不同的另一个体内引起免疫应答，称为异型免疫应答。如因人的血型抗原不同，输血时可引起输血反应；组织相容性抗原或移植抗原不同，可引起移植排斥反应。在不同种属动物组织间的共同抗原称为异嗜性抗原。异嗜性抗原无种属特异性，可共同存于人、不同动物与微生物之间，在疾病的发病学和诊断学中具有重要作用。

（二）人工抗原

人工抗原是指用化学合成法或基因重组法制备的含有已知化学结构决定簇的抗原。它包括人工结合抗原、人工合成抗原和基因重组抗原。人工抗原对免疫学理论的研究及分子疫苗的制备都具有重要意义。

1. 人工结合抗原　将无免疫原性的简单化学基团与蛋白质载体偶联，或将无免疫原性的有机分子如二硝基苯（DNP）或三硝基苯（TNP）与蛋白质载体结合，形成的载体 - 半抗原结合物，均属人工结合抗原。

2. 人工合成抗原 人工合成抗原即用化学方法将活化氨基酸聚合成合成多肽。由一种氨基酸形成的聚合体称为同聚多肽，如由左旋赖氨酸形成的共同聚多肽（PLL）；由两种或两种以上氨基酸形成的聚合多肽称为共聚多肽。应用人工合成多肽可研究氨基酸种类、序列与蛋白质免疫原性的关系，也可研究机体遗传性与免疫性的关系。

3. 基因工程抗原 随着分子生物学技术的进展，将编码免疫原性氨基酸序列的基因克隆化，并与适当的载体(如细菌质粒或病毒)DNA 相结合，然后导入原核细胞(如大肠杆菌)或真核细胞（酵母菌及哺乳类动物细胞）并使之表达，即可获得具有免疫原性的融合蛋白，经纯化后可作为疫苗，此即基因工程疫苗。目前利用基因工程技术已成功表达了 HBV、脊髓灰质炎病毒、疱疹病毒及流感病毒等的蛋白质多肽，有的已进入临床试验阶段。

案例分析：

1. 链球菌反复感染后诱发急性肾小球肾炎与异嗜性抗原引起的交叉反应有关。异嗜性抗原是一类与种属特异性无关，存在于人、动物、植物和微生物之间的共同抗原。乙型溶血性链球菌的某些抗原与人肾小球基底膜有共同抗原，因此，此型链球菌感染后机体产生特异性抗体，能与人肾小球基底膜发生交叉反应，破坏肾小球基底膜，导致急性肾小球肾炎。

2. 异嗜性抗原在医学上的意义：①与某些疾病的诊断有关：如外斐试验，引起斑疹伤寒的立克次体与变形杆菌 OX19、OX2 有共同抗原成分，临床上可采用变形杆菌为抗原，与斑疹伤寒病人的血清做凝集试验即外斐试验，进行辅助诊断。②与某些免疫性疾病的发生有关：如急性肾小球肾炎（链球菌感染后）。

小　结

抗原是刺激机体免疫系统发生特异性免疫应答的物质，是免疫应答的启动者。抗原具有免疫原性和免疫反应性。完全抗原、半抗原，半抗原如偶联载体可具备免疫原性。决定抗原特异性的物质基础是抗原决定簇，其性质、数目和空间构象决定着抗原特异性。特异性是免疫应答最重要的特点，也是免疫学诊断与防治的理论依据。交叉反应是指针对共同抗原决定簇所发生的反应。与疾病的诊断及某些免疫性疾病的发生有关。

目　标　检　测

一、名词解释

1. 抗原　　　　2. 抗原决定簇
3. 共同抗原　　4. 交叉反应
5. 完全抗原　　6. 半抗原
7. 异嗜性抗原

二、填空题

1. 半抗原仅具有_____特性，它可与_____结合转化为完全抗原，从而具有_____。

2. 人类的同种异型抗原有_____和_____。

3. 与种属特异性无关，存在于不同种系生物间的共同抗原称为_____。

4. 只能刺激机体产生 IgM 类型抗体，并不能引起细胞免疫的抗原是_____。

三、单项选择题

1. 下列关于抗原的说法，不正确的是（　　　）

A. 大分子蛋白质抗原常含有多种不同的抗

原决定簇

B. 抗原诱导免疫应答必须有 T 细胞辅助

C. 不同的抗原之间可以有相同的抗原决定簇

D. 抗原不一定只诱导正免疫应答

E. 半抗原虽无免疫原性，但可与相应抗体结合

2. 抗原的免疫原性取决于（　　　）

A. 抗原的分子量大小

B. 抗原决定基的性质

C. 抗原的异物性

D. 抗原的免疫反应性

E. 抗原决定基的性质、数目和空间构象

3. 决定抗原与抗体反应特异性的物质基础是

（　　　）

A. 载体　　　　　　B. 抗原决定簇

C. 佐剂　　　　　　D. TI-Ag

E. TD-Ag

4. 接种牛痘疫苗后却产生了对天花的抵抗性，这反映了（　　　）

A. 抗原的特异性　　B. 抗原的交叉反应

C. 病毒的超感染　　D. 先天免疫

E. 主动保护

（5～7 题共用题干）

患者，男，51 岁，因肝区疼痛入院。自述是多年的乙肝携带者，实验室检查，AFP 大于 300ng/ml，乙肝系列抗体阳性等，结合 B 超诊断，诊断为肝癌、肝硬化晚期。

5. AFP 属于哪种抗原（　　　）

A. 异种抗原　　　　B. 同种异型抗原

C. 异嗜性抗原　　　D. 共同抗原

E. 胚胎性抗原

6. 患者为何会患肝癌，最主要原因是（　　　）

A. 检测出乙肝抗体

B. 感染乙肝病毒，病毒诱发肿瘤

C. 异嗜性抗原引起

D. AFP 含量增高

E. 肿瘤抗原阳性

7. 肿瘤抗原的种类主要有（　　　）

A. 异种抗原　　　　B. 同种异型抗原

C. 异嗜性抗原　　　D. 共同抗原

E. 肿瘤特异性抗原和肿瘤相关抗原

四、简答题

1. 简述抗原的基本特性。

2. 试述影响抗原免疫原性的因素。

3. B 细胞和 T 细胞抗原表位有何不同？

4. 试比较 TD-Ag 和 TI-Ag 的特点。

5. 简述常见的异嗜性抗原及其医学意义。

6. 简述医学上重要的抗原物质。

（旷兴林）

第3章　主要组织相容性复合体

📖 学习目标

1. 掌握主要组织相容性复合体（MHC、HLA）的概念；
2. 熟悉 HLA 分子的结构及分布；
3. 掌握 HLA 的生物学功能；
4. 了解 HLA 在医学上的意义。

案　例：

亲子鉴定——DNA 检测发现串子案

37 岁的张先生有个 12 岁的儿子小庆。一个周末，小庆将好朋友小文邀回家一起做作业。张先生一见到小文，就暗暗吃了一惊：这小孩子长得怎么这么像我啊，脸圆中带方，鼻子大耳朵小，甚至写字握笔的姿势以及身上那种斯文的气质，也和自己很接近。而再看看自己的儿子小庆，反而越来越觉得哪里都和自己不像。

小文家住在隔壁的村庄里，父亲姓李，和自己儿子都是一天中午在镇上的医院里出生的。知道了这些，最终有一天，两对夫妻一起带着两个孩子来到了江苏省人民医院亲子鉴定中心。两个鉴定小组，分两次对两个孩子的真正归属作了鉴定，最后的结果均一致肯定了张先生的猜测，即小文为张夫妇所亲生，小庆则是李家夫妇的真正骨肉！

问题与思考

1. HLA 基因在哪里？有什么遗传特点？为什么能作为亲子鉴定的依据？
2. HLA 抗原可分为几类？各有什么特点和作用？

20 世纪初研究发现，在不同种属或同种不同系别的个体间进行组织移植时，会出现排斥反应。这种排斥反应的本质是什么？这种排斥反应的发生是否与遗传背景有关？导致排斥反应发生的物质是什么？答案是排斥反应是细胞表面的同种异型抗原诱导的一种免疫应答，即供、受者组织抗原的相似程度（组织相容的程度）决定了移植物是否能存活。引起这种排斥反应的抗原被称为组织相容性抗原或移植抗原，也就是说这种抗原不合，即可引起受体对移植细胞抗原发生免疫应答，排斥移植的供体组织。现代免疫学研究已证实，主要组织相容性抗原的功能和生物学意义远远超越了移植免疫的范畴，其在免疫细胞的发育、成熟及激活中均发挥着关键作用，且在免疫应答的遗传调控中也具有重要作用，但 MHC 的名称仍沿用至今。

编码主要组织相容性抗原的基因是主要组织相容性复合体（major histocompatibility complex，MHC），指脊椎动物的某一染色体上一组密切连锁的基因群，呈高度多态性。MHC 通常指基因，MHC 分子或主要组织相容性抗原指 MHC 基因编码的产物。不同动物的 MHC 的命名不同。如小鼠的 MHC 称 H-2 复合体，猪的 MHC 称 SLA 复合体，猕猴的 MHC 则称为 RhLA。

人类白细胞抗原（human leukocyte antigen，HLA）是指人的主要组织相容性抗原系统，由于首先在人外周白细胞表面发现，故称人类白细胞抗原。编码该抗原的基因称为 HLA 复合体，即人类的 MHC。

第一节　HLA 复合体基因组成及遗传特点

一、HLA 复合体基因组成

HLA 复合体定位于人第 6 号染色体短臂上，长 3600kb，共有 224 个基因座位，其中 128 个为有产物表达的功能性基因，96 个为假基因，是最复杂的人类基因群。根据编码分子的分布与功能的不同，HLA 复合体可分为 I 类基因区，II 类基因区和 III 类基因区（图 3-1）。

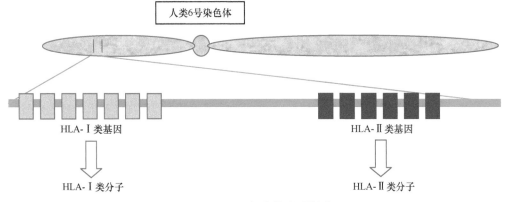

图 3-1　HLA 复合体基因简图

1. HLA-Ⅰ类基因　位于 HLA 基因复合体远离着丝点的一端，根据编码产物及功能的不同，可分为经典 HLA-I 类基因与非经典 HLA-I 类基因。前者主要包括 HLA-A、HLA-B、HLA-C 基因，分别编码 HLA-A、HLA-B、HLA-C 分子的 α 链，主要参与提呈内源性抗原。非经典 HLA-Ⅰ类基因包括 HLA-E、HLA-F、HLA-G 等基因位点，分别编码 HLA-E、HLA-F、HLA-G 分子等，主要与免疫调控有关。

2. HLA-Ⅱ类基因　HLA-Ⅱ类基因位于 HLA 基因复合体近着丝点的一端，结构最为复杂，由 DP、DQ、DR 三个亚区组成，每一亚区又包括两个或两个以上的基因座位。编码的产物称为 HLA-Ⅱ类分子或抗原。

3. HLA-Ⅲ类基因　HLA-Ⅲ类基因位于 HLA-Ⅰ类与 HLA-Ⅱ基因之间，主要包括编码血清补体（如 C4、C2、B 因子）、热休克蛋白和细胞因子（如 TNF、LTA、LTB）等的编码基因，亦称炎症相关基因。

二、HLA 复合体遗传特征

（一）高度多态性

多态性（polymorphism）指在一随机婚配的群体中，染色体同一基因座位有两种以上基因型，即可能编码两种以上的产物。遗传学上，位于同源染色体上对应位置的基因称为等位基因（allele）。一个基因座位上存在多个等位基因的可能性，但就某一个体基因座位而言，最多只能有两个等位基因，分别来自父母方的同源染色体。因而，多态性指的是一个群体概念，即群体中不同个体 HLA 各基因座位等位基因（及其产物）在数量构成上的多样性。

另外，HLA 基因具有共显性（co-dominant）特点，即两条同源染色体对应 HLA 基因座位上的每一等位基因均为显性基因，均可编码和表达自身产物（HLA 分子），由此进一步增加了 HLA 表型的多态性。

　　HLA 多态性的生物学意义在于不同的 HLA 分子具有不同的抗原肽结合特性，使得种群能对各种病原体产生合适的免疫应答，应付多变的环境条件，以维持群体的稳定性。但也给器官移植过程中选择组织型别合适的供者带来很大的困难。另外，由于 HLA 单元型终生不变，可视为个体独特的遗传标志。

人体中多态性最丰富的基因系统——HLA

　　原因一：复等位基因（multiple allele）——位于一对同源染色体上对应位置的一对基因称为等位基因（allele）。由于群体中的突变，同一座位所可能出现的基因系列称为复等位基因。HLA 复合体的每一座位均存在为数众多的复等位基因。如在 HLA-I 类基因中，HLA-A、B、C 位点各有 151 个、301 个、83 个复等位基因。即使仅以 HLA-I、Ⅱ类 12 个主要的功能基因（人是二倍体）计算，如果各个座位基因组合是随机的，人群中可能出现的 HLA 基因型就达 $10^8 \sim 10^{10}$ 个之多。

　　原因二：共显性（codominance）——一对等位基因同为显性，称为共显性。HLA 复合体中每一对等位基因均为共显性，即在杂合子状态下，同源染色体上的等位基因均表达出相应的产物。借助传统的血清学分型技术，A 座位可检出的抗原特异性为 27 个，B 座位可检出的抗原特异性为 59 个，C 座位可检出的抗原特异性为 10 个，DR 为 24 个，DQ 为 9 个；用纯合子分型试验鉴定出的 HLA-DW 抗原特异性为 26 个，DP 为 6 个。因此，共显性大大增加了人群中 HLA 表型的多样性。

（二）单元型遗传

　　HLA 复合体是一组密切连锁的高度多态性的基因群。遗传学上将紧密连锁在同一条染色体上的基因组合称为单元型（haplotype），又称单体型。这些连锁在一条染色体上的等位基因很少发生同源染色体间的交换。这里需要区分 HLA 单元型、基因型与表型三个概念。HLA 基因在同一条染色体上的组合称单元型；在体细胞两条染色体上的组合称基因型（genotype），即由两个单倍型组合构成一个人的基因型。每个人都是独特的，其表达的 HLA 抗原特异性型别称表型（phenotype）。人体的组织是二倍体型，每一细胞均有两个同源染色体，分别来自父母双方。在遗传过程中 HLA 单元型作为一个完整的遗传单位由亲代传给子代，即单元型遗传。因此，子代的 HLA 单元型一个来自父亲，一个来自母亲。根据概率，同胞之间 HLA 单元型别只会出现下列三种可能性：①两个单元型完全相同的概率为 25%。②两个单元型完全不同的概率为 25%。③有一个单元型相同的概率为 50%（图 3-2）。亲代与子代之间则必然、也只能有一个单元型相同。在同卵双胎之间的 HLA 基因型和表现型完全相同，理论上的移植成功率应为 100%。这一遗传特点可用于器官移植时供者的选择及法医学的亲子鉴定。

（三）连锁不平衡

　　HLA 复合体各等位基因均有其各自的基因频率。不同基因座位的各等位基因在人群中以一定的频率出现。所谓基因频率指的是群体中携带某一等位基因的个体数目与携带该基因座位各等位基因个体数目总和的比例。在某一群体中，不同座位上某两个等位基因出现在同一条单元型上的频率与预期的随机频率之间存在明显差异的现象，这种现象称为连锁不平衡（linkage disequilibrium）。例如，HLA-DRB1*0901 和 DQB1*0701 在北方汉族人中的频率分别是 15.6% 和 21.9%，按群体遗传学理论，这两个等位基因同时出现在一条染色

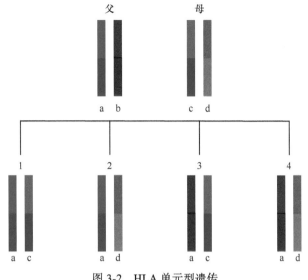

图 3-2 HLA 单元型遗传

体上（相互连锁）的几率应该是两个频率的乘积（0.156×0.219＝0.034），即 3.4%。然而实际上两者同时出现的频率是 11.3%。

原因在于 HLA 不同基因座位的某些等位基因经常连锁在一起遗传，而连锁的基因并非完全随机地组成单元型，有些基因总是较多地在一起出现，致使某些单元型在群体中呈现较高的频率，从而引起连锁不平衡。HLA 的连锁不平衡与对某些疾病的易感有关。

第二节 HLA 分子的结构

虽然同一种属不同个体的 HLA 复合体不同，但其编码的分子在化学结构、组织分布及生物学功能方面十分相近。

一、HLA-Ⅰ类分子

HLA-Ⅰ类分子是由两条异质多肽链以非共价键连接的糖蛋白。一条为 HLA 编码的 α 链，或称为重链；另一条为第 15 号染色体上的基因编码的 β 链，又称为 β_2 微球蛋白（$\beta_2$microglobulin，β_{2m}）HLA-Ⅰ类抗原可分为四个区（图 3-3）。

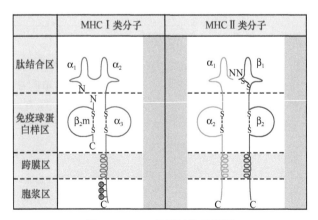

图 3-3 HLA 分子结构示意图

1. 肽结合区 位于 α 链的氨基端，由 α_1 和 α_2 两个功能区组成，共同构成抗原结合槽，是与抗原肽结合的部位。抗原结合槽决定 I 类分子的多态性。被结合的多数是内源性抗原经加工处理后的抗原肽。另外，也是 TCR 识别部位。

2. 免疫球蛋白样区 由重链 α_3 功能区和 β_2 微球蛋白组成。α_3 区为 T 细胞表面 CD8 分子的识别部位。β 链与 α_3 通过以非共价键结合，不与细胞直接相连，有助于 I 类分子的稳定性。

3. 跨膜区 α_3 结构域的羧基端侧有一段较短的连接区，约由 25 个疏水性氨基酸残基所组成，它们形成螺旋状结构穿过细胞膜，并将 I 类分子锚定在细胞膜上。

4. 胞内区 胞内区位于胞浆中，具有细胞内外信号传导的功能。

二、HLA-II 类分子

HLA-II 类分子是由两条非共价键连接的异源多肽链组成的糖蛋白。II 类分子的基本结构与 I 类分子相似。

1. 肽结合区 α 链的膜外部分含 α_1 和 α_2 两个功能区，β 链的膜外部分含 β_1 和 β_2 两个功能区。其中，α_1 和 β_1 构成抗原肽结合区，决定 II 类分子的多态性，被结合的一般是外源性抗原经加工处理后的抗原肽。另外，也是 TCR 识别部位。

2. 免疫球蛋白样区 该区由 α_2 和 β_2 片段组成。β_2 区是 T 细胞表面 CD4 分子的识别部位。

3. 跨膜区 跨膜区穿过胞膜的脂质双层，并将 II 类分子锚定在细胞膜上。

4. 胞内区 胞内区又称胞浆区（cytoplasmic region），含约 30 个氨基酸残基，与细胞跨膜信号的传递有关。

第三节　HLA 的分布

HLA-I 类分子广泛分布于各组织有核细胞表面，以外周血白细胞淋巴器官、淋巴组织中的淋巴细胞表面含量最多，但在神经细胞、成熟的红细胞和滋养层细胞表面不表达 HLA-I 类抗原。

HLA-II 类分子主要分布于 APC（B 细胞、单核/巨噬细胞、树突状细胞）表面、激活的 T 细胞、精子和血管内皮细胞（表 3-1）。

表 3-1　HLA-I、II 类分子特征

特征	HLA-I 类分子	HLA-II 类分子
多肽链	α 链、β_{2m}	α、β 链
多肽性位点	α_1、α_2 结构域	β_1、α_1 结构域
与 CD8、CD4 结合位点	α_3 为 CD8 结合位点	β_2 为 CD4 结合位点
结合的抗原肽	8~11 氨基酸残基	10~30 氨基酸残基
表达分布	有核细胞	APC
类别	HLA-A、HLA-B、HLA-C	HLA-DP、HLA-DR、HLA-DQ
功能	提呈内源性抗原，激发由 $CD8^+T$ 介导的细胞免疫应答	提呈外源性抗原，激发由 $CD4^+T$ 介导的体液免疫应答

第四节　MHC 分子的生物学功能

MHC 从多方面参与机体免疫应答的发生和调节，尤其是 MHC 分子参与对抗原的处理和呈递，这是免疫应答和免疫调节的最基本环节。

一、参与抗原呈递

MHC 分子是参与抗原加工、处理和呈递的关键分子。T 细胞通常只识别抗原提呈细胞（APC）呈递的抗原肽 MHC 分子复合物。这一识别是通过 T 细胞和 APC 之间 "TCR- 肽 -MHC" 三分子复合结构而完成，此即所谓 T 细胞激活的双识别。

内源性抗原，如被病毒感染的细胞所合成的病毒蛋白抗原，在细胞中被分解成免疫原性多肽后，与内质网中新合成的 MHC-Ⅰ类分子结合，形成多肽 -MHC-Ⅰ类分子复合物，转运至靶细胞表面，供 $CD8^+T$ 细胞抗原识别受体（TCR）识别，并使 T 细胞活化。外源性抗原被抗原递呈细胞（APC）摄取以后，在 APC 内被降解成免疫原性多肽，与 MHC-Ⅱ类分子结合，形成多肽 -MHC-Ⅱ类分子复合物，运送至抗原递呈细胞表面，供 $CD4^+T$ 细胞的 TCR 识别，并使之活化。

二、制约免疫细胞间的相互作用——MHC 限制性

只有当表达有抗原肽 -MHC 复合物的 APC，与其识别和反应作用的 T 细胞表面所表达的 MHC 分子相同时，二者才能彼此作用而启动免疫应答过程，这一现象称为 MHC 限制性。

T 细胞表面的 TCR 在识别抗原肽的过程中，其表面的 CD4/CD8 分子必须同时识别 APC 上的 MHC-Ⅱ/Ⅰ类分子的 Ig 样区，其中 CD4 分子结合 MHC-Ⅱ类分子，CD8 分子结合 MHC-Ⅰ类分子。这个现象使人们认识到，MHC 分子与抗原肽的相互作用是 T 细胞特异性识别抗原的基础。Zinkernagel 和 Doherty 最早发现了特异性免疫杀伤中的 MHC 限制性，并因此获得 1996 年诺贝尔医学生理学奖。

三、参与 T 细胞的分化发育

经典的 MHC-Ⅰ类分子及Ⅱ类分子通过胸腺中的阳性选择及阴性选择参与 T 细胞的发育分化过程，并建立自身免疫耐受。

在 T 细胞的发育过程中，胸腺深皮质区的 CD4 CD8 双阳性细胞同胸腺皮质上皮细胞表达的 MHC-Ⅰ或Ⅱ类分子相互作用后，选择成熟为 "单阳性" 细胞，这种细胞又同胸腺内巨噬细胞和树突状细胞表达的自身抗原肽 -MHC-Ⅰ/Ⅱ类分子复合物结合形成自身耐受细胞。其中，没有形成自身耐受的 T 细胞才能分化成熟为对非己抗原产生应答的免疫 T 细胞。

四、诱导同种移植排斥反应

同种异体器官或组织细胞移植时，MHC-Ⅰ类和 MHC-Ⅱ类分子作为非己抗原，刺激机体的免疫系统会引起强烈的移植排斥反应。

五、参与免疫应答的调节

已证实，MHC 分子作为参与抗原呈递的关键成分，其表达水平的高低直接决定机体对抗原产生应答的强弱。因此，通过调控 MHC 分子的表达水平，可有效地发挥免疫调节作用。

第五节　HLA 在医学上的意义

一、HLA 与同种器官移植

器官移植术后，移植物是否存活很大程度上取决于供者和受者之间的 HLA 型别是否相容。相容程度与移植物的存活时间呈正相关。因此 MHC/HLA 在发现之初被称为"主要组织相容性复合物"或"移植抗原"。

但是，MHC 在人群中的高度多态性决定了个体间的 HLA 基因型和表型千差万别，从而找到 HLA 型别相配的供体难上加难。因此，临床移植术须对供受者双方进行 HLA 型别分析，尽可能选择相配度较高的供者，以提高移植术成功率。

因此器官移植前必须进行 HLA 分型和交叉配型，以确定供受者间的组织相容性。器官移植存活率由高到低的顺序是同卵双生＞同胞＞亲子＞无亲缘关系。

二、HLA 与疾病的相关性

HLA 与疾病的关联，指带有某些特定 HLA 型别的个体易患某一疾病（阳性关联）或对该疾病有较强的抵抗力（阴性关联），其关联程度用相对风险（RR）表示。现已发现与 HLA 关联的疾病达 500 多种，其中大部分为自身免疫病。最典型的关联疾病是强直性脊柱炎，该病患者中 HLA-B27 抗原的阳性率为 58%～97%，相对风险平均约为 89.8，即表达 HLA-B27 抗原的个体较 HLA-B27 阴性者患强直性脊柱炎的机会要大 89.8 倍。

三、HLA 抗原表达异常与疾病的关系

有实验证明，HLA-I 类抗原表达缺失的肿瘤细胞不能有效激活特异性的 $CD8^+Tc$，不能被 Tc 细胞识别和攻击，从而导致肿瘤的免疫逃逸（sneaking through）。而有些正常情况不表达 HLA-II 类分子的细胞如果异常表达 II 类分子，往往可导致自身免疫性疾病。如 Graves 病患者的甲状腺上皮细胞、原发性胆管肝硬化患者的胆管上皮细胞、1 型糖尿病患者的胰岛 B 细胞等，均可出现 HLA-II 类抗原异常表达。该抗原是参与抗原呈递的关键分子，靶细胞异常表达的 II 类抗原以组织特异性方式把自身抗原呈递给自身反应性 T 细胞，从而启动致病性自身免疫应答，最终导致迁延不愈的自身组织损伤。

四、HLA 与输血反应

临床发现多次接受输血的病人，有时会发生非溶血性输血反应，主要表现为发热、白细胞减少和荨麻疹等。其原因在于多次接受输血，体内可产生 HLA 抗体，从而发生因白细胞或血小板受到破坏而引发的输血反应。因此从理论上来讲，对多次接受输血的患者应尽量选择 HLA 相同的供血者。

五、HLA 与法医鉴定

由于 HLA 具有高度多态性，在无关个体之间 HLA 型别全相同的概率极低，故 HLA 型别被看作是伴随个体终生的特异性遗传标记（机体的身份证）。故 HLA 分型目前已在法医学上被广泛用于亲子鉴定和个体识别。

案例分析：

　　所谓亲子关系鉴定是通过人类遗传基因分析及现代化的 DNA 检验技术来判断父母及子女是否亲生关系。近年来，亲子鉴定逐步成为了重要的公证证明。

　　1. HLA 位于人第 6 号染色体短臂上，共有 224 个基因座位。遗传特点主要有：单元型遗传、共显性、多态性及连锁不平衡。

　　2. HLA 系统所显示的多基因性和多态性，意味着两个无亲缘关系的个体间的差异，在所有 HLA 基因座位上拥有完全相同等位基因的机会几乎等于零，且每个人所拥有的 HLA 等位基因型别一般终身不变，因而特定等位基因及以共显性形式表达的产物，可以成为个体性的一种遗传标志，由此 HLA 分型已在法医学上被广泛应用于亲子鉴定和确定死亡者的身份。

小　结

　　不同种属或同种不同系别的个体之间进行组织移植出现排斥反应，这是细胞表面的同种异型抗原诱导的一种免疫应答。引起这种排斥反应的抗原被称为组织相容性抗原或移植抗原。它是主要组织相容性复合体（MHC）编码的产物。人类的 MHC 复合体（HLA 复合体）分为 HLA-Ⅰ类基因区、HLA-Ⅱ类基因区和 HLA-Ⅲ类基因区，其 HLA 复合体具有单元型遗传、多态性及连锁不平衡等遗传特性，分别编码 HLA-Ⅰ类分子、HLA-Ⅱ类分子、HLA-Ⅲ类分子。它们的分子结构、分布和功能各有特点，在免疫应答中发挥着重要作用。HLA 从多方面参与机体免疫应答的发生和调节，尤其是 HLA 分子参与对抗原的处理和呈递，这是免疫应答和免疫调节的最基本环节。HLA 在医学上有重要的意义，与同种器官移植、输血反应、法医鉴定有关，尤其与一些遗传性疾病密切相关。

目 标 检 测

一、名词解释

1. MHC　　2. HLA

二、单项选择题

1. HLA-Ⅱ类抗原存在于（　　）
   A. 红细胞表面
   B. 有核细胞和血小板表面
   C. 神经细胞表面
   D. 肥大细胞
   E. APC 表面

2. 强直性脊柱炎患者中，90% 以上具有（　　）
   A. HLA-CW6　　B. HLA-B7
   C. HLA-B8　　D. HLA-B27
   E. HLA-B35

3. 人类 MHC 复合体定位于（　　）
   A. 6 号染色体长臂　　B. 6 号染色体短臂

   C. 17 号染色体长臂　　D. 17 号染色体短臂
   E. 15 号染色体

4. 在为某患者进行器官移植后，产生了强烈而迅速的移植排斥反应，引起此反应的抗原为（　　）
   A. 自身抗原　　B. 移植抗原
   C. 组织相容性抗原　　D. 同种异型抗原
   E. 主要组织相容性抗原

三、简答题

1. 简述 HLA-Ⅰ类分子和 HLA-Ⅱ类分子在分布、结构及功能上的特点。

2. 简述 HLA 在医学上的意义。

（范海燕）

第4章 免疫系统

学习目标

1. 掌握免疫系统的组成；
2. 掌握中枢免疫器官和外周免疫器官的组成、功能；
3. 掌握 T、B 淋巴细胞的表面标志与功能；
4. 熟悉 NK 细胞、单核 / 巨噬细胞的功能；
5. 熟悉抗原提呈细胞的种类和作用；
6. 了解 T、B 淋巴细胞的亚群。

案 例：

艾 滋 病

患者，男，30 岁，未婚。自述有静脉注射毒品史 2 年余，1 年前体重明显减轻、近 3 月发热、干咳，因近日自感觉呼吸不畅，并伴进行性视力下降，到医院就诊。

体格检查：腿部及手臂皮肤多个紫褐色结节，直径约 1mm 至 1cm 大小不等、触痛；口咽部白膜合并溃疡；全身浅表淋巴结肿大；肺部可闻及干啰音。眼底检查显示视网膜动脉充血、视盘水肿出血。胸片显示肺门周围间质性肺浸润。支气管肺泡灌洗液中可见成团微生物，银染阳性。$CD4^+T$ 淋巴细胞数量为 75 个 / ml。HIV 抗体阳性。CT 扫描轻度脑萎缩。口腔涂片发现念珠菌。HIVmRNA 水平为 20000 拷贝 /ml。临床诊断：艾滋病。

问题与思考

1. 该患者 $CD4^+T$ 淋巴细胞数量显著减少与发病有何关系？
2. T 淋巴细胞可分哪些亚群？各有哪些主要功能？

免疫系统（immune system）是保证人体健康的重要系统，即执行免疫功能的组织结构，是由免疫器官、免疫细胞和免疫分子三部分组成。各组分广布全身，错综复杂，像一张维持我们生命的网，具有识别和清除抗原性异物、维持机体内环境稳定和生理平衡的功能。机体免疫功能正常时，可产生抗感染、抗肿瘤等免疫保护作用；但当免疫系统功能失调时，也会给机体带来危害，如引发超敏反应、自身免疫性疾病和肿瘤等，免疫系统的组成见图 4-1。

重点：免疫系统的组成

第一节 免 疫 器 官

免疫器官是免疫细胞产生、分化、发育、成熟、定居、增殖和产生免疫应答的场所。根据免疫器官的功能不同，可分为中枢免疫器官和外周免疫器官。

一、中枢免疫器官

中枢免疫器官（central immune organ）包括骨髓、胸腺和腔上囊（法氏囊）。中枢免疫器官是免疫细胞产生、分化、发育和成熟的场所。另外，对外周免疫器官的发育起促进作用。人类的中枢免疫器官包括骨髓和胸腺。

（一）骨髓

骨髓（bone marrow）是各种血细胞和免疫细胞产生、分化、发育和成熟的场所。骨髓中多能造血干细胞(hematopoietic stem cell，HSC）在骨髓微环境中首先分化为髓样干细胞和淋巴样干细胞。髓样干细胞进一步分化成熟为红细胞、单核细胞、粒细胞、巨核细胞（继续发育形成血小板）和髓系树突状细胞。淋巴样干细胞发育为各种淋巴细胞和淋巴系树突状细胞。骨髓产生的淋巴样干细胞一部分随血流进入胸腺，在胸腺发育成熟为胸腺依赖的淋巴细胞（thymus dependent lymphocyte），简称 T 淋巴细胞。另一部

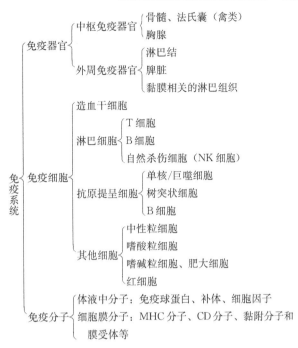

图 4-1　免疫系统组成

分在骨髓继续发育成熟为骨髓依赖的淋巴细胞（bone marrow dependent lymphocyte），简称 B 淋巴细胞。少量的淋巴样干细胞在骨髓发育成熟为自然杀伤细胞（natural killer cell），简称 NK 细胞。

骨髓是 B 淋巴细胞分化成熟的场所，同时也是体液免疫应答的场所。成熟的 T、B 淋巴细胞经淋巴细胞再循环可迁移至骨髓，记忆性 B 淋巴细胞在骨髓微环境中，进一步分化为浆细胞并持久高效合成抗体，成为再次体液免疫应答血清抗体的主要来源。故骨髓兼有中枢与外周免疫器官的作用。

（二）胸腺

胸腺（thymus）位于胸骨后方、胸腔纵隔上部。分为左右两叶，表面覆盖有一层结缔组织被膜，被膜深入胸腺实质，将实质分为若干小叶，小叶外层为皮质，内层为髓质。胸腺实质主要由胸腺细胞（thymocyte）和胸腺基质细胞组成。胸腺细胞绝大多数是处于不同分化阶段的未成熟 T 淋巴细胞；胸腺基质细胞是以胸腺上皮细胞为主，包括巨噬细胞、树突状细胞和成纤维细胞等。胸腺基质细胞与胸腺细胞的相互接触及其分泌的细胞因子（如 IL-1、IL-2、IL-6、IL-7、GM-CSF 等）和胸腺肽类分子（胸腺素、胸腺肽、胸腺生成素等）等构成了决定胸腺细胞（T 淋巴细胞）分化、增殖和选择性发育的胸腺微环境。

胸腺是 T 淋巴细胞分化、发育、成熟的主要器官。骨髓中淋巴样干细胞经血循环进入胸腺后被称为胸腺细胞。胸腺细胞从胸腺皮质逐渐向髓质区迁移，在胸腺微环境的影响下，先后经历阳性选择和阴性选择（详见本章第二节）最终发育成熟为具有免疫功能的 CD4[+]T 淋巴细胞和 CD8[+]T 淋巴细胞。在选择性发育过程中，约 95% 的胸腺细胞在发育中发生细胞凋亡（apoptosis），只有 5% 的胸腺细胞发育成为成熟的 T 淋巴细胞。

胸腺细胞选择性发育在建立自身耐受和维持自身稳定中具有重要的作用，若胸腺功能障碍，不仅免疫功能降低，且易发生自身免疫性疾病。

二、外周免疫器官

外周免疫器官是免疫细胞定居、增殖和接受抗原刺激产生特异性免疫应答的场所，包括

脾脏、淋巴结和黏膜相关淋巴组织。在中枢免疫器官分化成熟的T、B淋巴细胞随血循环进入外周免疫器官后，分布于不同的区域，主要由T淋巴细胞分布的区域称为T淋巴细胞区或胸腺依赖区，主要由B淋巴细胞分布的区域称为B淋巴细胞区或非胸腺依赖区。

（一）脾脏

脾脏（spleen）是人体最大的免疫器官。脾实质分白髓和红髓。T淋巴细胞主要分布于白髓的中央动脉周围的弥散淋巴组织（称动脉周围淋巴鞘），此区还含有少量的树突状细胞和巨噬细胞。B淋巴细胞主要分布于白髓的淋巴小结（脾小结）和红髓的髓索内。白髓与红髓的交界处为边缘区，内有T淋巴细胞、B淋巴细胞和巨噬细胞分布。边缘区血管内皮细胞之间存在间隙，血液中的淋巴细胞可经此区进入动脉周围淋巴鞘、淋巴小结或脾索内。而这些部位的淋巴细胞又可经边缘区进入脾血窦，参与淋巴细胞再循环。脾脏中B淋巴细胞占淋巴细胞的50%～65%；T淋巴细胞占30%～50%。

脾脏的免疫功能：①血液过滤作用，体内约90%的循环血液要流经脾脏，脾内巨噬细胞和树突状细胞均具有较强的吞噬作用，可清除血液中的病原体等异物、自身衰老的血细胞等，从而发挥过滤作用；②发生免疫应答的重要场所，脾脏是机体对血源性抗原应答的主要场所。

（二）淋巴结

淋巴结（lymph nodes）分布于颈部、腋窝、腹股沟、纵隔和腹腔，通过淋巴管引流机体体表和深层各个部位的淋巴液。淋巴结实质分为皮质和髓质（图4-2），皮质又分浅皮质区和深皮质区。浅皮质区中含有淋巴小结，是B淋巴细胞定居的场所。未发生免疫应答的淋巴小结称初级滤泡；若B淋巴细胞经抗原刺激后，此区的B淋巴细胞分化增殖为淋巴母细胞和浆细胞形成生发中心，称次级淋巴滤泡。深皮质区是T淋巴细胞定居的场所。在皮质和髓质区还有巨噬细胞、树突状细胞等。血中淋巴细胞可通过深皮质区的毛细血管后静脉进入淋巴结相应区域内定居，随后再移行至髓窦，经输出淋巴管进入胸导管返回血循环，形成淋巴细胞的再循环。

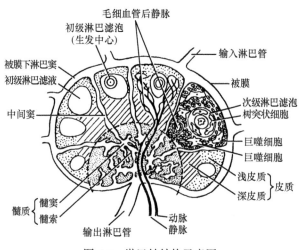

图4-2　淋巴结结构示意图

淋巴结的免疫功能：①过滤淋巴液，捕获外源性抗原。淋巴结中的巨噬细胞能有效地吞噬和清除细菌等异物，具有过滤和清除异物的作用。②T、B淋巴细胞定居、增殖的场所，也是T、B淋巴细胞接受抗原刺激、发生免疫应答的重要场所。

（三）黏膜相关淋巴组织

黏膜相关淋巴组织（mucosa associated lymphoid tissue，MALT）主要指位于呼吸道、消化道、泌尿生殖道黏膜固有层和黏膜下散在的无包膜淋巴组织以及某些带有生发中心的器官化的淋巴组织，如扁桃体、小肠的派氏集合淋巴小结（Peyer patches，PP）和阑尾等。

黏膜相关淋巴组织结构组成类似，主要由位于黏膜表面的 M 细胞（membranous epithelial cell or microfold cell，膜上皮细胞或微皱褶细胞）与黏膜上皮细胞间的淋巴细胞、黏膜固有层的抗原提呈细胞、淋巴滤泡和散在淋巴细胞组成。黏膜相关淋巴组织中没有输入淋巴管，故散布于黏膜表面的 M 细胞在抗原的转运过程中发挥重要的作用。M 细胞可通过吸附、胞饮和内吞等方式摄取消化道内抗原性异物，以囊泡形式转运给 M 细胞凹腔内的巨噬细胞和树突状细胞，再由它们将抗原提呈给淋巴细胞。

黏膜是病原最易侵入的部位，而黏膜相关淋巴组织则在黏膜构成了一道免疫屏障，是参与局部免疫应答的主要部位，在黏膜局部抗感染免疫防御中具有重要的作用，是机体抗感染的"边防军"。

三、淋巴细胞归巢与淋巴细胞再循环

成熟淋巴细胞从中枢免疫器官经血液循环迁移并定居于外周免疫器官或组织的特定区域，称淋巴细胞归巢（lymphocyte homing）。而定居于外周免疫器官的淋巴细胞，可经由淋巴管、淋巴干、胸导管进入血液循环；随血液循环到达外周免疫器官的淋巴细胞，又可穿越毛细血管后微静脉重新分布于外周淋巴器官或组织，这种淋巴细胞在血液、淋巴液、淋巴器官或组织间反复循环的过程称为淋巴细胞再循环（lym-phocyte recirculation，图 4-3）。T、B 淋巴细胞不断再循环，巡游全身各处，增加了抗原与抗原提呈细胞接触的机会，这些细胞

重点：中枢免疫器官和外周免疫器官的组成、功能

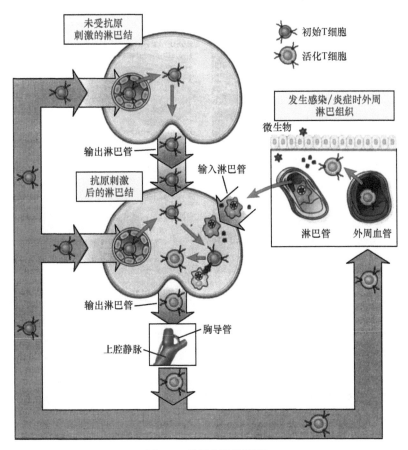

图 4-3　淋巴细胞再循环

一旦接触相应的抗原，立即进入淋巴组织发生活化、增殖、分化，产生初次或再次免疫应答，更有效地完成免疫功能。

第二节 免 疫 细 胞

免疫细胞（immunocytes）是指参与免疫应答或与免疫应答有关的细胞及前体细胞，主要包括造血干细胞、淋巴细胞、单核/巨噬细胞、树突状细胞和其他细胞。淋巴细胞是免疫系统的主要细胞类别，占外周血白细胞总数的20%～45%，成年人体内约有 10^{12} 个淋巴细胞，淋巴细胞在免疫应答中起核心作用。

多能造血干细胞（HSC）是存在于组织中的一群原始造血细胞，它们不是固定的组织细胞，可存在于造血组织及血液中，是机体各种血细胞的来源。

考点：免疫细胞的概念与组成

免疫细胞中T、B淋巴细胞表面具有特异性抗原识别受体，识别抗原后能活化、增殖和分化，分别介导细胞免疫和体液免疫，故T、B淋巴细胞又称免疫活性细胞（immunocompetent cells，ICC）。其他免疫细胞主要介导非特异性免疫应答，在特异性免疫中发挥调节和辅助作用。

一、T 淋 巴 细 胞

（一）T淋巴细胞的来源、分布、成熟

1. 来源和分布 骨髓造血干细胞随血液到达胸腺，此时称前T淋巴细胞或胸腺细胞，胸腺细胞在胸腺分化发育为成熟T淋巴细胞（T lymphocyte）。T淋巴细胞在胸腺分化成熟过程中，约95%细胞发生细胞凋亡，只有5%的T淋巴细胞成熟并进入血循环，定居于外周免疫器官。成熟T淋巴细胞接受抗原刺激，活化、增殖、分化为效应T淋巴细胞或记忆T淋巴细胞，介导特异性细胞免疫功能。

在外周血，T淋巴细胞占血液淋巴细胞的70%～80%；在淋巴结中，T淋巴细胞约占75%，主要分布于深皮质区；在脾脏，T淋巴细胞占35%～50%，主要分布于白髓的动脉周围淋巴鞘。

2. T淋巴细胞分化成熟 胸腺基质细胞如胸腺上皮细胞、巨噬细胞、树突状细胞和成纤维细胞等，通过分泌胸腺肽类分子（胸腺素、胸腺肽、胸腺生成素等）和细胞因子（如IL-1、IL-2、IL-6、IL-7、GM-CSF等），并高表达MHC-Ⅰ类、MHC-Ⅱ类分子，构成胸腺特定的内环境。

T淋巴细胞分化成熟过程分双阴性、双阳性和单阳性三个时期，同时经历了两种选择。

（1）双阴性期：在分化早期，T淋巴细胞既不表达CD4分子，也不表达CD8分子，称双阴性T淋巴细胞。此期T淋巴细胞不表达TCR和CD3，不能识别抗原，也不具有任何功能。

（2）双阳性期：双阴性T淋巴细胞首先表达TCR，然后相继表达CD4、CD8分子，形成双阳性T淋巴细胞。双阳性T淋巴细胞在发育过程中经历两次选择分化：①阳性选择。双阳性T淋巴细胞TCR识别胸腺基质细胞MHC-Ⅰ类分子分化为CD8$^+$T淋巴细胞，识别胸腺基质细胞MHC-Ⅱ类分子，分化为CD4$^+$T淋巴细胞。而不能识别MHC分子的T淋巴细胞则发生细胞凋亡。②阴性选择。经阳性选择的CD4$^+$T淋巴细胞或CD8$^+$T淋巴细胞，在胸腺中若以TCR与胸腺基质细胞表面的MHC-自身抗原肽高亲和力结合，则相应的T淋巴细胞克隆发生细胞凋亡，不能识别自身抗原肽的T淋巴细胞克隆被留下，发育为成熟的T淋巴细胞。

阳性选择的生物学意义在于：赋予成熟T淋巴细胞识别、结合MHC的能力，使T淋巴细胞在识别抗原时具有MHC的限制性；阴性选择有利于清除对自身反应性T淋巴细胞克隆，以保护自身组织。

（3）单阳性期：双阳性T淋巴细胞经历两次选择分化为成熟的CD4$^+$T淋巴细胞或CD8$^+$T淋巴细胞，即单阳性T淋巴细胞。成熟T淋巴细胞同时表达TCR和CD3，能识别抗原，介导免疫应答并参与免疫调节。

（二）T淋巴细胞表面膜分子

1. 表面受体

（1）T淋巴细胞受体（T cell receptor，TCR）：是T淋巴细胞特异性抗原识别受体，为所有T淋巴细胞特征性标志。同一克隆的T淋巴细胞具有结构相同的TCR分子，识别同一抗原表位。TCR分为两类：一类由α、β两条链组成，外周血中90%～95%的T淋巴细胞表达；另一类是由γ、δ两条链组成，外周血中5%～10%的T淋巴细胞表达。TCR结构与免疫球蛋白分子相似，每条链膜外区有一个可变区（Vα、Vβ）和一个恒定区（Cα、Cβ）。可变区与抗原表位特异性结合、互补。CD3与TCR共同表达在T淋巴细胞表面构成复合体（图4-4），具有转导抗原识别信号的作用。

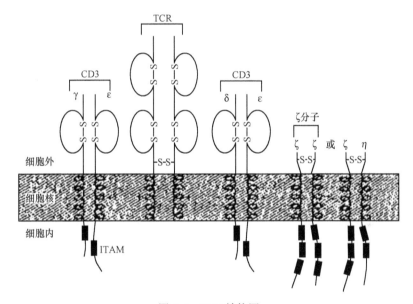

图4-4　TCR结构图

（2）细胞因子受体（cytokine receptor，CK-R）：活化的T淋巴细胞表面可表达多种细胞因子受体，如IL-1R、IL-2R、IL-4R、IL-6R等。这些受体与相应的配体结合，可促进或诱导T淋巴细胞的活化、增殖、分化和成熟。

（3）有丝分裂原受体：T淋巴细胞表面有植物血凝素（phytohemagglutinin，PHA）和刀豆蛋白A（con-canavalin A，Con A）等有丝分裂原受体，与相应有丝分裂原结合可活化、增殖、分化为淋巴母细胞。据此建立的淋巴细胞转化试验，在临床上用于测定机体的细胞免疫功能。

白细胞分化抗原

白细胞分化抗原（leukocyte differentiation anti-gen，LDA）是指血白细胞在分化成熟为不同谱系时分化的不同阶段及细胞活化过程中出现或消失的细胞表面标记（surface

链接

marker）分子。对于白细胞的分类，早些时候人们只能靠显微镜观察形态对其分类。随着免疫学的发展，各种单克隆抗体的出现大大地促进了淋巴细胞分类方法的进展。由于免疫学方法研究多样化，对同一种分子可以通过不同的实验室用不同的名称命名，造成一定的混淆。因此，20 世纪 80 年代初，WHO-IUIS 国际协作会议规定，应用单克隆抗体鉴别方法，将来自不同实验室的单克隆抗体所识别的同一分化抗原称为 CD（cluster of differentiation）。到目前为止，已发现人 CD 分子 339 个，分为 T 淋巴细胞、B 淋巴细胞、NK 细胞、髓系细胞、内皮细胞、血小板、细胞因子受体等若干组。

2. 表面抗原

（1）白细胞分化抗原（CD 抗原）

CD3 分子：存在于所有成熟 T 淋巴细胞表面，是 T 淋巴细胞又一特征性标志。由 5 种肽链组成。它们与 TCR 以非共价键稳定结合形成 TCR-CD3 复合体，通过 CD3 分子将 TCR 的识别信号转导入细胞内。

CD4/CD8 分子：分别表达于不同的 T 淋巴细胞亚群。在外周血和外周免疫器官中，$CD4^+$T 淋巴细胞为辅助性 T 淋巴细胞，包括 Th1、Th2 和 Th3 亚群等；$CD8^+$T 淋巴细胞为细胞毒 T 淋巴细胞（Tc）。CD4 是 MHC-Ⅱ类分子的受体，CD8 为 MHC-Ⅰ类分子的受体，两类分子是限制 T 淋巴细胞识别抗原的辅助受体，有助于增强 T 淋巴细胞与 APC（或靶细胞）相互作用，辅助 TCR 识别抗原。CD4/CD8 分子在胞内与酪氨酸蛋白激酶相连，参与 T 淋巴细胞第一活化信号的转导。

（2）MHC 分子：MHC-Ⅰ类分子分布于静息 T 淋巴细胞表面，MHC-Ⅱ类分子分布于某些活化的 T 淋巴细胞表面。

（3）协同刺激分子：是存在于 T 淋巴细胞和 B 淋巴细胞、APC 或靶细胞表面，具有协同 APC（或靶细胞）提呈抗原对 T 淋巴细胞的刺激作用或促进 T 淋巴细胞和 B 淋巴细胞相互作用的分子，协同刺激信号是 T、B 淋巴细胞活化的第二信号。协同刺激促进了 T 或 B 淋巴细胞对抗原的识别和活化。

T 淋巴细胞表面的协同刺激分子主要包括：CD28 或 TcA-4（CD152）、LFA-1、CD2、CD58、CD40L 等。CD28 与 APC 表面的 B7（CD80/CD86）结合是 T 淋巴细胞活化的第二信号。LFA-1（又称淋巴细胞功能相关抗原 -1）与 APC 或靶细胞表面的细胞间黏附分子（ICAM）之间相互作用；CD2（又称淋巴细胞功能相关抗原 -2，LFA-2）与 CD58（又称淋巴细胞功能相关抗原 -3，LFA-3）相互作用均有助于 T 淋巴细胞的活化。T 淋巴细胞表面的 CD40L（CD154）与 B 淋巴细胞表面的 CD40 分子之间的相互作用是 B 淋巴细胞活化重要的第二信号，其协同作用促进 B 淋巴细胞分化、诱导 Ig 类别转化。

（三）T 淋巴细胞亚群及功能

1. 按照表达 CD 分子的不同，可将 T 细胞分为 $CD4^+$T 淋巴细胞和 $CD8^+$T 淋巴细胞两个亚群。

2. 根据表达 T 细胞抗原受体（Tcell an-tigen receptor，TCR）的类型，T 细胞可分为 TCRαβ＋T 细胞和 TCRγδ＋T 细胞。

3. 根据其免疫效应功能，T 细胞可分为辅助性 T 细胞（help Tcell，Th）、细胞毒性 T 细胞（cytotoxic Tcell，Tc 或 CTL）、抑制性 T 细胞（suppressor Tcell，Ts）等。Th 细胞根据其产生细胞因子的种类和介导的免疫效应不同，可分为 Th1 和 Th2 等亚群。Th1 细胞主要分泌 IL-2、IFN-γ 和 TNF-β 等细胞因子，参与细胞免疫和迟发型超敏反应，故又称为炎症性 T 淋巴细胞或迟发型超敏反应 T 淋巴细胞。Th2 细胞主要分泌 IL-4、IL-5、IL-6 和 IL-10，促进 B 淋巴细胞的增殖、分化和抗体的产生。CTL 能识别并特异性杀伤靶细胞，在肿瘤免疫和抗病毒感染的免疫中发挥重要作用。Ts 细胞分泌抑制性细胞因子，具有调节免疫应答的功能。

4. 按对抗原的应答不同，分为初始 T 细胞、活化的 T 细胞和记忆性 T 细胞。

二、B 淋巴细胞

（一）B 淋巴细胞的来源、分布与发育

B 细胞是 B 淋巴细胞（B lymphocyte）的简称，因发育成熟于鸟类的法氏囊（bursa of Fabricius）和哺乳动物骨髓（bone marrow）而得名。B 细胞在骨髓微环境的作用下，经历前 B 淋巴细胞、未成熟 B 淋巴细胞，最终分化为成熟 B 淋巴细胞，此分化过程不受外来抗原的刺激，称为 B 淋巴细胞分化的非抗原依赖期。

1. 前 B 淋巴细胞　在分化早期，B 淋巴细胞不表达 BCR，不具有任何功能。

2. 未成熟 B 淋巴细胞　细胞表面表达 B 淋巴细胞抗原受体 mIgM，具有识别抗原的能力，但不能介导免疫应答。未成熟 B 淋巴细胞若识别骨髓中出现的自身抗原，则诱导自身反应性 B 淋巴细胞克隆发生细胞凋亡，约 75% 的 B 淋巴细胞在此发生凋亡。

3. 成熟 B 淋巴细胞　细胞表面同时表达两类 BCR 即 mIgM 和 mIgD，能识别抗原介导特异性免疫应答。

在外周成熟 B 淋巴细胞接受抗原刺激活化、增殖，进一步分化为浆细胞，称 B 淋巴细胞分化的抗原依赖期。浆细胞是 B 淋巴细胞分化的终末阶段，BCR 表达减少，合成分泌抗体，介导体液免疫。

在外周血，B 淋巴细胞占淋巴细胞总数的 20%～30%；在淋巴结，占 25%，主要分布于浅皮质区；在脾脏，占 50%～65%，主要分布于白髓的淋巴小结。

（二）B 淋巴细胞表面的膜分子

1. 表面受体

（1）B 淋巴细胞受体（B cell receptor，BCR）：是 B 淋巴细胞特异性抗原识别受体，也是 B 淋巴细胞的特征性标志。其结构与免疫球蛋白分子相同（图 4-5），又称膜免疫球蛋白（mIg）。成熟 B 淋巴细胞表面可表达 mIgM 和 mIgD 两种分子，BCR 可直接识别完整的、天然的蛋白质抗原、多糖或脂类抗原。一个 B 淋巴细胞克隆识别一种抗原表位。Igα/Igβ（又称 CD79a/CD79b）与 BCR 共同表达在 B 淋巴细胞表面构成复合体（图 4-5），具有转导抗原识别信号的作用。

（2）B 淋巴细胞辅助受体：是由 CD19/CD21/CD81 组成的复合物，其功能是增强 B 淋巴细胞对抗原刺激的敏感性。其中 CD21 是 C3d 的受体，

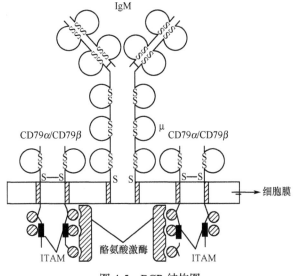

图 4-5　BCR 结构图

使此辅助受体通过 C3d 和抗原的结合与 BCR 发生桥梁，增强对 B 淋巴细胞的刺激，CD19 具有传递活化信号的作用，CD21 也是 B 淋巴细胞上的 EB 病毒受体。

（3）Fc 受体（FcR）：B 淋巴细胞主要表达 FcγRⅡ（CD32）和 FcεRⅡ（CD23）。对膜表面 Ig 介导的信号转导具有抑制作用，对 B 淋巴细胞的应答产生调节作用。

（4）补体受体（CR）：B 淋巴细胞主要表达 CR1（CD35）和 CR2（CD21），分别与相应的配体（C3b 和 C3d）结合促进 B 淋巴细胞对抗原的提呈和 B 淋巴细胞活化作用。

（5）细胞因子受体：B 淋巴细胞活化的不同阶段可表达不同类型的细胞因子受体，如 IL-1R、IL-2R、IL-4R、IL-5R、IL-6R 等，与相应的配体结合可促进 B 淋巴细胞活化、增殖和分化等作用。

（6）有丝分裂原受体：B 淋巴细胞表面具有有丝分裂原脂多糖（LPS）、葡萄球菌 A 蛋白（SPA）和美洲商陆（PWM）的受体，当丝裂原与 B 淋巴细胞相应受体结合，可促进 B 淋巴细胞发生有丝分裂。

2. 表面抗原

（1）MHC 分子：B 淋巴细胞表面分布有 MHC-Ⅰ类分子和 MHC-Ⅱ类分子，MHC-Ⅰ类分子对自身 B 淋巴细胞具有保护作用，MHC-Ⅱ类分子参与 B 淋巴细胞的抗原提呈和活化。

（2）CD 分子：CD79a/CD79b，即 Igα/Igβ，是由二硫键连接的异二聚体，表达于 B 淋巴细胞发育的各个阶段（除浆细胞外），为 B 淋巴细胞特征性的标志。它们与 BCR 以非共价键连接，介导 BCR 与抗原结合的信号转导。B 淋巴细胞表面还有 CD19、CD20、CD21、CD22、CD72 等，与 B 淋巴细胞的活化、增殖、分化相关。

（3）协同刺激分子：B 淋巴细胞的协同刺激分子有 CD40、CD80/CD86（B7-1/B7-2）等。CD40 与 T 淋巴细胞表面 CD40L 相互作用是 B 淋巴细胞活化的第二信号。CD80/CD86 与 T 淋巴细胞 CD28 结合是 T 淋巴细胞活化的第二信号，若缺乏此信号 T 淋巴细胞则被诱导为无能或细胞凋亡。CD80/CD86 与活化 T 淋巴细胞表面 CTLA-4（CD152）结合对 T 淋巴细胞产生抑制作用而发挥调节作用。

（三）B 淋巴细胞亚群及功能

B 淋巴细胞是不均一的群体，根据其发育和分化的过程及细胞表面 CD5 的表达可分为 B1 细胞和 B2 细胞，其特点比较见表 4-1。

表 4-1 B1 细胞和 B2 细胞特点比较

性质	B1 细胞	B2 细胞
最早产生时间	胎儿期	出生后
更新方式	自我更新	由骨髓产生
特异性	低，为多反应性，可与多种抗原结合	高，为单特异性，只与一种抗原结合
分泌 Ig 类型	IgM＞IgG，亲和力低	IgG＞IgM，亲和力高
主要应答的抗原类型	TI 抗原	TD 抗原
自发性 Ig 的产生	高	低
体细胞突变	低或无	高

B 淋巴细胞的生物学功能：①产生抗体，发挥特异性体液免疫效应；②提呈抗原，B 淋巴细胞表面以 BCR 结合可溶性抗原，通过内化和加工后，以抗原肽 -MHC 分子复合物形式提呈给 T 淋巴细胞，诱导特异性免疫应答；③分泌细胞因子，活化的 B 淋巴细胞可产生大

量的细胞因子，参与免疫调节。

三、自然杀伤细胞

自然杀伤细胞（natural killer cells，NK）属于淋巴细胞谱系，是第三类淋巴细胞，这类细胞无需抗原预先致敏，可直接杀伤肿瘤细胞和病毒感染细胞，故此得名。此类细胞内含大量嗜天青颗粒所以又被称为大颗粒淋巴细胞。

NK 细胞来源于骨髓淋巴样干细胞，其发育成熟依赖于骨髓和胸腺微环境。NK 细胞主要分布于外周血，占外周血淋巴细胞总数的 5%～10%。

（一）NK 细胞表面膜分子

1. CD 分子　NK 细胞不表达 T、B 淋巴细胞特征性标志如 TCR、BCR、CD4、CD8 分子，表达 CD2、CD56、CD16、LFA-1 等。其中 CD56 和 CD16（FcγRⅢ）是 NK 细胞的特征性标志。CD16 为 IgGFc 受体（FcγRⅢ），包被有 IgG 的靶细胞可通过 IgG 的 Fc 段与 NK 细胞表面 CD16 结合，触发 NK 细胞对靶细胞的杀伤作用，即抗体依赖性细胞介导的细胞毒作用（antibody de-pendent cell-mediated cytotoxicity，ADCC，图 4-6）。NK 细胞能通过 ADCC 效应定向杀伤与 IgG 抗体结合的靶细胞，在机体的抗病毒感染和抗肿瘤免疫方面起着较重要的作用。在病毒感染的早期，抗原特异性 Tc 细胞尚未形成时，就能杀伤被病毒感染的靶细胞。

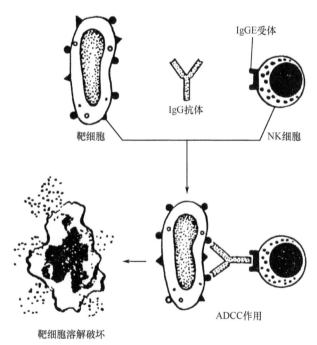

图 4-6　ADCC 作用示意图

ADCC：靶细胞与抗体结合后，具有杀伤活性的细胞（如 NK 细胞）通过 Fc 受体与抗体的 Fc 段结合，从而直接杀伤靶细胞。

2. NK 细胞识别靶细胞受体

（1）杀伤细胞活化受体（killer active receptor，KAR）：是一类可激发 NK 细胞杀伤作用的受体。其胞外区与自身组织细胞、病毒感染细胞和某些肿瘤细胞表面的配体结合，产生杀伤活化信号，激发 NK 细胞的杀伤作用。KAR 的配体可以是上述细胞表面的 HLA- I

类分子或肿瘤细胞表面异常表达的非 HLA-Ⅰ类分子。

（2）杀伤细胞抑制受体（killer inhibitor receptor，KIR）：是一类可抑制 NK 细胞杀伤作用的受体。其胞外区与自身组织细胞 HLA-Ⅰ类分子配体结合，产生杀伤抑制信号，抑制 NK 细胞的杀伤作用。

正常情况下，宿主自身组织细胞表面表达 HLA-Ⅰ类分子正常，体内 NK 细胞以 KIR 介导的抑制作用为主，自身细胞不被破坏；但病毒感染的细胞和肿瘤细胞的表面 HLA-Ⅰ类分子表达减少或缺失，或异常表达非 HLA-Ⅰ类分子，以激活 KAR 为主，引起 NK 细胞的杀伤作用。

NK 细胞杀伤靶细胞的机制与 Tc 基本相同：NK 细胞识别和结合靶细胞后，在靶细胞的刺激下发生脱颗粒作用，将胞浆颗粒内容物释放到细胞间隙，其中穿孔素在靶细胞膜上形成跨膜孔道，颗粒酶和其他细胞毒物质进入靶细胞，诱导靶细胞凋亡。活化 NK 细胞可表达 FasL 或释放 TNF，与靶细胞表面配体结合诱导靶细胞凋亡。

（二）NK 细胞的主要功能

1. 抗肿瘤作用 NK 细胞具有广谱的抗肿瘤作用，可通过自然杀伤作用或 ADCC 作用杀伤肿瘤细胞。IL-2 还具有增强 NK 细胞的杀伤活性。

2. 抗病毒作用 NK 细胞可通过直接作用杀伤多种病毒感染的细胞。活化 NK 细胞可释放 IFN-γ 以干扰病毒的复制发挥抗病毒作用。

3. 免疫调节作用 活化的 NK 细胞能产生多种细胞因子，如 IL-2、IFN-γ、TNF-β 等，通过这些细胞因子发挥免疫调节作用，以增强机体的抗感染和抗肿瘤的作用。

重点：T、B 淋巴细胞的表面标志与功能，NK 细胞、单核/巨噬细胞的功能。

四、LAK 细胞

外周血淋巴细胞在体外较高浓度的 IL-2 培养刺激后，可使非特异性杀伤肿瘤细胞的活性大大增强，这种具有杀伤活性的淋巴细胞为淋巴因子激活的杀伤细胞（lymphokine activated killer cell，LAK cell），简称 LAK 细胞。LAK 细胞已在临床上用于癌症治疗，方法是取出患者外周血淋巴细胞，用 IL-2 在体外刺激培养后再输回到患者体内，治疗效果尚待观察。与 NK 细胞相比，LAK 细胞的细胞毒活性较高，杀伤肿瘤细胞的范围较广。

第三节 抗原提呈细胞

抗原提呈细胞（antigen presenting cell，APC）是指能表达被特异性 T 淋巴细胞识别的抗原肽 -MHC 分子复合物的任何细胞。细胞表面表达 MHC-Ⅰ类分子的 APC，主要提呈内源性抗原如病毒性抗原、肿瘤抗原，以激活 Tc 细胞，成为 Tc 细胞杀伤的靶细胞，故此类 APC 称靶细胞。细胞表面高表达 MHC-Ⅱ类分子的 APC 称专职性 APC，如巨噬细胞、树突状细胞和 B 淋巴细胞等。专职性 APC 主要提呈外源性抗原，以激活 Th 细胞，诱导特异性免疫应答。

一、单核—巨噬细胞

单核/巨噬细胞包括血液中的单核细胞（mono-cyte）和组织中的巨噬细胞（macrophage）。单核细胞由骨髓单核系干细胞发育分化而成，占血液中白细胞总数的 3%～8%。单核细胞在血液停留 12～24 小时，移行分布到全身各组织中，分化成熟为巨噬细胞。

（一）单核—巨噬细胞表面膜分子

单核—巨噬细胞的表面有多种特征性的标志。具有识别外来病原体表面特定分子模式的模式识别受体，如甘露糖受体、清道夫受体、Toll 样受体等；结合提呈抗原的 MHC-Ⅰ、Ⅱ 类分子以及具有各种免疫分子的受体，如 FcγR、CR 和细胞因子受体等，这些受体与单核—巨噬细胞发挥多种免疫功能有关。

（二）单核—巨噬细胞的免疫功能

1. 吞噬杀伤作用 单核—巨噬细胞具有很强的吞噬和杀伤能力，是参与体内非特异性免疫防御作用的重要免疫细胞。单核/巨噬细胞也可作为免疫效应细胞直接清除各种异物，杀伤肿瘤细胞和细胞内寄生的病原体。

2. 提呈抗原作用 单核—巨噬细胞是专职性抗原提呈细胞（APC），可摄取、加工、处理、提呈抗原给 T 淋巴细胞，启动特异性免疫应答。

3. 免疫调节作用 单核—巨噬细胞可分泌多种细胞因子，如 IL-1、IL-3、IL-6、IL-10、IL-12、TNF-α、IFN-α 等，通过这些细胞因子，对 T 淋巴细胞、B 淋巴细胞、NK 细胞等多种免疫细胞发挥调节作用。

4. 抗肿瘤作用 巨噬细胞本身的杀瘤作用较弱，但在某些细胞因子（如 IFN-γ）的作用下，杀瘤效应明显增强；巨噬细胞通过与瘤细胞的接触、释放 TNF（tumor necrosis factor，TNF）等细胞毒性物质杀伤肿瘤细胞。

5. 促进炎症作用 单核—巨噬细胞通过分泌多种促炎症因子如 IL-1、IL-6、TNF-α 以及一些炎症介质如前列腺素、白三烯、血小板活化因子和多种补体成分等促进炎症反应，这种反应对机体可增强机体的抗感染作用，但也可致机体组织的发生损伤。

二、树突状细胞

树突状细胞（dendritic cell，DC）因其表面有许多树枝状突起而得名。DC 来源于骨髓髓样干细胞和淋巴样干细胞，在骨髓形成后进入外周血，并随血流分布于脑以外的全身各组织。分布于不同组织的 DC 名称各有不同，如分布于皮肤、黏膜的称朗格汉斯细胞（LC）；分布于非淋巴组织器官者称间质 DC；分布于淋巴样器官 T 淋巴细胞区称并指状 DC；B 淋巴细胞区称滤泡 DC；存在于血液中称血液 DC；在淋巴液称隐蔽细胞等。DC 的成熟经历两个阶段，从血流至外周组织器官，DC 处于未成熟状态，此时 DC 细胞吞噬功能强，可通过吞噬作用和胞饮作用摄取抗原，但 MHC 分子和协同刺激分子表达水平很低。当摄取了抗原的 DC 通过输入淋巴管进入淋巴结，分化为成熟的 DC，此时，成熟 DC 摄取抗原的功能降低，但其细胞表面 MHC 分子和协同刺激分子表达水平显著增加，即提呈抗原的能力增强。在专职 APC 中，DC 最大的特点是能够显著刺激初始 T 淋巴细胞进行增殖，故其提呈抗原的能力最强。

三、B 细 胞

作为专职 APC 的 B 淋巴细胞，具有摄取、提呈可溶性抗原的作用。B 淋巴细胞可通过特异性抗原识别受体摄取低浓度抗原，故其提呈抗原的效率最高。除上述细胞外，血液中的其他细胞（如中性粒细胞、嗜酸粒细胞、嗜碱粒细胞等）及组织中的肥大细胞也不同程度地参与免疫应答，同时还参与炎症反应和超敏反应等。

四、其他非专职 APC

有些细胞在通常情况下并不表达 MHC-Ⅱ类分子，无抗原提呈能力，但在炎症过程中如受到 IFN-γ 的诱导也可表达 MHC-Ⅱ类分子并能处理和提呈抗原，这些细胞称为非专职 APC，包括血管内皮细胞、各种上皮细胞和间质细胞、皮肤的成纤维细胞以及活化的 T 淋巴细胞等。

重点：抗原提呈细胞的概念和组成。

人体免疫系统如何对抗乙肝病毒

在外来物质如病毒和细菌入侵时，机体的免疫系统会立即行动保护自己。在成人时期，这一机制非常健全，即便是感染了乙肝病毒，也可以依靠免疫系统而清除病毒，获得痊愈。然而，婴幼儿自身免疫系统尚未健全，易把乙肝病毒误认为自身的一部分，因而免疫系统不能识别并清除乙肝病毒，人体免疫和病毒处于相对平静状态，疾病没有发作，即处于医学上的"免疫耐受期"。随着宿主免疫系统的不断增强，机体免疫系统逐渐开始辨识乙肝病毒并对其进行清除，进入医学上的"免疫清除期"，病毒复制和宿主免疫之间的对抗就此开始。若宿主免疫不够强大无法完全控制病毒，病毒持续 6 个月仍未被清除者发展为慢性乙肝病毒感染患者。患者宿主免疫系统无法完全压制病毒复制，对病毒的清除过程如同陷入了一场拉锯战，持续的拉锯过程导致肝细胞受损。因此，对于乙肝患者的治疗不仅仅要关注抑制病毒的复制，还需要调节宿主免疫，争取疾病的持续缓解。

链接

第四节　免　疫　分　子

免疫分子包括体液中的免疫球蛋白、补体、细胞因子和细胞膜表面的 MHC 分子、CD 分子、细胞黏附分子及各类细胞表面膜受体等。

免疫球蛋白包括膜型（如 B 淋巴细胞表面的抗原受体，识别特异性抗原）和分泌型（如血清抗体，是特异性体液免疫应答的产物），主要参与特异性体液免疫应答（详见第五章）。

补体是血清中一组不耐热、具有酶活性的非特异性免疫分子，参与非特异性免疫应答和特异性免疫应答（详见第六章）。

细胞因子是由多种细胞产生的具有多种生物学效应的小分子多肽，如 IL、TNF、IFN 等，参与非特异性和特异性免疫应答，并对免疫应答进行调节（详见第七章）。

案例分析：

1. $CD4^+$T 淋巴细胞膜上存在艾滋病病毒胞膜蛋白受体，是其攻击的靶细胞。病毒通过受体介导入胞，整合入细胞基因组。当病毒入侵大量复制后，造成 $CD4^+$T 淋巴细胞死亡及功能破坏，无法发挥细胞免疫作用，同时影响体液免疫功能，导致机体免疫缺陷而发病。

2. T 淋巴细胞通常根据细胞表面分子，分为 $CD4^+$T 和 $CD8^+$T 细胞。$CD4^+$T 细胞，为辅助性 T 细胞，包括 Th1 和 Th2 细胞。主要通过分泌细胞因子调节免疫应答；$CD8^+$T 细胞主要包括细胞毒 T 细胞（Tc）和抑制性 T 细胞（Ts）。细胞毒 T 细胞为细胞免疫效应细胞，经抗原致敏后，可特异性杀伤杀死带致敏抗原的靶细胞；抑制性 T 细胞（Ts）通过分泌抑制性细胞因子和 IFN-γ，抑制体液免疫和细胞免疫。

小　结

免疫系统由免疫器官、免疫细胞及免疫分子组成。中枢免疫器官是各类免疫细胞发生、分化和成熟的场所，中枢免疫器官包括骨髓和胸腺。骨髓是 B 淋巴细胞分化成熟的场所，同时也是体液免疫应答的场所。胸腺是 T 淋巴细胞分化、发育、成熟的主要器官。外周免疫器官是淋巴细胞定居、增殖及产生免疫应答的场所。外周免疫器官包括脾脏、淋巴结和黏膜相关淋巴组织。免疫细胞主要包括骨髓多能干细胞、淋巴细胞、单核—巨噬细胞等抗原提呈细胞、肥大细胞等其他免疫辅助细胞。T、B 淋巴细胞分别介导细胞免疫应答与体液免疫应答。免疫分子包括抗体、补体和细胞因子。细胞因子是指由活化的免疫细胞或非免疫细胞（血管内皮细胞、成纤维细胞、表皮细胞等）产生的具有多种生物学功能的小分子多肽。CK 可以根据来源分类，如由淋巴细胞产生的 CK 称淋巴因子；由单核巨噬细胞产生的 CK 称单核因子。

目 标 检 测

一、名词解释

1. ICC   2. APC   3. BCR
4. TCR   5. ADCC   6. DC

二、填空题

1. 免疫系统由_____、_____、_____组成。
2. 专职抗原提呈细胞主要有_____、_____、_____等。

三、单项选择题

1. 人类的中枢免疫器官是（   ）
   A. 胸腺和淋巴结
   B. 骨髓和黏膜免疫系统
   C. 淋巴结和脾脏
   D. 胸腺和骨髓
   E. 脾脏和淋巴结
2. T 淋巴细胞分化成熟的场所是（   ）
   A. 骨髓   B. 法氏囊
   C. 脾脏   D. 胸腺
   E. 淋巴结
3. T、B 淋巴细胞定居的部位是（   ）
   A. 中枢免疫器官   B. 周围免疫器官
   C. 胸腺   D. 骨髓
   E. 腔上囊
4. T 淋巴细胞与下列哪一种成分结合即可被激活（   ）
   A. LPS   B. PHA
   C. BSA   D. SPA

   E. 以上都不是
5. 未成熟 B 淋巴细胞表达的膜表面免疫球蛋白是（   ）
   A. SmIgM   B. SmIgA
   C. SmIgE   D. SmIgD
   E. SmIgG
6. 人体最大的免疫器官是（   ）
   A. 胸腺   B. 脾
   C. 骨髓   D. 淋巴结
   E. 以上都不是
7. 可通过 ADCC 作用介导细胞毒作用的细胞是（   ）
   A. 浆细胞   B. CTL
   C. B 淋巴细胞   D. NK 细胞
   E. 肥大细胞
8. B 淋巴细胞表面最重要的标志为（   ）
   A. mIgM   B. FcγR
   C. CD40   D. CD5
   E. CD80

四、简答题

1. 简述免疫系统的组成。
2. 简述 T 淋巴细胞的主要亚群及功能。
3. 简述 NK 细胞的功能。
4. 说出单核—巨噬细胞的功能。

（尹晓燕）

第 5 章 免疫球蛋白

📖 学习目标

1. 掌握抗体、免疫球蛋白的概念；免疫球蛋白的功能；五类免疫球蛋白的特性与功能；
2. 熟悉免疫球蛋白的基本结构、免疫球蛋白的水解片段；
3. 了解单克隆抗体和多克隆抗体概念、特点及在医学上的应用。

案　例：

脓 毒 血 症

患者，男，1 岁，2 天前在家无明显诱因出现发热，最高体温 39℃，无易惊，无抽搐。病后先后予以口服"布洛芬"及激素治疗，3 天后，发热未见消退，遂来医院就诊。体格检查：T38.9℃，P128 次/分，R32 次/分。神志清，精神欠佳，呼吸尚平稳。全身皮肤黏膜发红，无皮疹。双侧瞳孔等大等圆，对光反射存在。前囟近闭。口唇无发绀。咽部充血，无疱疹。颈软，三凹征阴性，双肺呼吸音粗。心律齐，心音有力，无杂音。实验室检查：白细胞 14.0×10^9/L，中性粒细胞 1.76×10^9/L（参考值 2～7），中性细胞比率 0.28（参考值 0.50～0.70），血红蛋白 85g/L（参考值 131～172g/L），PLT334 $\times 10^9$/L（参考值 100～300 $\times 10^9$/L），CRP33.70mg/L（参考值 0～3mg/L），IgG3.68g/L（参考值 8～16g/L），IgA＜0.07g/L（参考值 0.9～4.5g/L），IgM0.25g/L（参考值 0.6～2.5g/L）。

问题与思考

1. 结合案例表现简述脓毒血症的诊断依据是什么？
2. 本案例发生脓毒血症的可能病因是什么？结合此病因分析在脓毒血症的发病过程中免疫因素所发挥的作用有哪些？

抗体（antibody，Ab）是免疫系统在抗原刺激下，由 B 淋巴细胞增殖分化成浆细胞，再由浆细胞所产生的、可与相应抗原特异结合的球蛋白。抗体主要存在于血清中，也分布于组织液、外分泌液及某些细胞膜表面，是介导体液免疫的重要效应分子。

免疫球蛋白（immunoglobulin，Ig）是指具有抗体活性或化学结构与抗体相似的球蛋白。免疫球蛋白除分布于体液中之外，还可存在于 B 细胞膜上，构成 B 细胞膜上的抗原受体。在血清中的免疫球蛋白主要以 γ 球蛋白（丙种球蛋白）的形式存在。

抗体的发现

德国细菌学家埃米尔·贝林（图 5-1）和日本学者北里于 1890 年在 Koch 研究所应用

链接

白喉外毒素给动物免疫，发现在免疫动物血清中有一种能中和外毒素的物质，称为抗毒素，将这种免疫血清转移给正常动物也有中和外毒素的作用。此种抗毒素即抗体。这种被动免疫法很快应用于临床治疗。贝林于 1891 年应用来自动物的免疫血清成功治疗了一个白喉患者，这是第一个被动免疫治疗的病例，为此他于 1901 年获得诺贝尔医学奖。

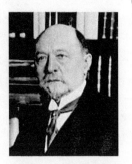

图 5-1　德国细菌学家埃米尔·贝林

所有抗体均是免疫球蛋白，但免疫球蛋白不一定都是抗体。抗体是生物学功能上的概念，免疫球蛋白是化学结构上的概念。

考点：抗体、免疫球蛋白概念，抗体和免疫球蛋白的关系

第一节　免疫球蛋白的结构

一、免疫球蛋白的基本结构

免疫球蛋白的基本结构是由两条完全相同的重链（heavy chain，H 链）和两条完全相同的轻链（light chain，L 链）通过二硫键连接的四肽链结构，呈"Y"形。四肽链结构称为 Ig 的单体，是构成 Ig 的基本单位。四条肽链的氨基和羧基方向一致，分别称为氨基端（N 端）和羧基端（C 端）。

（一）重链和轻链

1. 重链　免疫球蛋白 H 链分子量为 50～75kD，由 450～550 个氨基酸残基组成。根据 H 链恒定区的氨基酸组成、排列顺序及免疫原性不同，将 H 链分为五类，分别是 γ 链、α 链、μ 链、δ 链、ε 链，不同的重链与轻链组成的 Ig 分别称为 IgG、IgA、IgM、IgD、IgE。同一类 Ig 根据铰链区氨基酸组成和重链二硫键数目和位置的差别，又可分为不同的亚类，如人 IgG 可分为 IgG1、IgG2、IgG3、IgG4；IgA 可分为 IgA1 和 IgA2。IgM、IgD 和 IgE 尚未发现亚类。

2. 轻链　免疫球蛋白 L 链分子量约为 25kD，由约 214 个氨基酸残基组成。根据 L 链结构和免疫原性不同，L 链分为 κ 链和 λ 链，据此可将 Ig 分为两型，分别是 κ 型和 λ 型。一个 Ig 分子重链同类，轻链同型。正常人血清免疫球蛋白中 κ 型与 λ 型的比例约为 2：1。两型比例异常可反映免疫系统的异常，例如人类免疫球蛋白 λ 型过多，提示可能有产生 λ 链的 B 细胞肿瘤。根据 L 链恒定区个别氨基酸残基的差异，又可将 λ 分为 λ1、λ2、λ3 和 λ4 四个亚型。

（二）可变区和恒定区

1. 可变区　每条多肽链均有一个氨基端和羧基端，靠近氨基端，H 链的 1/4 和 L 链的 1/2 区域内，氨基酸的种类、排列顺序多变，称为可变区（variable region，V 区）。重链和轻链的 V 区分别称为 VH 和 VL。在可变区中，某些局部区域的氨基酸组成和排列顺序高度

可变，称为高变区（hypervariable region，HVR）（图5-2）。高变区一般由6~8个氨基酸组成，分别在轻链的30、50、93位氨基酸和重链的32、55、98位氨基酸附近。高变区是Ig与抗原特异性结合的部位，又称为互补决定区（complementary determining region，CDR）。V区中CDR之外区域的氨基酸组成和排列顺序变化不大，称为骨架区（framework region，FR）。VH和VL各有FR1、FR2、FR3和FR4四个骨架区。骨架区不与抗原结合，但可维持CDR的空间Ig构型。Ig可变区的多样性是Ig特异性识别抗原的结构基础，一个个体内由各个不同Ig形成的Ig库容，人类总共约10^{11}种Ig，足以识别在自然界存在的种类繁多的微生物等异物抗原。

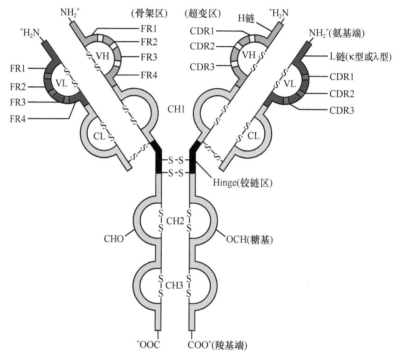

图5-2　免疫球蛋白基本结构示意图

2. 恒定区　靠近羧基端，H链的3/4和L链的1/2区域内，氨基酸的种类、排列顺序变化不大，称为恒定区（constant region，C区）。重链和轻链的C区分别称为CH和CL。针对不同抗原的同一类抗体，其V区不同但C区是相同。针对相同抗原的不同类型Ig其可变区不同，但恒定区相同。IgC区与抗体诸多生物学效应有关，如激活补体、通过胎盘和黏膜屏障、结合细胞表面的Fc受体从而介导调理作用、ADCC作用和I型超敏反应等。

（三）铰链区

铰链区（hinge region，HR）在CH1与CH2之间，该区含大量脯氨酸，富有弹性，能改变"Y"形两个臂之间的距离，有利于Ig可变区与不同距离抗原决定簇结合，同时也有利于补体结合位点的暴露，为补体活化创造条件。铰链区易被木瓜蛋白酶、胃蛋白酶等水解产生不同的水解片段。IgG、IgA、IgD有铰链区，IgM和IgE则无（图5-3）。

（四）结构域

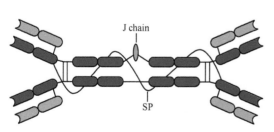

图5-3　SIgA结构示意图

免疫球蛋白两条重链和两条轻链可折叠

成数个约由 110 个氨基酸组成的球形结构域（domain），每个结构域具有一定功能，故称为功能区。各功能区的功能为：

1. VH 和 VL 是结合抗原部位。

2. CH 和 CL 具有部分同种异型的遗传标志。

3. IgG 的 CH2 和 IgM 的 CH3 是补体结合点所在，参与活化补体。母体的 IgG 借助 CH2 通过胎盘主动传递给婴儿，发挥被动免疫作用。

4. CH2（IgE）和 CH3（IgG、IgE）可与某些细胞膜结合。IgG 的 CH3 可与单核细胞、巨噬细胞、中性粒细胞和 NK 细胞表面的 IgG 的 Fc 受体结合，产生相应的生物学效应。IgE 的 Fc 段可与肥大细胞和嗜碱性粒细胞表面的 Fc 受体结合，引起 I 型超敏反应。

二、免疫球蛋白的辅助成分

除上述基本结构外，某些类别的免疫球蛋白含有其他辅助成分，如 J 链和分泌片。

（一）J 链

J 链（joining chain）是由浆细胞合成的一条富含半胱氨酸的多肽链，主要功能是将单体 Ig 连接为二聚体或多聚体。2 个 IgA 单体由 J 链连接形成二聚体 IgA（图 5-4），5 个 IgM 单体由 1 个 J 链和若干二硫键连接形成五聚体 IgM（图 5-5）；IgG、IgD、IgE 为单体，无 J 链。

（二）分泌片

分泌片（secretory piece，SP）又称分泌成分，是分泌型 IgA 分子上的一个辅助成分，分子量约为 75kD，为含糖多肽链，由黏膜上皮细胞合成和分泌，以非共价键形式结合于 IgA 二聚体上，使其成为分泌型 IgA（SIgA）。分泌片的功能是保护 SIgA 的铰链区免受蛋白水解酶降解，并介导 SIgA 二聚体从黏膜下通过黏膜上皮细胞转运到黏膜表面。

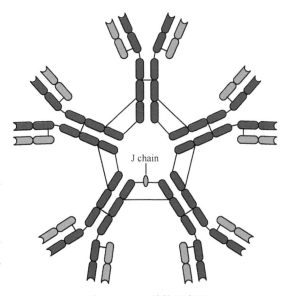

图 5-4　IgM 结构示意图

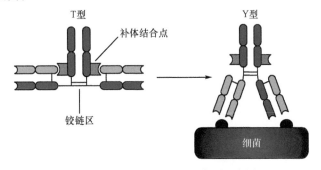

图 5-5　免疫球蛋白铰链区作用示意图

三、免疫球蛋白的水解片段

在一定条件下，Ig 肽链的某些部位易被蛋白酶水解为各种片段。木瓜蛋白酶（papain）和

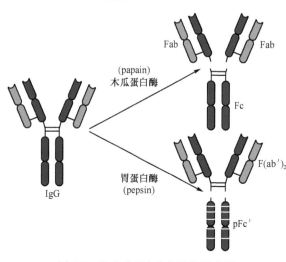

图 5-6 免疫球蛋白水解片段示意图

胃蛋白酶（pepsin）是最常用的两种 Ig 蛋白水解酶，用这两种酶可将 IgG 水解为不同片段，借此可研究 Ig 的结构和功能，分离和纯化特定的 Ig 多肽片段（图 5-6）。

（一）木瓜蛋白酶水解片段

木瓜蛋白酶水解 IgG，从铰链区近 N 端侧切断，获得 2 个完全相同的抗原结合片段（fragment antigen binding，Fab）和 1 个可结晶片段（fragment crystallizable，Fc）。Fab 由 1 条完整轻链和部分重链（VH 和 CH1）组成。Fab 段结合抗原是单价的，只能与一个抗原决定簇发生特异性结合，因此不能连结成较大的抗原抗体复合物，也不会出现凝集和沉淀现象；Fc 段无抗原结合活性，但具结合补体、结合细胞及通过胎盘和黏膜的功能。

（二）胃蛋白酶水解片段

胃蛋白酶水解 IgG，在铰链区近 C 侧切断，获得一个大分子 F（ab′）₂ 片段和若干小分子多肽碎片 pFc′。F（ab′）₂ 由 2 个 Fab 及铰链区组成，因此为双价，可同时与两个抗原决定簇结合，与抗原结合后可出现凝集反应和沉淀反应。由于 F（ab′）₂ 保留了结合相应抗原的生物学活性，又避免了 Fc 段免疫原性可能引起副作用和超敏反应，因而被广泛用作生物制品。例如将动物免疫血清（如白喉抗毒素、破伤风抗毒素等）用胃蛋白酶水解后精制提纯的生物制品，因去掉了 Fc 段而有效地降低了其副作用。pFc′ 最终被降解，不发挥生物学作用。

考点：免疫球蛋白的基本结构；免疫球蛋白水解片段。

第二节　免疫球蛋白的功能

免疫球蛋白是体液免疫应答中最重要的效应分子，免疫球蛋白的功能与其结构密切相关。V 区和 C 区的作用，构成了免疫球蛋白的生物学功能。

一、识 别 抗 原

识别并特异性结合抗原是 Ig 的主要功能，执行该功能的结构是 Ig 的 V 区，其中 CDR 在识别和结合特异性抗原起决定性作用。Ig 有单体、二聚体和五聚体，因此结合抗原表位的数目也不同。Ig 结合抗原表位的个数称为抗原结合价。一个 Ig 单体可结合两个抗原表位，其结合价为双价；分泌型 IgA 由两个单体组成，结合价为 4 价；IgM 由五个单体组成，理论上为 10 价，但由于受空间结构的限制，一般只能结合 5 个抗原表位，故为 5 价。

Ig 的 V 区在体内可结合病原微生物及其产物，具有中和毒素、阻止病毒侵入易感细胞、抑制病原体黏附于宿主细胞等功能，但 Ig 本身并不能清除病原微生物；B 细胞膜表面的 IgM 和 IgD 构成 B 细胞抗原识别受体，能特异性识别抗原分子；借助 C 区发挥其他生物学作用。

二、激 活 补 体

抗体与相应抗原结合后，可因其构型改变而使其 CH2/CH3 功能区内的补体结合点暴露，从而通过经典途径激活补体系统，产生多种补体的效应功能。其中 IgM、IgG1 和 IgG3 激活补体的能力较强，IgG2 较弱（图 5-7）。IgG4、IgA 和 IgE 本身难于激活补体，但形成聚合物后可通过旁路途径激活补体。

三、结合 Fc 受体

IgG、IgA 和 IgE 抗体可通过 Fc 段与表面具有相应 Fc 受体的细胞结合，产生不同生物学作用。

1. 调理作用　IgG 与细菌等颗粒性抗原结合，通过 Ig 的 Fc 段与单核巨噬细胞、中性粒细胞表面的 Fc 受体结合，促进吞噬细胞对抗原的吞噬作用（图 5-8）。

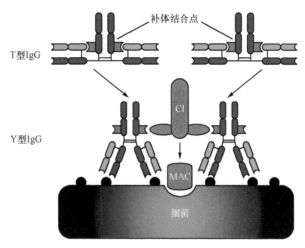

图 5-7　免疫球蛋白激活补体经典激活途径示意图

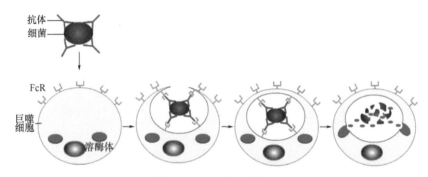

图 5-8　调理作用示意图

2. 抗体依赖的细胞介导的细胞毒作用（ADCC）　抗体的 Fab 段结合病毒感染细胞和肿瘤细胞表面的抗原表位，其 Fc 段与具有杀伤活性的细胞如 NK 细胞表面 Fc 受体结合，介导杀伤细胞直接杀伤靶细胞。NK 细胞是介导 ADCC 作用的主要细胞。Ig 与靶细胞上的抗原结合是特异性的，而表达 Fc 受体细胞的杀伤作用是非特异性的（图 5-9）。

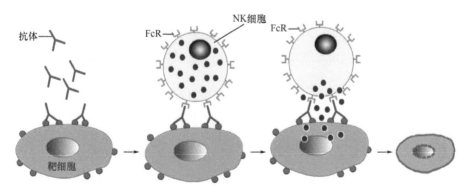

图 5-9　ADCC 示意图

3. 介导Ⅰ型超敏反应　IgE 为亲细胞抗体，IgE 的 Fc 段与肥大细胞、嗜碱性粒细胞表面 IgE 的 Fc 受体结合，使其致敏。若相同变应原再次进入机体与致敏靶细胞表面特异性 IgE 结合，可促使上述细胞释放组胺等生物活性物质，引起Ⅰ型超敏反应（图 5-10）。

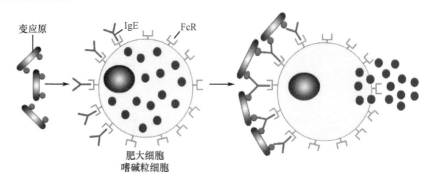

图 5-10　IgE 介导 I 型超敏反应示意图

4. 穿过胎盘和黏膜

考点：免疫球蛋白的功能

在人类，IgG 是唯一能通过胎盘的免疫球蛋白。胎盘母体一侧的滋养层细胞表达一种 IgG 输送蛋白，称为新生 Fc 段受体（neonatal FcR，FcRn）。IgG 可选择性与 FcRn 结合，从而转移到滋养层细胞内，并主动进入胎儿血液循环中。IgG 穿过胎盘的作用是一种重要的自然被动免疫机制，这对新生儿抗感染具有重要意义。分泌型 IgA（SIgA）可被转运到呼吸道和消化道黏膜表面，在黏膜局部发挥免疫作用。

第三节　五类免疫球蛋白的特性与功能

一、IgG

IgG 主要由脾、淋巴结中的浆细胞合成和分泌，出生后 3 个月开始合成，3～5 岁接近成人水平。IgG 是人类血清和细胞外液中的主要抗体，占血清 Ig 总量的 75%～80%，半衰期最长，23～24 天，以单体形式存在，有四个亚类，其血清浓度从高到低依次为 IgG1、IgG2、IgG3、IgG4，易透过毛细血管分布于血清和细胞外液中，是再次免疫应答产生的主要抗体。其亲和力高，在体内分布广泛，具有重要的免疫效应。IgG 是唯一能通过胎盘的抗体，在新生儿抗感染免疫中具有重要作用。

IgG 与抗原结合后，具有中和作用、调理作用、ADCC 作用及激活补体作用等。IgG 可通过其 Fc 段与葡萄球菌蛋白 A（SPA）结合，用于纯化抗体及免疫诊断；也可高效激活补体并与巨噬细胞、NK 细胞等细胞表面的 Fc 受体结合，发挥免疫调理、ADCC 作用等；某些自身抗体如抗核抗体、抗甲状腺球蛋白抗体和引起 II、III 型超敏反应的抗体也属于 IgG。

二、IgM

IgM 占血清免疫球蛋白总量的 5%～10%，主要由脾脏中的浆细胞产生。单体 IgM 以膜结合型（mIgM）表达于 B 细胞表面，构成 B 细胞抗原受体（BCR）；分泌型 IgM 为五聚体，分子量最大，又称为巨球蛋白，不能通过血管壁，主要存在于血清中。五聚体 IgM 含 10 个 Fab 段，对具有大量重复表位的病毒颗粒、红细胞等抗原具有很强的抗原结合能力；含 5 个 Fc 段，比 IgG 更易激活补体。天然的血型抗体为 IgM，血型不符的输血可致严重溶血反应。IgM 亦参与 II 型、III 型超敏反应。IgM 是个体发育中最早合成的抗体，在胚胎发育晚期已能合成，所以脐带血中 IgM 升高提示胎儿有宫内感染（如风疹病毒或巨细胞病毒等感染）。在抗原刺激诱导的体液免疫应答中，IgM 也是机体感染后最早出现的抗体，在感染早期发挥抗感染作用。若血清中特异性 IgM 升高，提示新近发生感染，可用于感染的早期诊断。未成熟的 B 细胞仅表达 mIgM，记忆 B 细胞 mIgM 消失。

三、IgA

IgA 分为血清型 IgA 和分泌型 IgA（SIgA）。血清型为单体，主要存在于血清中，占血清 Ig 总量的 10%～15%，其免疫作用较弱，由肠系膜淋巴组织中的浆细胞产生。SIgA 为二聚体，由 J 链连接，与上皮细胞产生的 SP 连接成完整的 SIgA，经黏膜上皮细胞分泌至外分泌液中。SIgA 合成和分泌的部位在呼吸道、消化道、乳腺、唾液腺和泪腺，因此主要存在于胃肠道和支气管分泌液、初乳、泪液和唾液中。SIgA 是参与黏膜局部免疫的主要抗体，通过与相应病原微生物（细菌、病毒等）结合，阻止病原微生物由黏膜侵入体内，具有抗菌、抗病毒和抗毒素等多种作用，是黏膜局部抗感染的重要免疫物质。婴儿在出生后 4 个月～6 个月才能合成 IgA，新生儿易患呼吸道、胃肠道感染可能与 IgA 合成不足有关，婴儿可从母亲初乳中获得 SIgA，是重要的自然被动免疫。

四、IgD

IgD 以单体形式存在，在血清中含量很低，占血清 Ig 总量的 1% 以下，主要由扁桃体、脾脏中的浆细胞产生。IgD 分为两型：血清型 IgD 生物学功能尚不清楚；膜结合型 IgD（mIgD）是 B 细胞分化成熟的标志。未成熟 B 细胞仅表达 mIgM，成熟 B 细胞同时表达 mIgM 和 mIgD，称为初始 B 细胞。活化的 B 细胞或记忆 B 细胞表面的 mIgD 逐渐消失。

五、IgE

IgE 分子量为 160kD，是血清中含量最低的 Ig，仅占血清 Ig 总量的 0.002%，以单体形式存在，主要由黏膜下淋巴组织中的浆细胞产生。IgE 的重要特征在于它是一类亲细胞抗体，参与介导 I 型超敏反应，当变应原进入机体时，IgE 含量显著增高，IgE 的 Fc 段与肥大细胞、嗜碱性粒细胞表面 IgE 的 Fc 受体结合，使机体处于致敏状态。当变应原再次进入机体时，与结合在肥大细胞、嗜碱性粒细胞上的 IgE 结合，使肥大细胞、嗜碱性粒细胞释放生物活性介质，引起 I 型超敏反应。此外 IgE 与机体抗寄生虫免疫有关。表 5-1 为人类免疫球蛋白的主要理化性质和生物学功能。

表 5-1　人类免疫球蛋白的主要理化性质和生物学功能

特性	IgG	IgM	IgA	IgD	IgE
分子量（kD）	150	950	160	184	190
重链	γ	μ	α	δ	ε
亚类数	4	无	2	无	无
辅助成分	无	J	J，SP	无	无
抗原结合价	2	5	2，4	2	2
占血清 Ig 总量（%）	75～85	5～10	10～15	0.03	0.002
血管内分布（%）	50	80	50	75	50
外分泌液中	—	±	＋	—	＋
主要存在形式	单体	五聚体	单体／二聚体	单体	单体
开始形成时间	生后 3 个月	胚胎末期	生后 4～6 个月	随时	较晚
半衰期（日）	16～24	5	6	3	3

续表

特性	IgG	IgM	IgA	IgD	IgE
血清含量达到正常成人水平的年龄（年）	5	0.5～1	4～12	—	—
通过胎盘	+	—	—	—	—
经典途径激活补体	+	++	—	—	—
旁路途径激活补体	+（IgG4）	—	+	+	+
结合吞噬细胞	+	—	+	—	—
结合肥大细胞、嗜碱性粒细胞	—	—	—	—	+
结合 SPA	+	—	—	—	—

考点：五类免疫球蛋白的特性和功能

第四节　人工制备的抗体

在体外，抗体作为诊断试剂用于血清学鉴定、免疫标记技术等，在体内抗体类制剂可用于体内影像诊断及疾病治疗。人工制备抗体是大量获得抗体的有效途径。目前，根据制备的原理和方法可分为多克隆抗体、单克隆抗体及基因工程抗体。一般来说，基因工程抗体是作为治疗药物或体内诊断试剂开发的，单克隆抗体和多克隆抗体主要用于实验室研究和体外诊断试剂。

一、多克隆抗体

天然抗原表面具有多种特异性抗原决定簇，每一种抗原决定簇均可刺激机体内一个相应的 B 细胞克隆产生一种特异性抗体。传统方法制备抗体是用天然抗原免疫动物，产生多种针对不同抗原决定簇的抗体的总和。这样获得的动物免疫血清实际上是含有多种抗体的混合物，称为多克隆抗体（polyclonal antibody，pAb）。其优点是来源广泛，制备容易，作用全面，具有中和抗原、免疫调理、介导补体依赖的细胞毒作用、ADCC 等重要作用。其缺点是特异性不高，易出现交叉反应，用于人体时可能出现过敏反应。作为生物制剂的多克隆抗体，除来源于动物血清外，也可来自恢复期患者血清或免疫接种人群。但因来源有限，不易大量制备，其应用受到一定限制，目前多克隆抗体在实验室中主要作为第二抗体与单克隆抗体联用。

二、单克隆抗体

由单一杂交瘤细胞产生，针对单一抗原表位的特异性抗体称单克隆抗体（monoclonal antibody，mAb）。单克隆抗体技术首先解决是使分泌抗体的细胞永生化的问题，分泌抗体的 B 细胞不能在体外长期存活，骨髓瘤细胞不分泌抗体但是可以长期存活，所以采用细胞融合技术能使小鼠免疫脾细胞（B 细胞）与小鼠骨髓瘤细胞融合形成杂交瘤细胞。这种细胞保持了骨髓瘤细胞大量扩增和永生的特性，又具有免疫 B 细胞合成和分泌特异抗体的能力。将筛选出的单个杂交瘤细胞在体内或体外大量培养所形成的细胞克隆，能产生完全均一的、只针对某一抗原决定簇的抗体—单克隆抗体。mAb 具有结构均一、纯度高、特异性强、易于大量制备、少或无血清交叉反应、制备成本低等优点，已被广泛应用于医学和生物学各领域。

三、基因工程抗体

尽管单克隆抗体和多克隆抗体受到广泛应用，但还有很多难以克服的缺点，例如它们是异种蛋白，不能直接用于人体内，否则会产生很强的免疫应答，应用分子生物技术制备的基因工程抗体因此在 20 世纪 80 年代诞生。基因工程抗体（genetic engineering antibody）又称重组抗体，指用基因重组技术制备的抗体。它是在充分认识 Ig 基因结构与功能的基础上，应用 DNA 重组和蛋白质工程技术，按照人们的意愿在基因水平上对 Ig 分子进行切割、拼接或修饰，重新组装成的新型抗体。基因工程抗体保持了单克隆抗体均一性、特异性强的特点，无关结构减少或被去除，并被赋予新的生物学活性。目前，已经成功构建多种基因工程抗体，如人 - 鼠嵌合抗体、人源化抗体、小分子抗体等。

1. 人 - 鼠嵌合抗体　是指通过基因工程技术将鼠源性抗体的可变区与人类抗体的恒定区融合而成的抗体。其保持了原来鼠源性单抗的特异性与亲和力，同时减少了对人体的免疫原性。

2. 改形抗体　仅保留了鼠 Ig 可变区的 CDR 部分，而将 Ig 的其他区域都用人 Ig 取代，最大限度降低鼠抗体的免疫原性。重组构成既具有鼠源性单抗特异性，又保持了人抗体亲和力的 CDR 移植抗体，称为改形抗体。

3. 人源化抗体　用噬菌体展示技术从人抗体库中调取抗体。所谓噬菌体展示技术就是用噬菌体的基因作为模板，用抗体基因与其融合，在噬菌体表面表达出抗体。

4. 小分子抗体　用基因工程的方法将抗体重链和轻链可变区相连制成小分子抗体。由于分子量小，这些抗体容易穿透组织，如致密的实体瘤屏障，可用于肿瘤影像分析，若有毒素与其相连也可对肿瘤直接杀伤。

重点提示：
单克隆抗体的概念及意义

案例分析：

1. 脓毒血症是指由感染引起的全身炎症反应。其诊断标准主要包括：①一般指标：体温升高、寒战、心率快、呼吸急促、白细胞数改变；②炎症指标：血清 C 反应蛋白或降钙素原增高；③血流动力学指标：高排、低阻、氧摄取率降低；④代谢指标：胰岛素需要量增加；严重者会出现组织灌注变化（皮肤灌流改变、尿量减少、器官功能障碍）等。

2. 结合本案例中患儿的免疫球蛋白水平下降，其发生脓毒血症的病因可能为先天性免疫缺陷。具体原因需进一步检查确定。过去的研究认为炎症介质的过量生成是脓毒血症发病的主要病理过程。近年来研究发现，机体在受到严重的感染后炎症反应和抗炎症反应均参与了疾病的发病，在脓毒血症后期抗炎症反应占明显的优势，炎症细胞功能失调，机体处于免疫麻痹状态，成为脓毒血症患者死亡的主要原因。随着对脓毒血症认识的深入，脓毒血症的治疗也发生了变化。动物及临床实验均表明免疫增强治疗能够改善患者的免疫状态，清除致病微生物，减少获得性感染的发生率，降低病死率。

小　结

抗体（Ab）是免疫系统在抗原刺激下，由 B 细胞增殖分化成浆细胞，再由浆细胞所产生的、可与相应抗原特异结合的球蛋白。免疫球蛋白（Ig）指具有抗体活性或化学结构与抗体相似的球蛋白。免疫球蛋白的基本结构是由两条完全相同的重链（H 链）和两条完全相同的轻链（L 链）通过二硫键连接的四肽链结构，分为可变区、恒定区和铰链区。免疫球蛋白 V 区功能是特异性结合抗原，免疫球蛋白 C 区功能能有激活补体、结合细胞以及穿过胎盘和黏膜等。不同类型的 Ig 有各自不同的特性，并在体内发挥不同的免疫效应。多克隆抗体、单克隆抗体和基因工程抗体是人工制备抗体的主要方法。单克隆抗体已被广泛应用于医学和生物学各领域。

目 标 检 测

一、名词解释

1. 抗体　　2. 免疫球蛋白　　3. 单克隆抗体

二、填空题

1. 用木瓜蛋白酶水解 IgG 得到两个相同的_____片段和一个_____片段，其中能与抗原发生特异性结合的是_____。

2. 五类免疫球蛋白中，含量最高的免疫球蛋白是_____，激活补体能力最强的免疫球蛋白是_____，在局部黏膜抗感染中最重要的免疫球蛋白是_____，介导 I 型超敏反应的免疫球蛋白是_____。

三、单项选择题

1. 激活补体能力最强的 Ig 是（　　）

   A. IgG　　　　　　　B. IgM

   C. IgA　　　　　　　D. IgE

   E. IgD

2. 能产生抗体的细胞是（　　）

   A. B 细胞　　　　　　B. NK 细胞

   C. 浆细胞　　　　　　D. T 细胞

   E. 吞噬细胞

3. 天然的 ABO 血型抗体是（　　）

   A. IgG　　　　　　　B. IgM

   C. IgA　　　　　　　D. IgD

   E. IgE

4. 为亲细胞性抗体，引起 I 型超敏反应的 Ig 是（　　）

   A. IgM　　　　　　　B. IgG

   C. IgA　　　　　　　D. IgD

   E. IgE

5. Ig 与抗原结合的部位是（　　）

   A. VL 和 VH 区　　　B. CH1 区

   C. 铰链区　　　　　　D. CH2 区

   E. CH3 区

6. IgG 分子经木瓜蛋白酶分解为（　　）

   A. 2 个 Fab 段和 1 个 Fc 段

   B. 2 个 Fc 段为 1 个 Fab 段

   C. 2 个 F（ab'）段和 1 个 Fc' 段

   D. 2 个 Fc' 段和 1 个 F（ab'）段

   E. 2 个 Fab 段

7. 下列哪项属抗体 Fab 段的功能（　　）

   A. 结合抗原　　　　　B. 结合细胞

   C. 通过胎盘　　　　　D. 激活补体

   E. 遗传标志

8. 下列哪个部位的浆细胞一般情况下不可能产生 IgE（　　）

   A. 脾　　　　　　　　B. 扁桃体

   C. 支气管　　　　　　D. 胃肠道黏膜

   E. 鼻咽部

9. 在血清中含量最高的 Ig 是（　　）

   A. IgM　　　　　　　B. IgA

   C. IgE　　　　　　　D. IgD

   E. IgG

10. 唯一能通过胎盘的免疫球蛋白是（　　）

    A. IgG　　　　　　　B. IgA

    C. IgM　　　　　　　D. IgE

    E. IgD

11. 某孕妇为 Rh^-，第一胎分娩 Rh^+ 胎儿，为防止再次妊娠的 Rh^+ 胎儿产生溶血症，应给 Rh^- 母亲注射（　　）

    A. 抗 Rh 抗体　　　　B. Rh 抗原

    C. 免疫抑制剂　　　　D. 免疫增强剂

    E. 以上都不是

四、简答题

1. 免疫球蛋白的功能有哪些？

2. 比较各类免疫球蛋白的功能特点。

（唐正宇）

第6章 补体系统

📖 学习目标

1. 掌握补体的概念、三条激活途径的比较及补体的生物学作用；
2. 熟悉补体的激活过程；
3. 了解补体激活过程的调控；
4. 了解补体与临床疾病的关系。

案例：

遗传性血管神经性水肿

患者，男，11岁。主诉：患者母亲代述，其小儿长期身体欠佳，5年以来反复出现水肿，近4天水肿加重入院。

患者于5年前无明显诱因出现水肿，多发生于手、足和颜面部，伴有声音变粗、呼吸困难，偶伴有腹痛。该症状反复发作6~7次/年，每次发作持续2~3天。入院前4天，患者无明显诱因再次出现上述症状，自行用药后病情无缓解。病来无发热，皮肤无瘙痒、溃疡或色素沉着，颜色无改变，饮食正常，睡眠尚可。患者无传染病接触史及食物和药物过敏史。患者母亲及哥哥有类似症状反复发作病史，且其哥哥8岁时死于该病引起的呼吸窘迫，其父身体健康。

体格检查： 体温37℃，脉搏110次/分，呼吸28次/分，血压100/60mmHg；发育正常，营养良好，神志清，精神可。皮肤黏膜无黄疸、发绀或苍白。浅表静脉无怒张，浅表淋巴结未触及肿大。眼睑、口唇和手背轻度水肿，压之无凹陷。间接喉镜检查示喉头水肿，累及杓会厌壁和声带。听诊双肺呼吸音清，心率110次/分，心律齐，未闻及杂音。腹软，无压痛、反跳痛及肌紧张，肝脾未触及。脊柱及四肢活动正常，无畸形。生理反射对称存在，病理反射未引出。

实验室检查： 血细胞计数、尿液分析、肝肾功能均正常。血浆C4减至0.68μmol/L（参考值0.97~2.43μmol/L）。C1INH为29%（合成基质法，参考值70%~130%）。临床诊断：遗传性血管神经性水肿。

问题与思考

1. 哪些实验室检查可以明确诊断？
2. 该病有什么特点及其发病机制是什么？该病要如何治疗及预防？

补体（complement，C）是存在于人和脊椎动物血清、组织液及细胞膜表面的一组经活化后具有酶活性的球蛋白。目前，已知补体是由30余种可溶性蛋白、膜结合性蛋白和补体受体组成的多分子系统，故又称为补体系统（complement system）。补体系统是人体"万里长城"中举足轻重的一员，在体内发挥非常重要的作用，可广泛参与机体免疫防御及免疫

考点：补体的概念

调节，也可介导免疫病理损伤性反应。

第一节　补体系统的组成和性质

一、补体系统的组成

补体系统的组成可按其性质与生物学功能分为下列三类。

1. 固有成分　指存在于体液中参与补体活化过程的补体成分，包括经典激活途径的 C1q、C1r、C1s、C4、C2、C3、C5、C6、C7、C8、C9 共 9 种成分，11 种蛋白质分子组成，甘露聚糖结合凝集素（mannan-binding lectin，MBL）途径的 MBL、丝氨酸蛋白酶（serine protease，SP），旁路活化途径的 B 因子、D 因子、P 因子等。

2. 调节蛋白　指以可溶性和膜结合型两种形式存在，可调节补体活化程度和范围的蛋白分子。前者包括 C1 抑制物（C1 inhibitor，C1INH）、I 因子、H 因子、C4 结合蛋白、S 蛋白等；后者包括促衰变因子（decay accelerating factor，DAF）、膜辅助蛋白（membrane cofactor protein，MCP）等。

3. 补体受体（complement receptor，CR）　存在于不同细胞膜表面，能与相应的补体活性片段结合，介导或调节补体蛋白生物学效应的分子，包括 CR1～CR5、C3aR、C2aR、C4aR、C5aR 等。

补体的发现

19 世纪末，继抗毒素之后，又很快发现了免疫溶菌现象。Pfeiffer（1894）用新鲜免疫血清在豚鼠体内观察到对霍乱弧菌的溶菌现象。不久，比利时科学家 Bordet 在实验中又发现了补体。他首先把霍乱弧菌加入含相应抗体的新鲜血清中，发现细菌聚集成颗粒状（凝集），经过几分钟，细菌逐渐发生变形，最终破裂溶解，浑浊的菌液变得透明。这说明新鲜血清能够溶解细菌。然而当 Bordet 把新鲜血清加热到 56℃，经 30 分钟后，再次加入细菌时，却出现了不同的实验结果：细菌只出现凝集而不发生溶解，也就是说，加热后的血清不能再溶解细菌。如何解释这一现象呢？经过多次实验和研究，Bordet 终于发现：新鲜血清含有两种作用于细菌的成分，一种是耐热成分，能捕获细菌、使细菌凝集的抗体，另外一种是不耐热的成分，它可以溶解被凝集的细菌，由于这种成分是抗体发挥溶细胞作用的必要补充条件，因此被称为补体。

二、补体的命名

1968 年，世界卫生组织（WHO）命名委员会对补体系统进行了统一命名。参与补体经典激活途径的固有成分按其被发现的顺序分别称为 C1（由 C1q、C1r、C1s 三个亚单位组成）、C2……C9；参与补体旁路激活途径的成分以英文大写字母表示，如 B 因子、D 因子、P 因子；调节蛋白多以功能命名，如 C1 抑制物、C4 结合蛋白等；补体受体以其结合的对象命名，如 C3aR 等；补体活化后的裂解片段，以该成分后加小写英文字母表示，小片段用 a，大片段用 b 表示，如 C3a、C3b 等；具有酶活性的成分或复合物在其符号上加一横线表示，如 C$\overline{1}$、

C $\overline{4b2b}$ 等；灭活的补体片段在其符号前加英文字母 i（inactivated）表示，如 iC3b。

三、补体系统的理化性质

体内多种组织细胞均能合成补体蛋白，其中肝细胞和巨噬细胞是补体的主要产生细胞。补体成分均为糖蛋白，多数为 β 球蛋白，少数为 α 或 γ 球蛋白。分子质量大小不等，最小的仅 25kD（D 因子），最大者可达 400kD（C1q）。血清中补体含量相对稳定，约为 4mg/ml，约占血清球蛋白总量的 10%。正常血清中补体各组分的含量相差较大，C3 含量（1.3mg/ml）最多，D 因子（1~2μg/ml）最少。各种属动物间血中补体含量也不相同，豚鼠血清中含有丰富的补体，故实验室多用豚鼠血作为补体来源。补体的理化性质不稳定，许多理化因素如机械震荡、紫外线照射、盐酸、乙醇、胆汁等均能破坏补体活性。对热不稳定，56℃温育 30 分钟即灭活；在室温下很快失活；在 0~10℃条件下活性仅能保持 3~4 天。因此，用于研究或检测的补体标本需保存于 -20℃ 以下。

第二节　补体的激活

在生理情况下，大多数补体成分均以无活性的酶前体形式存在。只有当被活化物激活后或在特定的固相表面上，补体各成分才能依次被激活。被激活的补体成分即具备裂解下一组分的活性，由此形成一个扩大的连锁反应，最终导致溶细胞效应。同时，在活化过程中经水解作用生成多种补体片段，从而发挥不同的生物学效应，广泛参与炎症反应和免疫调节。

补体的活化途径有经典途径（classical pathway）、MBL 途径（MBL pathway）和旁路途径（alternative pathway）。上述三条激活途径具有共同的末端通路，即膜攻击复合物（membrane attack complex，MAC）的形成及其溶解细胞效应。

一、经典激活途径

经典激活途径又称传统激活途径，主要激活物质是特异性抗体（IgM 或 IgG）与相应抗原结合所形成的免疫复合物（immune complex，IC）。参与补体活化途径的成分包括 C1~C9。经典途径激活过程可人为地分成识别、活化和膜攻击 3 个阶段。

（一）识别阶段

抗原抗体结合后，抗体铰链区发生构型改变，补体结合位点暴露，补体 C1 与之结合并被活化，这个过程称为补体激活的启动或识别。C1 是由一个 C1q、两个 C1r 和两个 C1s 分子组成的依赖 Ca^{2+} 的多聚复合物（图 6-1）。C1q 为六聚体，有 6 个球形头部，在电镜下，C1q 形状如同"一束六朵郁金香"。C1r、C1s 四聚物呈"哑铃状"结构，与 C1q 茎部结合。两个以上的 C1q 的头部被 IgM 或 IgG 的 Fc 段固定后，C1q 的 6 个亚单位的构象即发生改变，导致 C1r 被激活，活化的 C1r 激活 C1s 形成 C $\overline{1}$ 即 C1 酯酶，可依次裂解 C4 和 C2。

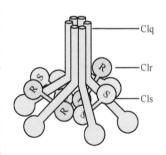

图 6-1　C1 分子结构模式图

（二）活化阶段

活化阶段即形成 C3 转化酶和 C5 转化酶阶段。在 Mg^{2+} 存在的条件下，C $\overline{1s}$ 可裂解 C4 形成 C4a 和 C4b。C4a 游离于液相；大片段 C4b 可与邻近细胞膜表面或免疫复合物结合，形成固相 C4b，未结合的游离 C4b 很快被灭活。同样在 Mg^{2+} 存在的条件下，C2 可与附着有 C4b 的细胞膜结合，继而被 C $\overline{1s}$ 裂解为 C2a 和 C2b。C2a 释放于液相；C2b 与 C4b 结合成稳定的 C $\overline{4b2b}$ 复合物，即 C3 转化酶。在 C3 转化酶的作用下，C3 被裂解为 C3a 和 C3b。C3a 游离于液相；C3b 与 C $\overline{4b2b}$ 结合，形成 C $\overline{4b2b3b}$，即经典途径的 C5 转化酶。

（三）膜攻击阶段

膜攻击阶段是补体三条激活途径的共同末端通路，也是补体活化的效应阶段，最终形成 MAC，导致靶细胞裂解。在此阶段，C5 转化酶裂解 C5 产生 C5a 和 C5b，C5a 游离于液相；C5b 结合在离 C $\overline{4b2b3b}$ 不远的细胞表面，并依次与 C6、C7 结合形成 C5b67，C5b67 复合物插入细胞膜脂质双层中，进而与 C8 结合成 C5b678。C5b678 可牢固附着于细胞表面，但其溶细胞能力有限。附着于细胞膜表面的 C5b~8 复合物可与 12~15 个 C9 分子联结成 C5b6789，即 MAC。在 MAC 中，C9 聚合体插入靶细胞的脂质双层，形成跨膜孔道，大量水分子内流，最终引起细胞裂解。

目前已经证明，C5b、C6、C7 结合到细胞膜时，细胞膜仍完整无损，只有在吸附 C8 之后才出现轻微的损伤，细胞内容物开始渗漏，在结合 C9 以后才加速细胞膜的损伤过程，因而认为 C9 是 C8 的促进因子。

二、旁路激活途径

旁路激活途径又称第二途径或替代激活途径，不经 C1、C4、C2 途径，是在 B 因子和 D 因子等参与下，直接激活 C3 的补体活化途径。其激活物质如细菌肽聚糖、脂多糖、酵母多糖、葡聚糖以及凝聚的 IgA 和 IgG$_4$ 等。整个激活过程可分为准备、活化和膜攻击三个阶段。

（一）准备阶段

C3 是启动旁路途径并参与其后级联反应的关键分子，在生理状态下，血液中的 C3 可被降解，产生少量 C3b，进入液相中的 C3b 迅速被 I 因子灭活。在 Mg^{2+} 存在的情况下，在经典途径中产生或自发产生的 C3b 与 B 因子结合，血清中 D 因子继而将结合状态的 B 因子裂解为 Ba 与 Bb 两个片段。Ba 释放入液相，Bb 仍附着于 C3b 形成 C $\overline{3bBb}$，此为旁路途径的 C3 转化酶。C $\overline{3bBb}$ 极不稳定，可迅速被降解，血清中 P 因子（备解素，properdin）可与 C $\overline{3bBb}$ 结合（即 C $\overline{3bBbp}$），使之稳定。体液中的 H 因子可置换 C $\overline{3bBb}$ 中的 Bb，继而 C3b 在 I 因子的作用下被灭活。因此，在生理情况下，I 因子和 H 因子控制着液相中的 C $\overline{3bBb}$，使之保持在很低的水平，避免 C3 大量裂解和后续补体成分的激活。

（二）活化阶段

当细菌的脂多糖、肽聚糖等激活物质出现时，为 C3b 和 C $\overline{3bBb}$ 提供了可结合的表面，不易被 I 因子、H 因子灭活，使替代途径从缓和进行的准备阶段过渡到正式激活阶段。结合于细胞表面的 C $\overline{3bBb}$ 或 C $\overline{3bBbp}$，即固相 C3 转化酶，可使 C3 大量裂解生成 C3a 和 C3b，C3b 沉积于颗粒表面并与 C $\overline{3bBb}$ 结合形成 C $\overline{3bBb3b}$（或称 C $\overline{3bnBb}$），该复合物即旁路途径的 C5 转化酶。

（三）膜攻击阶段

C5 转化酶一旦形成，其后续过程与经典途径完全相同，引起共同的末端效应。

三、MBL 激活途径

补体活化的 MBL 途径与经典途径的过程基本类似，但其激活起始于炎症期产生的蛋白与病原体结合之后，而并不依赖于抗原 - 抗体复合物的形成。在病原微生物感染的早期，体内巨噬细胞和中性粒细胞可产生一些细胞因子，从而导致机体发生急性期反应，并诱导肝细胞合成与分泌急性期蛋白，其中参与补体激活的有甘露聚糖结合凝集素（MBL）和 C 反应蛋白。

MBL 是一种钙依赖性糖结合蛋白，属于凝集素家族，可与甘露糖残基结合。正常血清中 MBL 水平极低；在急性期反应时，其水平明显升高。MBL 首先与细菌的甘露糖残基结合，然后与丝氨酸蛋白酶结合，形成与 MBL 相关的丝氨酸蛋白酶（MBL-associated serine protease，MASP）。MASP 有两类，MASP1 可直接裂解 C3，形成旁路途径的 C3 转化酶；MASP2 类似于 C $\overline{1s}$ 的生物学活性，可裂解 C4 和 C2，生成经典途径的 C3 转化酶。因此，MBL 途径对旁路途径和经典途径活化具有交叉促进作用。

此外，C 反应蛋白也可与 C1q 结合并使之激活，然后依次激活补体其他成分。

补体的三条激活途径既有共同之处，又有各自的特点。MBL 途径和旁路途径活化过程不依赖特异性抗体，在早期抗感染中发挥重要作用。而经典途径的活化是在机体已产生了免疫应答后开始的，常在疾病的恢复或持续过程中发挥作用。在体内生理条件下，三条途径是密切相连的，都以 C3 活化为中心。三条补体激活途径的比较见图 6-2 和表 6-1。

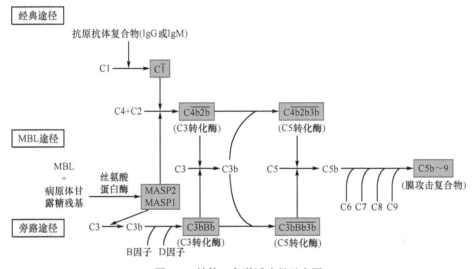

图 6-2 补体三条激活途径示意图

表 6-1 补体三条激活途径的比较

	经典途径	旁路途径	MBL 途径
激活物质	抗原 - 抗体复合物	肽聚糖、脂多糖、酵母多糖、凝聚的 IgA 和 IgG4	细菌甘露糖残基、MBL、C 反应蛋白
起始分子	C1q	C3	MASP
参与的补体成分	C1～C9	C3，C5～C9、B 因子、D 因子、P 因子	C2～C9（MBL）C1～C9（C 反应蛋白）
所需离子	Ca^{2+}、Mg^{2+}	Mg^{2+}	Ca^{2+}、Mg^{2+}
C3 转化酶	C $\overline{4b2b}$	C $\overline{3bBb}$ 或 C $\overline{3bBbP}$	C $\overline{4b2b}$
C5 转化酶	C $\overline{4b2b3b}$	C $\overline{3bnBb}$ 或 C $\overline{3bnBbP}$	C $\overline{4b2b3b}$
生物学作用	参与特异性免疫的效应阶段，感染后期发挥作用	参与非特异性免疫的效应阶段，感染早期发挥作用	参与非特异性免疫的效应阶段，感染早期发挥作用

第三节　补体激活的调控

补体系统的激活是一个快速放大的级联反应，从而发挥多种生物学效应，对机体既有保护作用，又有损伤作用。正常情况下体内有一系列调节机制控制补体的激活，以防止补体成分过度消耗和对自身组织的损伤，从而维持机体的自身稳定。包括补体自身调控和补体调节因子的作用。

一、补体的自身调控

补体激活过程中产生的某些中间产物极不稳定，半衰期很短，如三条激活途径的C3转化酶（C$\overline{4b2b}$）和C5转化酶（C$\overline{4b2b3b}$、C$\overline{3bnBb}$）均易衰变失活，从而限制C3裂解及其后的酶促反应。液相中的C4b、C3b及C5b片段不与细胞结合，几秒钟到几分钟的时间内即可被灭活，阻断补体级联反应。

二、调节因子的作用

体液中或细胞膜上存在多种调控补体活化的因子，他们主要是抑制补体激活途径的中心环节C3转化酶形成或抑制膜攻击复合物（MAC）的形成。使补体的激活与抑制处于精细的平衡状态，从而既防止对自身组织造成损害，又能有效地杀灭外来微生物，故调节因子的缺失会导致某些疾病的发生。

（一）体液调节因子

C1抑制物可与活化的C1r、C1s结合使其失去酶活性而不能裂解C4和C2，即不能形成C3转化酶。C4结合蛋白（C4 binding protein，C4bp）抑制C4b与C2的结合，辅助I因子裂解C4b。当这些因子缺陷时可出现临床相应病症。如遗传性C1抑制分子缺乏可发生遗传性血管神经性水肿。I因子能降解C3b、C4b；H因子能促进I因子裂解C3b；S蛋白能与C5b67复合物结合，干扰C5b67与细胞膜结合，抑制MAC形成，阻碍补体对细胞的破坏作用。

（二）细胞膜上的调节因子

细胞膜上的调节因子常存在于正常细胞膜表面，故可保护宿主正常细胞免遭补体的溶细胞作用。CR1（C3b受体）抑制C3转化酶组装并加速其解离，协助I因子裂解C3b和C4b。膜辅助蛋白表达于白细胞、上皮细胞和成纤维细胞表面，可与C3b或C4b结合而促进I因子对C3b和C4b的裂解灭活；衰变加速因子（decay-accelerating factor，DAF；即CD55）可阻止直接结合在细胞上的C3、C5转化酶的装配。C8结合蛋白（C8bp）能与C8结合，阻碍C8与C9结合。膜反应性溶解抑制物（MIRL）阻碍C7、C8与C5b6的结合，从而防止MAC形成及其对宿主正常细胞的溶细胞作用。细胞膜上的补体调节因子主要功能是防止补体活化过程中对自身正常细胞的损伤，从这一角度可以说补体活化过程能识别自己与非己。膜结合性补体调节蛋白缺乏时，会引起临床病症，如阵发性夜间血红蛋白尿。

补体调节蛋白与阵发性夜间血红蛋白尿

阵发性夜间血红蛋白尿（PNH）指由于红细胞的后天获得性缺陷，对激活补体异常敏感的一种血管内慢性溶血，临床上表现与睡眠有关的、间歇发作的血红蛋白尿为特征，

链接

可伴有全血细胞减少或反复血栓形成。正常机体组织和细胞不会被自身补体损伤，但是 PNH 细胞为什么对自身补体异常敏感呢？对 PNH 细胞膜的研究发现其细胞膜上有多种蛋白质的缺陷，其中以 CD55、CD59 最重要，CD55 即 DAF，CD59 即 MIRL，目前临床上已经用流式细胞仪测定 CD55、CD59 进行诊断。

第四节　补体的生物学作用

补体激活后具有多种生物学作用，主要包括补体在细胞表面形成 MAC 导致的溶细胞效应以及补体激活过程中产生各种水解片段介导的生物效应（表 6-2），补体可参与非特异性防御反应和特异性免疫应答。

一、细胞溶解作用

补体系统被激活后，可在靶细胞表面形成攻膜复合物，从而导致靶细胞溶解，这种补体介导的细胞溶解是机体抵抗病原微生物感染的一种重要防御机制。在无抗体存在的情况下，某些微生物可激活旁路途径和 MBL 途径而被溶解。但是，在病理情况下若体内产生了针对自身组织细胞的抗体，激活补体后则可导致自身细胞的溶解。补体的溶细胞效应不仅可以作用于细菌，也可以作用于其他致病微生物及寄生虫感染，因而在补体缺陷时，机体易受病原微生物的感染。

二、调理作用

补体激活过程中产生的 C3b、C4b 和 iC3b 均是重要的调理素，它们可与细胞或其他颗粒性物质结合，促进吞噬细胞对其吞噬，称为补体的调理作用（opsonization）。这些裂解片段的氨基端可与靶细胞等结合，羧基端可与单核/巨噬细胞或中性粒细胞表面的相应补体受体（CRI、CR3、CR4）结合，从而促进吞噬作用。这种调理作用在机体的抗感染过程中具有重要意义。

三、引起炎症反应

补体活化过程中产生多种具有炎症介质作用的活性片段。主要的补体片段及其生物学活性如下。

（一）过敏毒素作用

C3a、C4a 和 C5a 可与肥大细胞、嗜碱粒细胞等细胞表面上的相应受体结合，激发肥大细胞、嗜碱粒细胞脱颗粒，释放组胺和白三烯等血管活性介质，引起血管扩张、毛细血管通透性增加及刺激内脏平滑肌收缩等超敏反应，故 C3a、C4a 和 C5a 亦称过敏毒素。三种过敏毒素中，以 C5a 的作用最强。

（二）趋化作用

C3a、C5a 有趋化因子的活性，能吸引中性粒细胞和单核—巨噬细胞等向炎症部位移行和聚集，发挥吞噬作用，增强炎症反应。

（三）激肽样作用

C2a 具有激肽样作用，能增加血管通透性，引起局部炎症充血和水肿，称为补体激肽。遗传性血管神经性水肿症即因先天缺乏 C1INH，血中 C2a 增高而导致水肿。

上述由补体介导的急性炎症反应在正常情况下仅发生于外来抗原侵入的局部。某些情况下，也可能对自身组织成分造成损害而引起超敏反应。

四、清除免疫复合物

抗原、抗体在体内结合形成的循环免疫复合物如未被及时清除而沉积于组织中，则可活化补体，造成组织损伤，而补体成分的存在，可减少免疫复合物的产生，溶解已生成的复合物。其机制为：①补体与IgFc段结合，一方面可改变Ig的空间构象，抑制其结合新的抗原表位，继而抑制新的免疫复合物形成；另一方面，补体可藉此插入免疫复合物的网格结构，在空间上干扰Fc段之间的相互作用，从而溶解已沉积的免疫复合物（immune complex，IC）；②补体还可通过C3b或C4b使免疫复合物黏附到具有CR1的血细胞表面，形成较大的复合物，并通过血流运送至肝，在肝中被巨噬细胞清除，此称为免疫黏附作用。循环中的红细胞数量大，CR1丰富，因此在清除免疫复合物中起主要作用。

五、免疫调节作用

补体不仅在机体早期抗感染免疫机制中发挥重要作用，而且还参与适应性免疫应答的启动、效应和维持。例如，在免疫应答感应阶段中，通过C3片段可参与黏附、固定抗原，使抗原易被APC处理与提呈；在免疫应答增殖分化阶段中，通过C3b与B细胞表面CR1结合，可使B细胞增殖分化为浆细胞；通过C3b结合杀伤细胞可增加对靶细胞的ADCC作用。补体各成分及其片断的生物学功能见表6-2。

考点：补体的生物学活性

表6-2 补体的生物学作用

补体成分	功能	机制
C5~C9	溶解细胞	形成MAC，导致细胞溶解
C3b、iC3b、C4b	调理作用	与细菌或细胞结合，使之易被吞噬
C5a、C3a、C4a	过敏毒素作用	与肥大细胞等结合，使其释放组胺等生物活性介质，引起相应病理改变
C5a、C3a	趋化作用	吸引中性粒细胞、单核细胞等向炎症部位移行和聚集，发挥吞噬作用，增强炎症反应。
C3b、C4b、CR1	清除免疫复合物	抑制免疫复合物形成；通过免疫黏附作用使复合物易被吞噬清除
C3b、CR1	免疫调节	与B细胞表面CR1结合，使B细胞活化；参与捕捉抗原，使抗原易被APC处理与提呈等

第五节 补体异常与疾病

健康人体内补体系统的含量相对稳定。在某些疾病中，血清补体总量或各成分含量可出现异常。血清补体测定方法有两类：一是测定补体活性，二是测定补体蛋白含量。

前者包括血清补体效价测定，效价高低反映血清总补体活性，常用50%溶血试验方法（CH50）进行检测，以每毫升含CH50单位表示；另外亦可检测单个补体组分含量。补体系统异常包括下列几种情况。

1. 高补体血症 一般传染病可见补体代偿性增高，但在急性感染及病情危重时补体总活性往往下降。另外，恶性肿瘤时C3、C4含量可增高。

2. 低补体血症 可能原因有：①补体消耗增高，常见于血清病、肾小球肾炎、系统性红斑狼疮以及类风湿性关节炎；②补体大量丧失，多见于肾病综合征及大面积烧伤等情况；③补体合成不足，主要见于各种肝病患者，如肝硬化、慢性活动性肝炎及急性肝炎的重症病例。

3. 补体系统的遗传缺陷 如 C2、C4 缺陷者易发生系统性红斑狼疮（SLE）；C5～C9 缺陷者易发生奈瑟菌感染等。又如，C1 抑制物缺陷可引起遗传性血管神经性水肿；I 因子缺陷的患者常反复发生化脓性细菌感染，这主要是由于 I 因子（即 C3b 灭活因子）缺乏时，C3b 不被灭活，使 C3 转化酶生成失控，从而导致血清中 C3 含量极度减少。极大地削弱补体介导的调理吞噬和溶菌作用，因此使患者抗感染能力下降，易反复发生细菌性感染。

案例分析：

1．结合发作时的水肿等症状，以及家族发作病史，结合实验室检查可诊断为遗传性血管神经性水肿。

实验室血浆 C4 和 C1INH 含量的检测，均低于正常值，C1INH 含量低于正常的 50 %，是该疾病诊断的实验室标准。血浆 C1INH 不足，可使 C1 过度活化，大量分解 C4、C2 致使其血浆浓度减低。由于 C2 在体内浓度极低，比 C4 低 20 倍，故常以 C4 的测定作为遗传性血管神经性水肿的筛查指标。

2．C1INH 含量不足，导致 C4、C2 大量分解产生 C2a、C4a 片段，血管通透性增加，导致水肿。特点：①反复发作的局限性非凹陷性水肿、不痒、不伴荨麻疹；②水肿有明显的自限性，一般 2～3 天可自行缓解；③反复发作喉水肿；④反复出现原因不明显腹痛。

遗传性血管神经喉水肿的治疗，包括长期预防、短期预防、急性发作期治疗三方面：目前防治有以下几个方面：①同化类激素治疗：是防治遗传性血管神经性喉水肿主要药物，如达那唑等；②气管切开术，是挽救喉水肿有效手段；③对于仅有口腔，头面部水肿，尚无明显喉水肿，也应留观；④肾上腺素、水杨酸盐、抗组胺药和冲击糖皮质激素等传统疗法，在本病治疗中，疗效不明确。

小 结

补体是指存在于人和脊椎动物血清、组织液及细胞膜表面的一组经活化后具有酶活性的球蛋白。按其性质与生物学功能可分为固有成分、调节蛋白及补体受体。在生理情况下，大多数补体成分均以无活性的酶前体形式存在。只有当被活化物激活后或在特定的固相表面上，补体各成分依次被激活。补体的活化途径有经典途径、MBL 途径和旁路途径。上述三条激活途径具有共同的末端通路，即膜攻击复合物（MAC）的形成及其溶解细胞效应。补体激活后的生物学作用主要包括补体在细胞表面形成 MAC 导致的溶细胞效应以及补体激活过程中产生各种水解片段介导的生物效应。

目 标 检 测

一、名词解释

1．补体　　2．MAC

二、填空题

1．补体系统的活化途径：_____、_____ 和 _____ 。

2．血清中补体含量最高的组分是_____。

3．在抗体产生之前，补体发挥抗感染作用主要依靠_____途径的激活。

4．补体经典途径的激活物是_____，其 C3 转化酶的组成是_____。

三、单项选择题

1. 过敏毒素作用最强的补体分子裂解片段是
　　（　　　）
　　A. C2a　　　　　　　B. C3a
　　C. C3b　　　　　　　D. C4a
　　E. C5a

2. 补体经典激活途径中，补体成分激活顺序是
　　（　　　）
　　A. C123456789　　　B. C145236789
　　C. C124536789　　　D. C142356789
　　E. C132456789

3. 三条补体激活途径的共同点是（　　　）
　　A. 参与的补体成分相同
　　B. 所需离子相同
　　C. C3 转化酶的成分相同
　　D. 激活物相同
　　E. 攻膜复合体的形成及其溶解细胞的作用相同

4. 在经典激活途径中补体的识别单位是（　　　）
　　A. C3　　　　　　　B. C2
　　C. C1　　　　　　　D. C9
　　E. C5

（5、6 题共用题干）

患儿，男，5 岁，曾多次无明显诱因出现水肿，多发生于手、足和颜面部，其母亲也曾发生过类似症状，后诊断为遗传性血管神经性水肿。

5. 患儿应该进行的实验室检查中应该检查哪些补体成分（　　　）
　　A. C4a　　　　　　　B. C2a
　　C. C1INH　　　　　　D. C4
　　E. C 和 D

6. 水肿的原因是因为血管通透性增加，血浆外渗，其中起主要作用的，具有激肽样作用的补体片段是（　　　）
　　A. C4a　　　　　　　B. C2a
　　C. C2b　　　　　　　D. C3b
　　E. C5b

（7～9 题共用题干）

患者，男，45 岁，受到多种细菌感染，并发现缺乏 C3 成分。

7. 该患者补体介导的哪些功能将不会受到影响
　　（　　　）
　　A. 溶解细菌
　　B. 调理作用
　　C. 产生过敏毒素
　　D. 产生中性粒细胞趋化因子
　　E. 以上均不对

8. 什么情况下，最容易发生化脓性细菌反复感染（　　　）
　　A. C2 缺陷　　　　　B. C4 缺陷
　　C. C1 缺陷　　　　　D. I 因子或 C3 缺陷
　　E. 以上几种情况均可发生

9. 补体系统的三条激活途径均参与的成分是
　　（　　　）
　　A. C2　　　　　　　B. B 因子
　　C. C1　　　　　　　D. C3
　　E. C4

四、简答题

1. 试比较三条补体激活途径的不同点。
2. 试述补体的生物学功能。
3. 试述补体系统的概念及其组成。

（王革新）

第7章 细胞因子

📖 学习目标

1. 掌握细胞因子的概念和共同特性；
2. 熟悉细胞因子的分类及主要生物学作用；
3. 了解几种主要的细胞因子（IL-2、IL-12、IFN、TNF、CSF、EPO）的临床应用。

案　例：

干扰素治疗急性乙型肝炎

患者，男，35岁。主诉：因近日胃口欠佳、乏力、反复出现头晕、肝区不适而入院。

患者入院前，自感全身乏力、精神萎靡、食欲不振，并有恶心、呕吐、头晕、失眠，巩膜、皮肤出现黄染。患者自述6年前体检发现HBsAg阳性，未作任何治疗。入院后，体格检查：肝肿大于肋下1cm、压痛、左肋下可触应脾脏。实验室检查：谷丙转氨酶升高。诊断为急性乙型肝炎。住院后经用拉米夫定、葡醛内酯、维生素等抗病毒和护肝药物治疗两个半月，病情仍未明显好转。根据患者病情迁延不愈，医生随即在原用药的基础上，使用干扰素抗病毒治疗（500万U/次），使用干扰素4个半月后，患者自觉状态好转，使用干扰素抗病毒治疗6个月后，患者血清谷丙转氨酶转正常，HBsAg转阴性，痊愈出院。

问题与思考： 为什么使用干扰素能治愈"乙肝"？干扰素有哪些特点？

细胞因子（cytokines，CK）是一类由免疫细胞（如单核—吞噬细胞、T细胞、B细胞、NK细胞等）和某些非免疫细胞（如血管内皮细胞、表皮细胞、成纤维细胞、星形细胞等）经活化后合成并分泌的一组小分子多肽或蛋白质，在调节免疫细胞生长、分化成熟、免疫应答、炎症反应、造血功能及肿瘤消长等方面发挥重要作用，并参与人体多种生理和病理过程。目前，被发现的细胞因子已有200余种，主要包括白细胞介素（IL）、肿瘤坏死因子（TNF）、干扰素（IFN）、集落刺激因子（CSF）、生长因子（GF）等。

第一节　细胞因子的共同特性

一、理化性质及产生特点

（一）理化性质

绝大多数细胞因子为低分子（8～80kD）的分泌型多肽或糖蛋白，多数以单体形式存在，少数（如IL-5、IL-12、M-CSF等）为二聚体或（TNF-α）三聚体。

（二）产生特点

1. 多源性　单一刺激（如抗原、丝裂原、病毒感染等）可使同一种细胞分泌多种细胞因子，而一种细胞因子又可由多种不同类型的细胞产生。

2. 短暂性和自限性　细胞因子一般无前体状态的储存。当细胞因子产生细胞受到刺激后，启动细胞因子基因转录，该过程通常十分短暂，且细胞因子的 mRNA 极易降解，一旦刺激结束，细胞因子随即停止表达。

二、生物学作用特点

（一）作用方式多样性

多数细胞因子以自分泌（autocrine）、旁分泌（paracrine）形式发挥效应，即主要作用于产生细胞本身和（或）邻近细胞，多在局部发挥效应。但在一定条件下，某些细胞因子（如 IL-1、IL-6、TNF-α）也可以内分泌（endocrine）形式作用于远端靶细胞，介导全身性反应（图 7-1）。

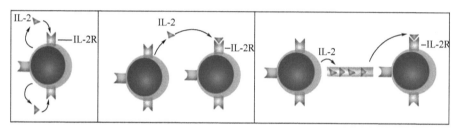

图 7-1　细胞因子的作用方式

（二）通过受体发挥复杂的生物学效应

细胞因子必须与靶细胞表面受体结合才能发挥其生物学效应。

1. 高效性　由于细胞因子与其受体间有很高的亲和力，是抗原抗体亲和力的 $100 \sim 1000$ 倍，因此，极微量的细胞因子（$10^{-11} \sim 10^{-10}$mol/L）就能产生显著的生物学效应。

2. 多效性　一种细胞因子可作用于多种靶细胞，产生不同的功能。

3. 重叠性　不同细胞因子可作用于同一种靶细胞，产生相同或相似的功能。

4. 网络效应　即不同细胞因子间具有协同作用和拮抗作用。一种细胞因子对另一细胞因子的生物学功能可能有抑制作用，称为拮抗性；一种细胞因子也可强化另一种细胞因子的生物学功能，称为协同性。细胞因子的合成分泌相互调节，受体表达相互调控，共同组成了细胞因子网络。

5. 双向性　适量细胞因子具有生理性调节作用；过量细胞因子可能损伤机体。

考点：细胞因子的生物学作用特点

第二节　几种重要的细胞因子

根据功能可将细胞因子大致分为六大类：白细胞介素、干扰素、肿瘤坏死因子、集落刺激因子、生长因子和趋化因子。

一、白细胞介素

白细胞介素（interleukin，IL）是一类主要由淋巴细胞、单核—吞噬细胞产生的具有重要免疫调节作用的细胞因子家族。目前，已发现 38 种白细胞介素，是免疫学中最重要的一类细胞因子。白细胞介素的主要功能包括：促进细胞免疫，主要有 IL-1、IL-2、IL-12、IL-15 等；促进体液免疫，主要有 IL-2，IL-4、IL-5、IL-6、IL-10、IL-13；刺激骨髓多能造血干细胞和（或）各系不同分化阶段前体血细胞生长和分化，主要有 IL-3、IL-7、IL-11；

参与炎症反应，主要有 IL-1、IL-6、IL-8 和 IL-16（表 7-1）。

表 7-1　IL 的主要性能与生物学活性

名称	主要产生细胞	主要靶细胞	主要生物学活性
IL-1	单核 – 巨噬细胞、树突状细胞、成纤维细胞等	T、B、骨髓干、巨核细胞	T、B 细胞活化；介导炎症反应和引起发热
IL-2	Th1	T、B、NK 细胞	T、B 细胞增殖、分化；NK 细胞活化
IL-3	Th1、Th2	骨髓多能干细胞	刺激造血干细胞增殖、分化
IL-4	Th2	B、T 细胞和肥大细胞	活化 B 细胞并促进其增殖；促进 T 细胞增殖
IL-5	Th2	B、嗜酸粒细胞	B 细胞生长与分化，诱导 IgA 合成；嗜酸粒细胞增殖分化
IL-6	Th2、单核 – 巨噬细胞、成纤维细胞等	B、T 细胞	T、B 细胞增殖、分化和成熟；介导炎症反应
IL-7	骨髓和胸腺基质细胞	B、T 前体细胞	促进 B、T 细胞发育；促进 Tc 功能
IL-8	单核 – 巨噬细胞、T 细胞、血管内皮细胞等	中性粒细胞	趋化作用、活化白细胞
IL-9	Th2、肥大细胞	T 细胞、肥大细胞	刺激 Th 细胞、肥大细胞
IL-10	Th2	Th1 细胞	抑制 Th1 和 NK 细胞活化和产生细胞因子；促进 B 细胞增殖和产生抗体
IL-11	骨髓基质细胞	骨髓干细胞	促进造血干细胞增殖与分化
IL-12	单核 – 巨噬细胞、B 细胞等	T、NK 细胞	促进 T、NK 细胞功能；诱导 T 细胞向 Th1 分化
IL-13	Th2	单核、B 细胞	功能类似 IL-4
IL-14	Th2	活化的 B 细胞	促进 B 细胞增殖分化
IL-15	单核 – 巨噬细胞、T 细胞等	T、NK 细胞	功能类似 IL-2
IL-16	T 细胞	CD4$^+$T 细胞	趋化 CD4$^+$T、单核和嗜酸粒细胞
IL-17	CD4$^+$T 细胞	成纤维细胞	诱导上皮、成纤维细胞产生细胞因子
IL-18	T 细胞	T、NK 细胞	诱导 T、NK 细胞活性和上调 IFN-γ 的产生
IL-19	T 细胞	B 细胞，单核 – 巨噬细胞	对抗原提呈细胞具有调节和促增殖效应；免疫抑制作用
IL-20	T 细胞，单核 – 巨噬细胞	皮肤细胞	参与上皮细胞发育
IL-21	T 细胞	T、B 细胞	促进骨髓 NK 细胞的增殖与分化，协同刺激 B、T 细胞的增殖
IL-22	单核 – 巨噬细胞	单核 – 巨噬细胞，T 细胞	促进炎症时的急性期蛋白产生
IL-23	Th1	T 细胞	促进 T 其增殖和干扰素产生，并诱导记忆性 T 细胞的增殖

二、干 扰 素

干扰素（interferon，IFN）是一类由病毒或其他干扰素诱生剂诱导人或动物细胞产生的糖蛋白，能干扰病毒在机体细胞内增殖与复制的细胞因子。根据其来源与结构的不同，分为 IFN-α、IFN-β 和 IFN-γ。IFN-α 和 IFN-β 受体相同属于 I 型干扰素，抗病毒能力强。IFN-γ 属于 II 型干扰素，主要发挥免疫调节功能（表 7-2）。

表 7-2　干扰素的分类和特性

类别	主要来源	主要功能
IFN-α	白细胞	抑制病毒增殖；促进 MHC- I 类分子表达
IFN-β	成纤维细胞	抑制病毒增殖；促进 MHC- I 类分子表达
IFN-γ	NK、T 细胞	激活巨噬细胞、NK 细胞；抑制 Th2 促进 MHC- I / II 分子的表达；抗肿瘤和抗感染作用

三、肿瘤坏死因子

肿瘤坏死因子（tumor necrosis factor，TNF）是能使肿瘤组织坏死并能杀伤肿瘤细胞的一类细胞因子。TNF 超家族包括约 30 个成员，根据其来源和结构的不同，可分为 TNF-α（又称恶液质素）和 TNF-β（又称淋巴毒素）。TNF-α 要由细菌脂多糖（LPS）激活的单核 - 巨噬细胞产生。TNF-β 则主要由活化的 $CD4^+T$ 细胞、$CD8^+T$ 细胞、NK 细胞等产生。两型 TNF 虽然来自于不同的细胞，但生物学功能大致相同。

（一）抗肿瘤作用

TNF 的抗肿瘤机制尚不完全清楚，可能包括：

1. 通过 TNF 受体介导的效应，直接杀伤肿瘤细胞。

2. 诱导组织内凝血活性（高浓度 TNF，$10^{-7}mol/L$），导致病理性凝血、缺血，阻断进入瘤区的血流，造成肿瘤组织坏死。

3. 诱导肿瘤局部的炎症反应（低浓度 TNF，$10^{-9}mol/L$）及血管改变。

4. 介导多种细胞（NK 细胞、Tc 细胞等）的杀肿瘤效应。

（二）抗感染作用

TNF 呈剂量依赖性地抑制病毒介导的细胞病变的进展，对 RNA 病毒和 DNA 病毒均有抑制作用，其抗病毒作用与抗瘤作用一样并没有明显的种属特异性，可抑制病毒蛋白的合成、病毒颗粒的产生。除诱导未感染细胞产生抗病毒能力外，也可直接杀伤病毒感染细胞。

（三）免疫调节作用

增强 T、B 细胞对抗原和丝裂原刺激的增殖反应；促进 APC 细胞表达 MHC II 类分子，增强其抗原呈递的能力；诱导单核 - 巨噬细胞系统分化，增强其吞噬能力和扩大对肿瘤细胞的杀伤效应。

（四）诱发炎症反应

1. 对中性粒细胞和单核 - 巨噬细胞的趋化作用，并使之活化和脱颗粒，释放炎症介质。

2. 作用于血管内皮细胞，一方面提高黏附分子的表达水平，促进对中性粒细胞的黏附作用；一方面诱使血管内细胞产生其他炎症介质（如 PG、IL-6 和 IL-8 等），与白细胞产生的介质共同引起局部的炎症反应；活化的血管内皮细胞还可释放凝血第Ⅲ因子，启动凝血过程，引起小血管阻塞，造成局部组织（如肿瘤组织）血液供给中断和出血坏死。

3. 诱导肝细胞合成急性期反应蛋白，是 IL-1 之外又一个急性期反应的强力诱导剂。

（五）致热

TNF 是一种内源性致热原，可直接作用于下丘脑体温调节中枢，引起发热反应。

（六）对结缔组织的作用

1. 可刺激成骨细胞内的碱性磷酸酶活性，诱导成骨细胞吸收骨质、促进软骨细胞进行软骨更新，抑制新骨形成。

2. 刺激成纤维细胞和滑膜细胞的增生，引发关节组织的纤维化和增厚。

TNF 的临床应用

　　TNF 的抗肿瘤作用和多种免疫调节功能目前已经在世界许多国家开展研究，动物实验和临床实验均表明，TNF 对某些肿瘤具有明显的抑制作用，但其副作用较大，因此在临床应用中应建立合理的用药方案及治疗措施。由于静脉注射 rhTNF（重组肿瘤坏死因子）虽可使肿瘤缩小，但副作用大，因此目前多倾向于采用瘤内注射方式。目前已报告的有效病例包括肾癌、胃癌、肝癌等。同时可将其与具有肿瘤抑制作用的其他细胞因子（如 IL-2、IFN 等）或抗肿瘤药物联合应用，既可减少各种药物的用量、降低毒副作用，又可提高疗效。

四、集落刺激因子

集落刺激因子（colony stimulating factor，CSF）是一组在体内外均可选择性刺激骨髓多能造血干细胞增殖、分化并形成某一谱系细胞集落的细胞因子，也称造血生长因子。根据作用范围，分别命名为粒细胞 CSF（G-CSF），巨噬细胞 CSF（M-CSF），粒细胞和巨噬细胞 CSF（GM-CSF）和多集落刺激因子（multi-CSF，又称 IL-3）。对不同发育阶段的造血干细胞起到促增殖分化的作用，是血细胞发生必不可少的刺激因子。此外，广义上干细胞生长因子（stem cell factor，SCF）、红细胞生成素（erythropoietin，EPO）和促血小板生成素（thrombopoietin，TPO）等具有刺激造血作用的细胞因子也应归属于集落刺激因子一类（表 7-3）。

表 7-3　集落刺激因子的类别和功能比较

名称	来源	主要功能
G-CSF	单核 / 巨噬细胞、成纤维细胞	刺激骨髓粒细胞前体细胞的分化成熟
M-CSF	单核 / 巨噬细胞、成纤维细胞、上皮细胞	刺激骨髓单核细胞前体细胞的分化成熟
GM-CSF	单核 / 巨噬细胞、T 细胞	诱导骨髓造血干细胞分化成熟为单核细胞和粒细胞
SCF	成纤维细胞、肝细胞、基质细胞	刺激各类造血干细胞增殖和分化
EPO	肾细胞	诱导红细胞前体细胞和增殖和分化
TPO	肝、肾和平滑肌细胞	诱导骨髓巨核细胞的分化、成熟和血小板的生成

五、生长因子

生长因子（growth factor，GF）生长因子是指具有刺激细胞生长作用的细胞因子。包括转化生长因子（transforming growth factor-β，TGF-β）、神经生长因子（nerve growth factor，NGF）、表皮生长因子（epithelial growth factor，EGF）、成纤维细胞生长因子（fibroblast growth factor，FGF）、血管内皮生长因子（vascular endothelial cell growth factor，VEGF）、血小板源生长因子（platelet-derived growth factor，PDGF）等。

六、趋化因子

趋化因子（chemokine）又称趋化性细胞因子，是指对白细胞具有吸引趋化作用的细胞因子，具有招募血液中的单核细胞、中性粒细胞、淋巴细胞等进入炎症部位的功能。目前已发现的有50余种，是细胞因子中的最大家族。

第三节　细胞因子主要的生物学作用

一、介导非特异性免疫

主要表现在抗病毒和细菌的感染。参与的细胞因子有 IFN-a、IFN-β、IL-12、IL-1、IL-6、TNF 等。它们在病原体入侵机体的早期阶段即发挥作用。

二、参与和调节适应性免疫应答

在免疫应答的全过程，不同种类细胞因子在不同环节分别发挥重要作用。IFN-γ 通过上调 APC 细胞表面的 MHC II 类分子的表达，增强抗原呈递功能来调节免疫应答；IL-10 则可下调 MHC II 类分子和 B7 等共刺激分子的表达，降低抗原呈递功能。IL-2、IL-4、IL-6、IL-7、IL-12、IFN-γ 和 TNF 可刺激 T 细胞活化增殖分化；IL-12 可诱导 CD4$^+$T 细胞向 Th1 分化发育，IL-4 则诱导 CD4$^+$T 细胞向 Th2 分化发育；IL-2、IL-4、IL-5、IL-6、IL-13 等细胞因子可刺激 B 细胞活化增殖分化、产生抗体的类别转换。IL-5 等可刺激嗜酸粒细胞增殖分化，IL-15 等可刺激 NK 细胞活化、增殖。而 TGF-β 是较强的免疫细胞抑制因子，它能抑制单核 / 巨噬细胞的活化，使抗原呈递功能受阻；抑制 T 细胞增殖；抑制前 B 细胞的成熟；抑制 NK 细胞的杀伤活性；某些肿瘤细胞因分泌大量的 TGF-β 而逃逸机体的免疫攻击等。

三、刺激造血细胞增殖和分化

刺激造血细胞生长的细胞因子主要有各种 CSF、TPO、EPO 和 IL-11 等。如 GM-CSF 可刺激粒细胞单核细胞的产生；EPO 刺激骨髓红细胞前体细胞分化为成熟的红细胞；EPO 和 IL-11 刺激骨髓巨核细胞的分化、成熟和血小板的生成（图 7-2）。

四、抗肿瘤和细胞毒作用

考点：细胞因子主要的生物学作用

有许多细胞因子在体内通过直接和间接途径起到抗肿瘤的作用。如 IL-2、IL-4、IL-12、IL-15 等。另外，IL-2 可诱导活化的淋巴细胞发生凋亡而发挥细胞毒作用，从而限制了免疫应答的强度，避免免疫损伤的发生；TNF 可诱导肿瘤细胞发生凋亡等。

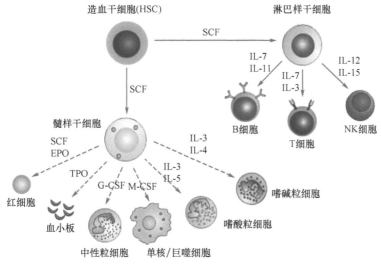

图 7-2 细胞因子促进造血

第四节 细胞因子受体

细胞因子的功能发挥依赖于与靶细胞膜上的特异性受体的结合。细胞因子受体主要表达于细胞表面。某些情况下（尤其受强免疫原性物质刺激），以分泌游离的形式出现在产生细胞周围的邻近组织中，也可作为相应细胞因子的转运蛋白，与细胞因子特异性结合并转运至机体其他有关部位发挥作用，称为可溶性细胞因子受体（solube cytokine receptor，sCKR）。sCKR 可通过多种途径调节细胞因子效应，高浓度 sCKR 可抑制相应的细胞因子的活性，而低浓度 sCKR 则可增强其作用。

细胞因子受体（cytokine receptor，CKR）一般对细胞因子具有高亲和力，由几个较大的基因家族组成，每个家族成员都具有独特的结构特征，主要结构有胞外区（细胞因子结合区）、跨膜区和胞内区（信号转导区）三部分。根据胞外区氨基酸序列的组成和结构特点可分为Ⅰ型细胞因子受体家族（造血因子受体家族）、Ⅱ型细胞因子受体家族（干扰素受体家族）、Ⅲ型细胞因子受体家族（肿瘤坏死因子受体家族）、免疫球蛋白超家族、趋化性细胞因子受体家族。

第五节 细胞因子及其受体的临床意义

一、细胞因子及其受体与疾病的关系

正常生理情况下，细胞因子及其受体的表达受到机体严格的调控，通过细胞因子网络系统参与维持机体内环境的稳定。但是，如果细胞因子及其受体出现异常性表达，包括细胞因子表达过高、可溶性细胞因子受体水平升高、细胞因子及其受体表达水平降低甚至缺陷，可导致机体病理状态。故可通过细胞因子的定量或定性检测作为疾病诊断和预后的辅助指标。

（一）细胞因子及其受体的缺陷

细胞因子及其受体的缺陷包括先天性缺陷和继发性缺陷两种情况。如先天性的性联重症联合免疫缺陷病人（XSCID），表现为体液免疫和细胞免疫的双重缺陷。研究发现此种患者的 IL-2 受体 γ 链缺陷，由此导致 IL-2、IL-4 和 IL-7 的功能障碍，使免疫功能严重受损。细胞因子及其受体的缺陷的继发性缺陷往往发生在感染、肿瘤等疾病以后，如人类免疫缺陷病毒（HIV）感染并破坏 Th 后，可导致 Th 细胞产生的各种细胞因子缺陷，免疫功能全面下降，从而表现出获得性免疫缺陷综合征（AIDS）的一系列症状。

（二）细胞因子表达过高

在炎症、自身免疫病、变态反应、休克等疾病时，某些细胞因子的表达量可成百上千倍地增加，例如风湿关节炎患者的滑膜液中可发现 IL-1、IL-6、IL-8 水平明显高于正常人，这些细胞因子可促进炎症过程，使病情加重。

（三）可溶性细胞因子受体水平升高

细胞膜表面的细胞因子受体可脱落于体液和血清中，成为可溶性细胞因子受体，某些疾病条件下可出现可溶性细胞因子受体的水平升高。此类分子可与细胞膜表面的细胞因子受体竞争性结合细胞因子，从而封闭细胞因子功能。

二、细胞因子与免疫相关性疾病

1. 器官移植排斥反应　急性移植排斥反应时，某些细胞因子和细胞因子受体异常表达（如血清中 IL-2、IL-1、TNF-a、INF、IL-6 等），因此可将某些细胞因子或其受体的水平作为监测排斥反应的指标之一。

2. 免疫缺陷病　某些细胞因子及其受体的缺陷可能导致免疫缺陷病的发生。例如：IL-2 或 IL-2Rγ 或基因突变可导致重症联合免疫缺陷。

3. 超敏反应　IL-4、IL-5 和 IL-6 可促进 IgE 的合成或抗体类型转换；T 细胞产生的 IL-3、IL-4、IL-9、IL-l0 也可促进肥大细胞活性介质的合成和释放，参与 I 型超敏反应的发生。

4. 自身免疫病　IFN-γ 可诱导某些自身组织细胞表达 MHC Ⅱ 类抗原，从而引发免疫应答，导致自身免疫性损伤。

三、细胞因子与治疗

自从基因工程技术在生物医学领域中大规模发展使用后，细胞因子已成为应用最广泛、疗效最明确的一类生物应答调节剂（BRM）。利用基因工程技术生产的重组细胞因子治疗肿瘤、造血障碍、感染等已收到良好的疗效。干扰素和白细胞介素是目前最常用的细胞因子。作为一种全新的生物制剂，重组细胞因子具有诸多治疗优势，如细胞因子为人体自身成分，可调节机体的生理过程，提高免疫功能，较低剂量下即可发挥作用，副作用较少等。

（一）细胞因子补充和添加疗法

细胞因子补充和添加疗法主要用于抗肿瘤、促进造血或抗感染等。通过给予外源性细胞因子、基因疗法（将某种细胞因子基因导入效应细胞再回输给患者）、联合应用（协同作用的多种细胞因子联合使用降低副作用）等。

（二）细胞因子阻断和拮抗疗法

细胞因子阻断和拮抗疗法主要用于治疗炎症、某些自身免疫病和移植排斥反应。采用细胞因子产生抑制剂、抗细胞因子抗体等阻断细胞因子的作用。

我国首个口服细胞因子肿瘤新药 "破茧而出"

2009 年 5 月 12 日，国际学术刊物 PLoS one 刊发我国科学家的一项重要课题成果——以家蚕为生物反应器，细胞因子类活性蛋白终于找到了口服吸收的 "绿色通道"，从而实现细胞因子的口服吸收。这一成果标志着细胞因子的肿瘤治疗应用前景将出现重大突破。此次公开的通过家蚕生物反应器生产的细胞因子为粒细胞 - 巨噬细胞集落刺激因子（GM-CSF）。与过去不同，这是 GM-CSF 首次以胶囊的剂型应用于临床。此前作为生物注射剂，细胞因子类活性蛋白的主要问题是临床副作用较大，治疗不方便，难以长期给药。专家指出，就生物医药发展趋势来看，以细胞因子和免疫细胞为基础，提高机体的抗肿瘤免疫，清除或控制肿瘤细胞同时不伤害正常细胞的 "绿色" 生物治疗，能显著提高肿瘤治愈率、患者生存期和生活质量，将成为继手术、放疗、化疗后肿瘤治疗的第四大主流治疗手段。

虽然细胞因子在人类疾病的治疗和预防方面已经取得一定的效果，但也存在诸多问题，例如，细胞因子的半衰期较短，全身给药难以达到局部的高浓度；细胞因子具有广泛的生物学活性，并可在体内显示网络性效应，从而有可能引发难以预料的副作用等。因此在临床治疗中仍需谨慎应用。

案例分析：

长期以来，由于没有消除肝炎病毒的有效药物，病毒性肝炎的治疗始终以消除和减轻肝脏炎症为主，而无法抑制、消灭病毒本身，因此一旦发病，往往需要长时间住院与疗养。干扰素（interferon，IFN）的出现和运用使得病毒性肝炎的病原治疗成为可能。作为一种广谱抗病毒剂，干扰素主要通过细胞表面受体作用使免疫细胞产生病毒蛋白，从而抑制乙肝病毒的复制，达到治疗乙肝的目的。当今普遍使用的干扰素主要有三类：即 IFN-α、IFN-β 和 IFN-γ，由于分泌细胞的不同，其功能也不尽相同，在肝炎治疗中主要使用 IFN-α。但同时干扰素亦会导致乙肝患者出现发热、寒战、头痛、肌肉痛和全身倦怠感等副作用，因此使用时应慎重。

小 结

细胞因子是一类由免疫细胞和某些非免疫细胞经刺激而合成、分泌的具有高活性、多功能的小分子蛋白质。分为白细胞介素、干扰素、肿瘤坏死因子、集落刺激因子、生长因子和趋化因子六大类。绝大多数细胞因子通过自分泌和旁分泌等方式，作用于效应细胞。一种细胞可以产生多种细胞因子，不同类型的细胞也可产生同一种或几种相同的细胞因子。其生物学活性表现为高效性、多效性、重叠性、拮抗性、协同性和双向性。主要的细胞因子有 IL、IFN、TNF、CSF 等。细胞因子具介导天然免疫应答、调节适应性免疫应答、刺激造血细胞增殖分化及抗肿瘤和细胞毒作用。细胞因子在感染性疾病、肿瘤、移植物的排斥，血细胞减少症、超敏反应和自身性免疫疾病防治等方面有着极为广泛的应用，但如何使细胞因子的临床应用研究更安全、有效仍有待研究。

目 标 检 测

一、名词解释

1. CK　　2. IL　　3. IFN　　4. TNF

5. CSF

二、填空题

1. 根据功能可将细胞因子大致分为_____、_____、_____、_____、_____和_____。

2. TNF 分为两种，即 TNF-a 和 TNF-β。前者主要由_____细胞产生，后者主要由_____细胞产生。

三、单项选择题

1. 能直接杀伤肿瘤细胞的细胞因子是（　　）

　　A. TNF-β　　　　　　　B. TGF-γ

　　C. TNF　　　　　　　　D. IL-6

　　E. IL-4

2. 关于细胞因子哪种说法不正确（　　）

　　A. 以自分泌、旁分泌和内分泌形式发挥作用

　　B. 细胞因子必须与靶细胞表面相应受体结合才能发挥其生物学效应

　　C. 生物学特性复杂多样

　　D. 均是由免疫细胞合成分泌的

　　E. 大多为低分子的多肽或糖蛋白

3. 细胞因子不包括（　　）

　　A. TNF　　　　　　　　B. 过敏毒素

　　C. IL-2　　　　　　　　D. 集落刺激因子

　　E. 干扰素

4. 促使红细胞样前体分化为成熟红细胞的是（　　）

　　A. IL-1　　　　　　　　B. IL-2

　　C. IL-4　　　　　　　　D. IFN

　　E. EPO

四、简答题

1. 细胞因子有哪些共同特点？

2. 细胞因子分类及主要生物学作用。

3. 简述 IL、TNF、IFN 的主要生物学功能。

（范海燕）

第8章 适应性免疫应答

📖 学习目标

1. 了解固有免疫应答与适应性免疫应答的关系，参与的组分；
2. 熟悉适应性免疫应答的概念、发生的场所、类型、基本过程；
3. 了解体液免疫应答的发生过程；
4. 掌握抗体产生的一般规律及实际意义；
5. 熟悉细胞免疫应答的概念、发生过程；
6. 掌握细胞免疫的生物学效应；
7. 了解免疫耐受的概念、类型、诱导免疫耐受的条件及免疫耐受的意义。

案 例：

获得性免疫缺陷综合征

患者，男，34 岁，有 5 年同性恋史和 1 年静脉吸毒史，近 3 周来出现发热、夜晚盗汗、全身疲乏无力、腹泻等症状；体察：颈部、腋窝、腹股沟等多处淋巴结肿大；实验室检查结果报告：①ELISA 检测 HIV 抗体阳性。②HIV 抗原检测阳性。③淋巴细胞测定：$CD3^+T$ 细胞 0.39×10^9/L（参考值 $0.955 \sim 2.860 \times 10^9$/L），$CD4^+T$ 0.06×10^9/L（参考值 $0.450 \sim 1.440 \times 10^9$/L），$CD8^+T$ 细胞 0.047×10^9/L（参考值 $0.320 \sim 1.250 \times 10^9$/L），$CD4^+T/CD8^+T$ 细胞约为 1.28（参考值 $1.00 \sim 2.87$）；免疫印记法（WB）检测 HIV 抗体阳性。临床诊断：获得性免疫缺陷综合征。

问题与思考

1. 案例中患者的病因是什么？
2. HIV 的免疫致病机制有哪些？

第一节 免疫应答的概述

免疫应答（immune response，Ir）是指机体免疫系统识别和清除抗原性异物的反应过程。其意义在于清除抗原性异物，保持内环境稳定。但在某些情况下，免疫应答也可能对机体造成损伤或引起免疫相关性疾病。免疫应答分为两种类型：一是固有免疫应答（innate immune response）。二是适应性免疫应答（adaptive immune response）。

固有免疫应答也称为先天性免疫或非特异性免疫，固有免疫应答是机体在种系发生和漫长的生物进化过程中，逐渐建立起来的可以遗传的天然免疫功能。也是机体在识别和排除病原微生物入侵的过程中，最先形成的免疫应答形式，固有免疫应答在抗感染免疫中具有重要的作用。可视为机体抵御病原微生物感染的第一道防线。通常所说的免疫应答是指适应性免疫应答。

固有免疫应答与适应性免疫应答的关系：

考点：固有免疫应答的主要特点

固有免疫应答参与了适应性免疫应答的全过程：①固有免疫应答启动了适应性免疫应答的发生，DC 为体内启动初始 T 细胞活化的唯一抗原提呈细胞；单核细胞 / 巨噬细胞在吞噬、杀伤和清除病原微生物的同时，也把抗原提呈给发挥特异性免疫的细胞。上述两类固有免疫细胞直接参与了适应性免疫应答的启动过程；②固有免疫细胞通过识别不同种类的病原体，产生不同类型的细胞因子，从而决定特异性免疫细胞的分化和适应性免疫应答的类型，例如：胞内病原体或肿瘤可诱导 DC 合成分泌以 IL-12 为主的细胞因子，使初始 T 细胞分化为 Th1 细胞或 CTL，引起特异性细胞免疫应答；在蛋白质抗原或某些病原体感染时，DC 与 T 细胞相互作用则可产生以 IL-4 为主的细胞因子，使初始的 T 细胞分化为 Th2 细胞，协助 B 细胞参与特异性体液免疫应答；活化的 NK 细胞产生的 IFN-γ 可促进 APC 表达 MHC 分子和抗原提呈，从而增强了机体适应性免疫应答的能力；③协助适应性免疫应答产物发挥作用，例如 B 细胞增殖分化为浆细胞，通过分泌的抗体发挥免疫效应。但抗体本身不具备直接杀菌和清除病原体的作用，只有在吞噬细胞、NK 细胞等固有免疫细胞或补体等固有免疫分子的参与下，通过调理吞噬、ADCC 和补体介导的作用下，才能有效杀伤和清除病原体。另外，$CD4^+Th1$ 细胞和 $CD4^+Th2$ 细胞可通过分泌不同的细胞因子而发挥免疫效应。其中某些细胞因子可通过活化吞噬细胞或 NK 细胞等作用形式，促进其吞噬和杀伤功能。

考点：固有免疫应答与适应性免疫应答的关系

固有免疫应答与适应性免疫应答紧密配合，相互协作，以此共同完成宿主免疫防御、免疫稳定和免疫监视三大功能，以维持机的正常生理平衡。本章节主要介绍适应性免疫应答。

第二节   适应性免疫应答

适应性免疫应答（adaptive immune response）亦称特异性免疫应答（specific immune response）。是指体内免疫细胞，即 T/B 淋巴细胞接受抗原刺激后，自身活化、增殖、分化为效应细胞，产生一系列生物学效应的全过程。主要的功能在于通过识别"自己"和"非己"，有效地清除体内的抗原性异物，维持机体的生理平衡，但在某些情况下可对机体造成损伤，引起超敏反应、自身免疫性疾病等，即所谓的病理性免疫应答反应。

一、适应性免疫应答的类型

适应性免疫应答根据其效应机制，可分为：①B 细胞介导的体液免疫应答（体液免疫）：外来的抗原进入机体后，诱导特异性 B 细胞活化、增殖为浆细胞，产生抗体，抗体存在于体液中，发挥特异性免疫效应作用，此过程称为体液免疫应答；②细胞免疫，是由 T 细胞介导的，通过效应 T 细胞或释放的细胞因子发挥的特异性细胞免疫应答作用。

考点：适应性免疫应答的类型

在一些特定条件下，某些抗原也可诱导免疫系统对该抗原产生特异性的不应答状态，即形成免疫耐受。

二、适应性免疫应答的基本过程

适应性免疫应答是在外周免疫器官，如淋巴结、脾脏及皮肤黏膜相关淋巴组织中进行的。抗原可通过局部组织、血液或黏膜等不同途径进入机体，刺激机体的免疫细胞和免疫分子相互作用，使其共同完成复杂的应答过程，最终产生免疫应答效应。

适应性免疫应答的过程可分为三个阶段（图 8-1）：

1. 抗原提呈与识别阶段   亦称感应阶段，指 APC 捕获、加工处理抗原，以及 T、B 细胞识别抗原物质后启动活化的阶段。

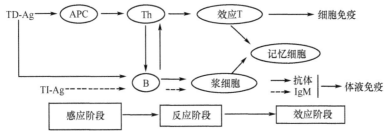

图 8-1　免疫应答基本过程示意图

2. 增殖分化阶段　亦称反应阶段，是指 T、B 细胞接受抗原物质刺激后在多种细胞因子的作用下，活化、增殖、分化为效应淋巴细胞的阶段。在 T、B 细胞分化的过程中有少部分的细胞可中途停止分化，成为长寿的记忆细胞，大部分的记忆细胞可游出于淋巴组织与血液之间，参与淋巴细胞的再循环。这些长寿的记忆细胞当再次与相应抗原接触时，可迅速增殖、分化为效应 T 细胞或浆细胞。扩大免疫效应。

3. 效应阶段　是浆细胞产生抗体发挥特异性体液免疫和效应 T 细胞直接杀伤靶细胞或通过释放细胞因子发挥特异性细胞免疫作用的过程。

考点：免疫应答的三个阶段

三、抗原提呈细胞对抗原的加工处理与提呈

APC 具有摄取、加工和处理抗原、并将抗原信息提呈给 T 细胞的功能。APC 在机体的免疫识别、免疫应答与免疫调节中发挥着重要的作用，按其功能的不同可将其分为专职 APC 和非专职 APC 两大类：①专职 APC 包括树突状细胞、巨噬细胞和 B 淋巴细胞。树突状细胞、巨噬细胞表面表达有 MHC-Ⅱ/Ⅰ类分子、B 淋巴细胞表面表达有 MHC-Ⅱ类分子。APC 的细胞表面还表达有参与 T 淋巴细胞活化的协同刺激分子；②非专职 APC 包括有：血管内皮细胞、各种上皮细胞和间质细胞、皮肤的成纤维细胞以及活化的 T 细胞等。通常情况下，他们并不表达 MHC-Ⅱ类分子，但在炎症发生的过程中或受到 IFN-γ 诱导，亦可表达 MHC-Ⅱ类分子并可加工处理和提呈抗原。

（一）外源性抗原的加工处理与提呈

来源于 APC 之外的抗原称之为外源性抗原，例如被 APC 吞噬的细菌、细胞、蛋白质抗原等。外源性抗原进入机体后，APC 将其摄入细胞内形成内体（吞噬体）；内体与溶酶体融合形成早期内体/溶酶体，抗原在此溶酶体蛋白水解酶的作用下降解成小分子的抗原肽片段；在粗面内质网中新合成的 MHC-Ⅱ类分子 α 链与 β 链折叠成二聚体，在粗面内质网膜上与一种称为 Ia 相关恒定链（Ia-associated invariant chain，Ii）的辅助分子结合形成 MHC-Ⅱ类分子/Ii 分子复合物。Ii 可阻止 MHC-Ⅱ类分子在粗面内质网膜内与其他内源性多肽结合，并可促MHC-Ⅱ类分子在细胞内转运进入高尔基体，并通过高尔基体经糖基化修饰后进入细胞浆内与晚期内体融合，在蛋白酶的作用下 Ii 溶解，仅在 MHC-Ⅱ类分子的抗原肽结合槽内留下一小段，即 MHC-Ⅱ类分子相关的恒定多肽链（classⅡ- associated invariant chain peptide，CLIP）。在 HLA-DM 分子的辅助下 CLIP 与抗原肽结合槽解离进而被待提呈的抗原所替换。形成抗原肽 -MHC-Ⅱ类分子复合物，转运至 APC 表面，供 CD4[+]Th 细胞识别（图 8-2）。

（二）内源性抗原的提呈与识别

靶细胞内合成的抗原，如被病毒感染的细胞合成的病毒蛋白质、肿瘤细胞内合成的肿瘤抗原及某些自体内的自身成分等，称为内源性抗原。内源性抗原在细胞质内蛋白酶的作用下水解为多肽，内源性抗原肽在内质网膜上抗原加工相关转运物（transporter associated

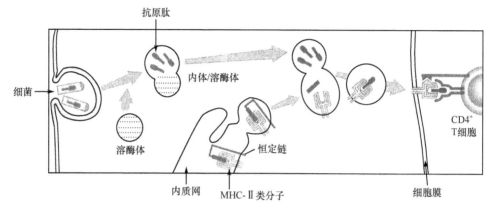

图 8-2　外源性抗原的加工处理和提呈过程

with antigen processing，TAP）的协助下进入内质网。TAP 是一种由两个亚单位组成的异二聚体，即 TAP1 和 TAP2，抗原肽与 TAP 结合后，异二聚体结构改变形成开放通道，抗原肽进入内质网。内质网中的钙连蛋白与新合成的 MHC-Ⅰ类分子 α 链结合，避免 α 链的降解，从而保证 MHC-Ⅰ类分子 α 链与 β 链（β_2m）结合形成 MHC-Ⅰ类分子。MHC-Ⅰ类分子与进入内质网中的抗原肽结合，形成 MHC-Ⅰ类分子抗原肽复合物，然后通过高尔基体再转运至细胞表面，供 CD8$^+$Tc 细胞识别（图 8-3）。

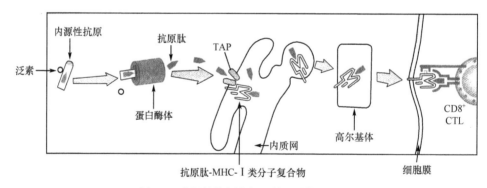

图 8-3　内源性抗原的加工处理及提呈过程

四、适应性免疫应答的特点

适应性免疫应答的特点主要包括有：特异性、记忆性、MHC 的限制性、多样性和自限性。

1. 特异性　特异性是指 B 细胞或 T 细胞对某种抗原激活后，所产生的免疫应答产物（抗体或效应细胞）只对再次进入机体的相应性抗原异物，产生特异性免疫应答效应。

2. 记忆性　免疫系统对初次抗原刺激的信息可产生记忆性 T 细胞和记忆性 B 细胞，这种记忆性可维持很久，这些记忆细胞与再次进入机体的相同抗原相遇时，可产生迅速而强烈的再次免疫应答效应。

3. MHC 的限制性　是指 APC 与 T 细胞、T 细胞与 B 细胞在提呈与识别的过程中，均须在 MHC 分子的参与下才能产生免疫应答，此现象称为 MHC 的限制性。

4. 多样性和自限性　多样性是指机体可针对环境中多种多样的抗原，分别建立起不同的特异性免疫应答；所谓自限性，是指机体对抗原刺激诱导的免疫应答效应，可以自我调控在一定的范围内，以维持和稳定正常的生理功能。

考点：APC 对外源性抗原和内源性抗原的加工处理及提呈；适应性免疫应答的特点

第三节 B 细胞介导的体液免疫应答

B 细胞介导的体液免疫应答，其效应产物为抗体，在效应阶段抗体发挥着重要的免疫作用，另外尚有单核 - 巨噬细胞、NK 细胞、补体等参与该免疫应答的反应过程。

B 细胞识别的抗原包括胸腺依赖性抗原（thymus dependent antigen，TD-Ag）和胸腺非依赖性抗原（thymus independent antigen，TI-Ag）。TD 抗原引起的体液免疫应答需要抗原提呈细胞、$CD4^+Th$ 细胞和 B 细胞参与；TI 抗原引起的体液免疫应答不需要抗原提呈细胞和 $CD4^+Th$ 细胞的参与，可直接激活 B 细胞产生抗体。

一、TD 抗原诱导的体液免疫应答

绝大多数蛋白质抗原如病原微生物、血细胞、血清蛋白等属 TD 抗原，B 细胞对 TD 抗原的应答需要 T 细胞的协助。这一协助需要 T 细胞和 B 细胞之间的相互作用才能完成。一方面 B 细胞可以作为 APC 提呈细胞活化 T 细胞，另一方面活化的 T 细胞可以提供 B 细胞活化的第二信号，并分泌多种细胞因子帮助 B 细胞进一步分化。TD 抗原诱导的体液免疫应答，其过程亦可分为三个阶段，即抗原提呈与识别阶段；T 细胞、B 细胞的活化增殖与分化阶段以及抗体发挥免疫效应的阶段。

（一）抗原提呈与识别阶段

TD 抗原初次进入机体多由 DC 摄取，加工处理，并将其处理后的抗原肽，以抗原肽 -MHC-Ⅱ类分子复合物的形式提呈给 $CD4^+Th0$ 细胞，抗原再次进入机体，则主要由单核细胞 / 巨噬细胞或 B 细胞将其提呈给 $CD4^+Th0$ 细胞。

（二）T、B 细胞的活化增殖与分化阶段

1. $CD4^+Th$ 细胞的活化增殖与分化 $CD4^+Th$ 细胞的活化需要双信号：第一活化信号包括双识别：即 $CD4^+Th0$ 细胞通过其表面的 TCR-CD3 复合物，识别 APC 细胞表面的抗原肽 -MHC-Ⅱ类分子复合物，即 TCR 识别抗原肽；$CD4^+$ 分子识别该复合物中的 MHC-Ⅱ类分子。从而构成了双识别，该双识别为 $CD4^+Th$ 细胞活化的第一信号；与此同时 $CD4^+Th$ 细胞表面表达的 CD28 等分子与 APC 表面的共同协同刺激分子 B7（CD80）等相互结合，形成了 $CD4^+Th$ 细胞活化的第二信号。该双信号使 $CD4^+Th0$ 活化，进而表达 CD40L 以及 IL-2、IL-4、IL-12、IFN-γ 等多种细胞因子的受体，并在相应细胞因子作用下完全活化。活化的 $CD4^+Th$ 细胞，在 IL-4 的作用下增殖分化为 $CD4^+Th2$，协助和促进 B 细胞发挥体液免疫（图 8-4）。

2. B 细胞的活化增殖与分化阶段 B 细胞的激活依赖 B 细胞受体（B cell antigen receptor，BCR），特异性识别及结合抗原，B 细胞活化也需要双信号：

（1）B 细胞的第一活化信号：B 细胞的第一活化信号经由 Igα/β 传入细胞内，B 细胞通过表面的 BCR 与特异性抗原表位结合，启动该第一活化信号，但由于 BCR 重链胞质区较短，自身不能传递信号，需要与 BCR-Igα/β 复合物中的 Igα/β 将信号转入其细胞内。

另外，成熟 B 细胞表面表达有 CD21-CD19-CD81 组成的 B 细胞活化共受体复合物。该复合物中的 CD21 能识别结合有抗原的补体成分 C3d，虽然 CD21 分子本身不能传导信号，但可通过共受体中的 CD19 分子把信号传导到细胞内。结合抗原的补体成分 C3d 与 CD21 结合使 CD19/CD21 交联。共受体中的 CD81 分子为 4 次跨膜分子，其主要的作用可能是连结 CD19 和 CD21，稳定 CD21-CD19-CD81 复合物。CD19 传导的信号加强了 B 细胞对抗原的识别。

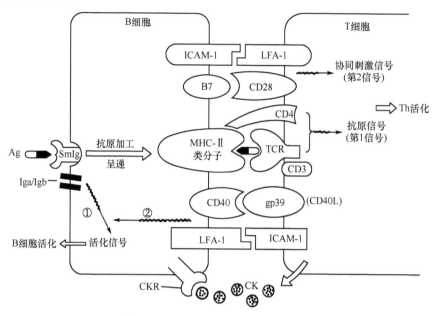

图 8-4   B 细胞与 T 细胞之间相互作用

（2）B 细胞的第二活化信号：B 细胞不但是体液免疫应答的效应细胞，而且作为 APC 可以活化 T 细胞。B 细胞将其第一信号激活过程中传入的抗原进行加工处理，并以抗原肽 - MHC-Ⅱ类分子复合物的形式表达于细胞表面，供初始 T 细胞识别，提供 T 细胞活化的第一信号，使 T 细胞表达 CD40L 和产生多种协同刺激分子 CD28、LFA-1 等，上述分子与 B 细胞表面的 CD40 和 B7、ICAM-1 等分子结合，构成了 B 细胞活化的第二信号，与此同时 T 细胞也获得了第二活化信号，使 T 细胞进一步活化（图 8-4）。

B 细胞在双信号的刺激下，开始增殖，并进一步分化，最终形成浆细胞合成和分泌的抗体。在此过程中部分 B 细胞中途停止分化，成为静息状态的记忆性 B 细胞。记忆性 B 细胞再次与相应抗原接触时，可迅速增殖分化为浆细胞，产生更多的抗体。

记忆性 B 细胞的产生

生发中心（T、B 细胞经高内皮微静脉，进入外周淋巴器官的 T 细胞区和 B 细胞区在 Th 细胞的辅助下，活化的部分 B 细胞进入 B 细胞区，分裂增殖形成生发中心。）存活下来的 B 细胞，除分化为浆细胞外还有部分分化为记忆性 B 细胞（memory B cell，Bm），而大部分的 Bm 离开生发进入血液参与再循环。Bm 不产生 Ig，但再次与同一种抗原相遇是可迅速活化，产生大量特异性 Ig。有关 Bm 的特异性表面标志尚不清楚，但 Bm 表达 CD27，且 CD44 的水平高于初始的 B 细胞。一般认为 Bm 为长寿细胞。

（三）免疫效应阶段

浆细胞合成和分泌的抗体以其 Fab 段结合抗原，并借助 Fc 段与固有免疫中的细胞（单核细胞、NK 细胞等）和补体分子结合，发挥重要的抗感染免疫作用，亦可造成机体的免疫损伤作用。

二、TI 抗原诱导的体液免疫应答

TI 抗原主要为多糖类抗原物质，如某些细菌的荚膜多糖、脂多糖等，TI 抗原可直接激活 B 细胞产生抗体，而无需 T 细胞的辅助。因其不需 Th 细胞的辅助，故机体对 TI 抗原的免疫应答比对 TD 抗原诱导的免疫应答发生要早。但 TI 抗原单独不能诱导 Ig 类别的转换和记忆性 B 细胞的形成，只能产生 IgM 类抗体，不形成免疫记忆，不能发生再次免疫应答。

三、体液免疫应答产生的一般规律与实际应用

（一）体液免疫应答的一般规律

1. 初次应答（primary respones） 抗原初次进入机体诱导的免疫应答称为初次应答。抗原初次进入机体后，需经一定的潜伏期才能在血液中出现抗体。初次应答的特点是：①潜伏期长一般需要 1～2 周，潜伏期的长短与抗原的性质有关；②抗体含量低，故在体内维持时间短；③初次应答产生的抗体以 IgM 为主，由于 IgM 抗体在其感染性疾病的发生过程中产生早、消失快，故特异性 IgM 抗体的检测，可作为某些传染性疾病的早期诊断；④抗体与抗原的亲和性低（图 8-5）。

2. 再次应答（secondary response） 也称回忆性反应，其应答的特点是：①潜伏期短，大约为初次应答潜伏期的一半；②抗体含量高，在体内维持时间长；③产生的抗体以 IgG 为主；④抗体与抗原的亲和性高（图 8-5）。

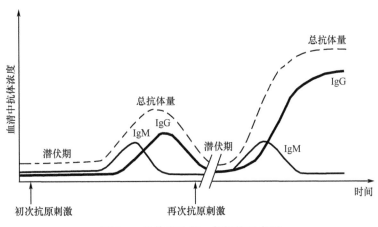

图 8-5　抗体产生的一般规律示意图

（二）抗体产生规律的实际应用

再次应答主要有记忆性免疫细胞介导，其应答规律在临床实践中已得到了广泛的应用，如在免疫血清的制备过程中，常通过多次和再次给动物加强抗原注射，诱导动物产生高效价的抗体，在某些疫苗预防接种的过程中，依据再次应答的特点，常采用再次和多次强化接种，使机体获得大量的高亲和力的抗体，从而发挥更好的免疫效果。另外，在某些传染性疾病的发病过程中，需要在疾病的发病初期和恢复期采集患者双份血液标本，进行特异性抗体的定量检测，当恢复期抗体滴度比发病初期增高 4 倍以上时有诊断意义。

考点：**体液免疫应答产生的一般规律与实际应用**

第四节　细胞免疫应答的过程

细胞免疫应答是指抗原刺激 T 细胞使其活化增殖并分化为效应性 T 细胞（Th 和 Tc）所

发生的特异性免疫应答的过程，而诱导细胞免疫应答的抗原通常由 TD 抗原引起，TD 抗原多为外源性抗原，参与细胞免疫应答的细胞主要包括 APC、CD4$^+$Th1 和 CD8$^+$Tc（CTL）细胞。

细胞免疫应答也可分为三个阶段：①T 细胞对抗原的识别阶段；②T 细胞活化、增殖和分化阶段；③效应性 T 细胞的产生及效应阶段。

未与特异性抗原接触的成熟的 T 细胞一般称为初始的 T 细胞。这些初始的 T 细胞在胸腺内发育成熟后随血液循环到达外周器官，并再循环到血液，以便随时识别进入到机体的抗原。初始的 T 细胞表面的 TCR 与抗原提呈细胞（APC）表面的抗原肽 -MHC 分子复合物特异性结合，在其他辅助因子的作用下活化增殖并分化为效应细胞，进而完成对抗原的清除和免疫应答的调节作用。在免疫应答的过程中部分活化的 T 细胞分化为记忆性 T 细胞（memory T cell）。

一、T 细胞对抗原的识别及活化过程

T 细胞通过表面的抗原识别受体 TCR 与 APC 表面的抗原肽 -MHC 分子复合物特异性结合的过程称为抗原识别，T 细胞在特异性识别 APC 所提呈抗原肽时，须同时识别与抗原肽形成复合物的 MHC 分子，这种特异性的识别过程称为 MHC 的限制性。MHC 的限制性决定了任何一种 T 细胞只能识别有同一个体 APC 表面的 MHC 分子所提呈的抗原肽。T 细胞对抗原的识别主要是 CD4$^+$Th 细胞和 CD8$^+$Tc 细胞。

T 细胞活化信号的产生需要双信号：

（一）T 细胞活化的第一信号

CD4$^+$Th 细胞通过 TCR-CD3 复合物与 APC 表面相应抗原肽 -MHC Ⅱ 类分子复合物特异性结合，CD8$^+$Tc 细胞通过 TCR-CD3 复合物与 APC 表面相应抗原肽 -MHC Ⅰ 类分子复合物特异性结合。此外，T 细胞表面的 CD4 或 CD8 分子可分别与 APC 表面的 MHC Ⅱ/Ⅰ 类分子的非多态区结合，由此构成 T 细胞活化的第一信号。

（二）T 细胞活化的第二信号

在第一信号的基础上，T 细胞表面 CD28、CD2 等协同刺激分子与 APC 表面 B7、CD58 等相应协同刺激分子进行结合，构成了 T 细胞活化的第二信号。

除上述双信号外，T 细胞的活化还需要多种细胞因子的参与。活化的 APC 和 T 细胞可分泌 IL-1、IL-2、IL-4、IL-6、IL-10、IL-12、IL-15 和 IFN-γ 等细胞因子，在双信号及多种细胞因子的相互作用下 CD4$^+$Th/CD8$^+$Tc 被活化而成为效应 T 细胞（图 8-6，图 8-7）。

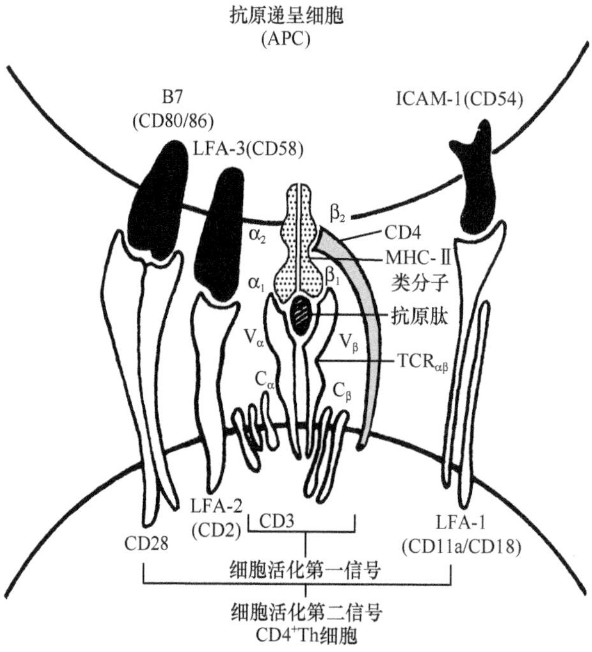

图 8-6　CD4$^+$Th 细胞活化示意图
CD4$^+$Th 细胞与 APC 相互活化

二、效应 T 细胞的作用

在细胞免疫应答阶段其效应细胞主要是 CD4$^+$Th1 细胞和效应 CD8$^+$

Tc 细胞（CTL 细胞），二者的特性和生物学作用不同，故可发挥不同的免疫效应。

（一）效应 CD4+Th1 细胞介导的免疫效应

效应 CD4+Th1 细胞接受相应抗原刺激后，可释放 IL-2、IFN-γ、TNF-β 和 GM-CSF 等细胞因子，这些细胞因子作用于淋巴细胞和单核—吞噬使之迁移到局部组织，增强其吞噬活性并产生更多的细胞因子，最终导致局部产生以淋巴细胞和单核—巨噬细胞浸润为主的慢性炎症反应或迟发型超敏反应。

（二）效应 CD8+Tc 细胞介导的免疫效应

效应 CD8+Tc 细胞（CTL 细胞）的主要生物学效应是杀伤和清除细胞内寄生物，如病毒、某些细菌感染的靶细胞或肿瘤细胞，CTL 细胞主要通过下列三种途径杀伤靶细胞。

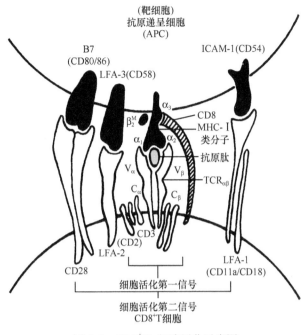

图 8-7　CD8+Tc 细胞活化示意图
CD8+Tc 细胞与 APC 相互活化

1. 穿孔素 / 颗粒酶系统　穿孔素存在于静止 CTL 细胞的胞质颗粒中，当 CTL 细胞活化后可诱发脱颗粒反应。穿孔素的生物学作用机制类似补体激活所形成的膜攻击复合体（MAC）所引起的溶细胞效应。穿孔素的单体从细胞释放后，插入靶细胞膜，在钙离子存在的情况下，多个穿孔素聚合成内径约为 16nm 的管状孔道，该管状孔道容许钠离子和水分进入靶细胞内，最终导致细胞的溶解。颗粒酶（granzyme）是一类重要的丝氨酸蛋白酶，也是预存在 CTL 细胞胞质内的蛋白质，颗粒酶可随 CTL 脱颗粒释放到细胞外，并随穿孔素在靶细胞膜所形成的管道进入靶细胞，通过激活 DNA 内切酶，导致靶细胞凋亡。

2. Fas/FasL 系统　效应 CTL 细胞表面可高度表达膜型 FasL，与其靶细胞表面的 Fas 结合，启动靶细胞凋亡信号，导致靶细胞凋亡。

3. 分泌 TNF-α 等细胞因子，导致细胞凋亡　如 TNF-α 与靶细胞表面的相应受体（TNFR-I）结合，可启动细胞凋亡信号，造成靶细胞的凋亡。

效应 CD8+Tc 细胞通过上述三条途径杀伤靶细胞，其杀伤作用有 4 个特点：①对靶细胞杀伤的特异性；②由于 MHC-I 类分子提呈内源性抗原，故 CD8+Tc 细胞杀伤靶细胞受 MHC-I 类分子的限制；③杀伤机制是通过释放毒性蛋白、启动细胞凋亡信号导致靶细胞溶解；④在其杀伤过程中能对多个靶细胞进行连续杀伤，而 CD8+Tc 细胞本身不受到损伤。

（三）Th2 细胞介导的生物学作用

Th2 细胞通过 IL-4、IL-5、IL-13 等细胞因子，辅助和促进 B 细胞增殖、分化为浆细胞产生抗体，以辅助体液免疫应答。另外 Th2 细胞分泌的多种细胞因子可激活肥大细胞、嗜酸性和嗜碱性粒细胞而引起超敏反应等。

考点：效应 T 细胞的作用

三、细胞免疫的生物学效应

1. 抗细胞内感染　细胞免疫主要针对胞内感染的病原体，如结核分枝杆菌、麻风杆菌、伤寒沙门菌、布鲁杆菌、病毒、真菌及某些寄生虫等，发挥免疫作用。

2. 抗肿瘤　细胞免疫的抗肿瘤机制包括：CTL 细胞的特异性杀伤作用，即 CTL 细胞直接杀伤带有相应抗原的肿瘤细胞。另外细胞免疫过程中 Th1 细胞产生的某些细胞因子，如 TNF-β、IFN-γ 等细胞因子，可直接或间接发挥杀瘤效应。

3. 引起免疫损伤　细胞免疫可通过 Th1 细胞释放的细胞因子，参与迟发型超敏反应、引起器官移植排斥反应、并参与某些自身免疫性病的发生和发展过程。

考点：细胞免疫的生物学效应

第五节　免疫应答的调节

免疫应答的调节是指在免疫应答过程中，免疫系统中免疫细胞与免疫细胞、免疫细胞与免疫分子之间及免疫系统与其他系统之间的相互作用所构成的相互协调、相互制约的网络结构，以维持机体内环境稳定的一种生理过程。免疫应答是在机体遗传基因控制和神经 - 内分泌系统参与下进行完成的。如果此功能失调或异常，机体可发生超敏反应、自身免疫病、肿瘤或严重感染等。临床上可通过增强或抑制机体的免疫应答，预防和治疗免疫性及免疫相关性疾病。

一、抗原对免疫应答的调节

抗原的刺激是免疫应答产生的条件。抗原的性质可影响免疫应答的类型，如 TD-Ag，即病原微生物、血细胞、血清蛋白等，能同时诱导机体产生以 IgG 为主的体液免疫和细胞免疫；而且保留免疫记忆；TI-Ag，如多糖和脂类抗原等，只诱导体液免疫、不产生免疫记忆，产生的抗体大多为低亲和性的 IgM 类抗体。另外抗原的剂量和进入机体的途径亦可影响免疫应答的类型，如抗原的剂量适当，经皮下或皮内接种，均可获得正免疫应答，即产生体液或细胞免疫应答；如剂量过小或过大，经口或静脉途径接种，均易产生负免疫应答，即机体会对该抗原形成免疫耐受。

二、免疫分子的调节

（一）抗体的负调节作用

有实验证明在抗原免疫动物前或免疫动物初，给动物输入特异性的抗体，可使该动物随后产生相应抗体的能力下降，该试验结果说明抗体可对特异性免疫应答产生免疫抑制现象。目前认为，高浓度的抗体与相应抗原结合可封闭或阻断抗原与相应 B 细胞表面的 BCR 结合，从而阻止了 B 细胞的分化增殖和产生抗体。另外，高浓度的抗体可诱导机体产生针对其 V 区独特型表位的抗体，即抗独特型抗体（亦称为抗 BCR 的抗体、抗抗体）。该 IgG 类独特型抗体能与 B 细胞表面的 BCR 可变区相应独特型表位结合；而独特型抗体的 Fc 段又能与存在于同一 B 细胞表面的 FcγR-Ⅱ-B 结合，使 B 细胞表面 BCR 与 FcγR-Ⅱ桥联，产生抑制信号，以抑制 B 细胞的分化、增殖和抗体的产生，从而对体液免疫起到负反馈调节作用（图 8-8）。

另外，抗体与相应抗原结合，可借助补体、吞噬细胞、NK 细胞的溶解杀伤作用清除抗原，使抗原数量减少，对 B 细胞刺激减弱，抗体生成下降，亦可对体液免疫起到负反馈作用。

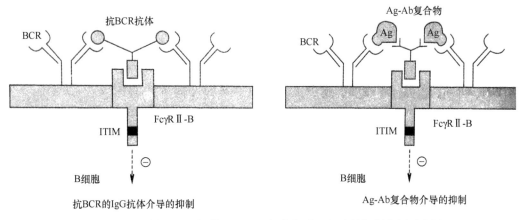

图 8-8　IgG 类抗 BCR 抗体、Ag-Ab 复合物对 B 细胞的抑制作用示意图

（二）免疫复合物的负调节作用

当低浓度的 IgG 抗体与抗原形成免疫复合物后，抗原分子表面的多价抗原表位可与 B 细胞表面的 BCR 特异性结合，而与此同时 IgGFc 段又可与 B 细胞表面的 FcγR-Ⅱ-B 结合，使 B 细胞表面 BCR 与 FcγR-Ⅱ-B 进行桥联，产生抑制信号，从而抑制 B 细胞产生抗体。

（三）补体的调节

补体组分，如 C3b 可通过与细胞表面相应补体受体，即 C3bR 结合从而起到免疫调节作用，如 B 细胞可通过 CD21 分子与 C3b 结合而被活化；滤泡树突状细胞和巨噬细胞可通过 FcR 和 C3bR 捕获抗原抗体复合物，以加强抗原的提呈。

（四）细胞因子的调节

细胞因子在固有性免疫应答和适应性免疫应答过程中发挥着多种最重要免疫调节作用。如 L-4、IL-5、IL-6、IL-13 和肿瘤坏死因子超家族的 B 细胞活化因子等可促进 B 细胞的活化，使其增殖和分化为抗体产生细胞，增强体液免疫功能；L-4 可诱导 IgG1 抗体和 IgE 的产生；IL-5 可诱导 IgA 抗体的产生；IL-2、IL-7、IL-18 等能活化 T 细胞并促进 T 细胞的增殖；转化生长因子 -β（TGF-β）是一种抑制性细胞因子，可以影响多种细胞的生长，分化、细胞凋亡及免疫调节等功能，如 TGF-β 能抑制 T 细胞的增殖与前 B 细胞的成熟，抑制巨噬细胞的活化、降低 NK 细胞的杀伤活性等。

三、免疫细胞的调节

（一）抗原提呈细胞的调节

APC 在机体免疫识别、免疫应答与免疫调节中均可发挥重要的作用，不仅可通过提呈抗原启动适应性免疫应答，而且可通过表达协同刺激分子活化 T、B 细胞、并可分泌多种细胞因子对免疫应答起正、负调节作用。另外，APC 中的 B 细胞，在体液免疫应答中起着关键性的作用。B 细胞作为一类专职的 APC，能有效地提呈抗原给辅助性 T 细胞，而该抗原提呈功能对于辅助性 T 细胞的活化及 B 细胞对 TD 抗原应答产生抗体，具有重要的作用。

（二）Th1 和 Th2 细胞的免疫调节作用

T 细胞的不同亚群在免疫应答的过程中均有不同程度的免疫调节作用。Th1 和 Th2 细胞是效应性 T 细胞，但同时也具有免疫调节作用。Th1 细胞产生的 IL-2 等细胞因子，可促进 Th1 细胞、Th2 细胞、CTL 细胞和 NK 细胞等细胞的活化与增殖，用于扩大免疫效应；Th2 细胞分泌 IL-4、IL-5 等细胞因子可促进 B 细胞的分化与增殖。Th1 细胞分泌的 IFN-γ 抑制

Th2 细胞的增殖和功能，而 Th2 细胞产生的 IL-4、IL-10 可抑制 Th1 细胞的活性。Ts 细胞通过分泌抑制性 T 细胞因子发挥负调节作用。

（三）调节性 T 细胞的免疫调节作用

调节性 T 细胞可下调免疫应答，调节性 T 细胞（regulatory T cell，Treg）一般是指能抑制其他免疫细胞活化、增殖的一类 T 细胞亚群。Treg 细胞主要包括 CD4⁺调节性 T 细胞、CD8⁺调节性 T 细胞等。Treg 细胞是通过细胞接触或释放抑制性细胞因子（IL-10、TGF-β）抑制大多数免疫细胞的活化增殖，在维持机体自身稳定中发挥着负调节和免疫耐受作用。

（四）活化诱导的细胞死亡对效应功能的调节

活化诱导的细胞死亡（activation-induced cell death，AICD）是指免疫细胞活化并发挥效应后，诱导的一种自发凋亡。这是一种高度特异性的生理性反馈调节，该调节仅针对被抗原活化并发生克隆扩增的免疫细胞，其目的在于限制抗原特异性淋巴细胞克隆扩增。在这个意义上，淋巴细胞一旦被激活，也就为自身的死亡创造了条件。通常认为，AICD 的机制是免疫细胞活化后表达 Fas 增加，活化的 CTL 和 NK 细胞大量表达和分泌 FasL，FasL 与细胞表面的 Fas 结合，诱导细胞凋亡。

而当 Fas 和 FasL 基因突变后，可因基因产物无法相互结合而不能启动靶细胞凋亡信号的转导，使反馈调节不能奏效，从而引起自身免疫性疾病，例如对于不断受到自身抗原刺激的淋巴细胞克隆，反馈调解无效意味着细胞增生失控，形成一群病理性自身反应性淋巴细胞，并产生大量自身抗体，出现 SLE 样的全身反应。临床上自身免疫性淋巴细胞增生综合征（ALPS）患者淋巴细胞大量扩增、淋巴结肿大，并有溶血性贫血和中心粒细胞减少等症状，临床检查患者的 Fas 和 FasL 基因，常可发现突变现象。

四、群体和整体水平的免疫调节

（一）遗传基因的调节

机体的免疫应答是在 MHC 基因和非 MHC 基因调控下进行的，但是对于某一特定抗原的刺激，在不同个体所产生的免疫应答水平是不尽相同的，其机制是 MHC-I 和 MHC-II 类分子直接参与了免疫应答，并由于 MHC 的多态性而导致了不同个体，对同一抗原刺激表现出了不同的免疫应答。其调节作用表现在：①抗原的提呈及 Tc 的杀伤效应均受 MHC 分子的限制。CD4⁺TCR 主要识别由 MHC-II 类分子提呈的外源性抗原肽，CD8⁺TCR 主要识别由 MHC-I 类分子提呈的内源性抗原肽，两类 T 细胞只有活化、增殖和分化为效应 T 细胞，才能发挥细胞免疫效应。②MHC-I 类分子和 MHC-II 类分子直接介导了 T 细胞在胸腺中的阴性选择和阳性选择。这既能让 T 细胞获得对自身成分的先天性免疫耐受，也能使免疫细胞之间以及它们与靶细胞之间的相互作用受到 MHC 的限制。③已发现多种疾病与某些 MHC（人的 HLA）基因位点相关，典型的例子是强直性脊柱炎（AS），患者人群中 HLA-B27 抗原阳性率高达 58%～97%，而在健康人群中仅为 1%～8%，由此决定 AS 和 HLA-B27 属阳性关联。换言之，带有 HLA-B27 基因的个体易患 AS；另外，如 HLA-DR3/DR4 与胰岛素依赖性糖尿病明显相关。总之，到目前为止记录在案和 HLA 关联的疾病大 500 余种，多以自身免疫病为主，也包括一些肿瘤和传染性疾病。④有过敏倾向的家族中，高水平 IgE 产生与染色体 11q 上存在的特应性基因有关。

（二）神经－内分泌－免疫系统网络的调节

机体在行使免疫功能时，往往与其他系统，尤其是与神经系统和内分泌系统之间，始终保持着相互调节的作用。比如：长期的神经紧张、过度的精神压力和内分泌紊乱等。均可影响或降低机体的免疫力，导致机体与免疫相关性疾病的发生和发展。

机体是一个整体，在体内神经 - 内分泌系统分泌的神经递质、内分泌激素及细胞因子与免疫系统中的免疫细胞和免疫分子构成了复杂的调节网络，如：①免疫细胞表达有能接受各种激素信号的受体，其中皮质类固醇和雄性激素等内分泌因子可通过相应受体下调免疫应答反应；生长激素和雌激素、甲状腺素和胰岛素等则能增强免疫应答反应。另外，交感神经和副交感神经也对免疫细胞的分化、发育、成熟及其效应起到抑制或增强作用。②神经 - 内分泌细胞能合成多种细胞因子调节免疫功能。如、IL-1、IL-6 和 TNF-a 等，可通过下丘脑 – 垂体 – 肾上腺轴线，刺激糖皮质激素的合成，而糖皮质激素可下调 IL-1 和巨噬细胞的活性，是细胞因子分泌减少。而皮质激素的减少又可解除对免疫细胞的抑制。然后细胞因子分泌又会增加，再促进皮质激素的合成，如此周而复始的进行循环。总之，免疫系统与神经 - 内分泌系统在体内构成的这种复杂精细的调节网络，可进行相互的调节和制约，共同维持着机体内环境的生理平衡与稳定（图 8-9）。

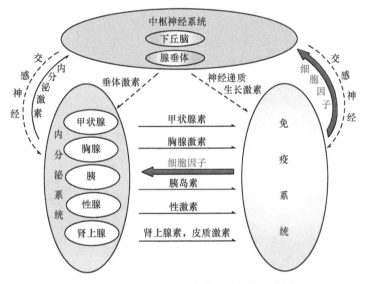

图 8-9　神经 - 内分泌 - 免疫调节网络示意图

第六节　免疫耐受

一、免疫耐受的概念

在正常的生理条件下，机体免疫系统对外来的抗原刺激可产生免疫应答，亦称"免疫正应答"，以清除病原性异物；而机体免疫系统对本身的组织和细胞，不产生免疫应答反应，即负应答，故不引起自身免疫性疾病。机体通过上述正应答和负应答以维持机体内环境的相对稳定。机体免疫系统对外来抗原的刺激不产生应答，则称为免疫无应答。免疫无应答可分为两种情况：一种是对任何一种抗原均不产生应答，此状态称为免疫抑制，主要见于先天性免疫缺陷或后天应用免疫抑制剂导致的免疫抑制。二是机体仅对某种抗原刺激不产生免疫应答，但对其他抗原刺激可产生免疫应答。机体这种只对某种抗原所产生的特异性无应答状态，称为免疫耐受（immunological tolerance）。能诱导免疫耐受的抗原，称为耐受原。

二、免疫耐受现象的发现

（一）天然耐受现象

Owen 于 1945 年首先报道了在胚胎期接触同种异型抗原所致免疫耐受的现象。他观察到异卵双胎小牛胎盘血管互相融合，血液自由交流，双胞胎出生后，两头小牛的血液中，分别同时存在有两种不同血型抗原的红细胞，构成红细胞嵌合体。这种小牛不但允许抗原不同的血细胞在体内长期存在，不产生相应抗体，而且还能接受双胞胎另一小牛的皮肤移植而不产生排斥反应。但是，这种小牛不能接受其他无关个体的皮肤移植。Owen 称这中在胚胎期接触同种异型抗原所致的免疫耐受现象，称为天然耐受。Burnet 等人认为异卵双生牛体内，对异型血细胞的耐受现象的产生是由于胚胎期免疫功能尚未成熟，异型血细胞进入胚胎牛体内，能引起对异型细胞产生抗体的免疫细胞克隆受抑制或被消灭，故此小牛出生后对胚胎期接触过的异型红细胞抗原不会发生免疫应答。

（二）实验诱导的耐受现象

1953 后 Medawar 等人将 CBA 系黑鼠的脾细胞（内含大量淋巴细胞）注入 A 系白鼠的胚胎内，待 A 系白鼠出生 8 周后，将其 CBA 黑鼠的皮肤植至给该 A 系白鼠体上，此移植的皮肤可长期存活而不被排斥。但如移植无关品系小鼠的皮肤则被排斥。这一实验证实了胚胎期接触的抗原物质，出生后对该抗原就有特异的免疫耐受现象。这一发现使人们对于耐受机制的认识有了重大的突破，提示胚胎期接触抗原将导致耐受。其后又证明在成年动物也可引起免疫耐受性，但较胚胎期困难得多。

三、免疫耐受的条件

免疫耐受的形成主要取决于抗原和机体两个方面的因素。

（一）抗原方面

抗原物质的理化性质、剂量、免疫途径以及是否加入佐剂是诱导免疫耐受发生与否的重要因素。

1. 抗原的理化性质 一般来讲，小分子、可溶性、非聚合的单体物质，如多糖、脂质和可溶性血清蛋白多为耐受原。而大分子、颗粒性及聚合的蛋白质则为良好的抗原。其原因在于大分子、颗粒性物质易被吞噬细胞吞噬摄取、加工和处理，从而有利于 APC 更好的将抗原肽提呈给免疫活性细胞，诱导免疫应答。

2. 抗原的剂量 抗原进入机体是否能形成免疫耐受，还与抗原的剂量密切相关，但剂量则随抗原的种类、动物的种属、品系以及年龄的不同而有所差异。一般而言，抗原的剂量越大、动物的年龄越小，越容易形成免疫耐受。TI 抗原需高剂量才能形成耐受，而 TD 抗原高剂量或低剂量均可形成免疫耐受。

3. 抗原进入机体的途径 动物实验显示，抗原经静脉注射最易诱导机体形成免疫耐受，腹腔注射次之，皮下或肌内注射最难形成免疫耐受。但不同部位静脉注射引起的结果不尽相同。如人丙种球蛋白经静脉注射可引起免疫应答，若经肠系膜静脉注入则容易引起耐受。IgG 或白蛋白经门静脉注入机体能形成耐受，而经周围静脉入注机体则可引起免疫应答反应。另外，抗原加入佐剂易引起免疫应答，不加入佐剂易导致耐受。

（二）机体方面

机体方面的因素包括机体发育的阶段或年龄等。一般在胚胎发育期容易形成耐受，新生期次之，成年期最难，这主要与机体免疫系统的发育程度相关。即在胚胎期未成熟的免疫细胞易诱导耐受，出生后随着免疫系统的逐步发育与完善，免疫细胞也逐渐发育成熟，成熟的免疫细胞与抗原接触后多不形成免疫耐受。

四、免疫耐受的机制

免疫耐受按其形成时期不同分为中枢耐受和外周耐受。中枢耐受（central tolerance）是指在胚胎期及出生后 T 和 B 淋巴细胞的发育过程中，遇到自身的抗原时所形成的耐受。外周耐受（peripheral tolerance）指的是成熟的 T 及 B 淋巴细胞，在外周免疫器官中遇到外源或内源性抗原后形成的免疫无应答状态，而出现的免疫耐受。

（一）中枢免疫耐受

在中枢免疫器官，即胸腺的微环境中，T 细胞的发育要经过阳性和阴性选择阶段。最后发育为单阳性 T 细胞。位于胸腺皮质与髓质交界处的胸腺树突状细胞 / 并指状细胞和巨噬细胞，可高度表达共同自身抗原抗原肽 -MHC-Ⅱ类分子或Ⅰ类分子复合物。单阳性 T 细胞表面的抗原识别受体（TCR-CD3 复合物）及协同分子与自身抗原肽 -MHC-Ⅱ类分子或Ⅰ类分子复合物结合后，可引起该 T 细胞的凋亡清除，即为阴性选择，该阴性选择的意义在于保证外周免疫器官的 T 细胞，不含有针对自身抗原成分的 T 细胞，以避免自身免疫性疾病的发生；而那些不能与自身抗原肽 -MHC-Ⅱ类分子或Ⅰ类分子复合物结合的单阳性 T 细胞得以存活，并进一步分化发育为具有免疫功能的成熟 T 细胞。

未成熟的 B 细胞表面表达的 BCR 为 mIgM，在其细胞膜上形成 mIgM-Iga/Igβ 复合物。该阶段的 B 细胞若在骨髓中与自身抗原呈高亲和力结合时，抗原的刺激，非但不能使其活化、增殖，反而会引起未成熟的 B 细胞发生凋亡，而导致克隆清除，表达对自身抗原识别的 B 细胞受体（BCR）的克隆亦可因受体编辑，形成新的 B 细胞克隆，不在对自身抗原产生应答反应。

（二）外周免疫耐受

正常成年人个体内，可发现具有潜在的自身反应性 T 细胞。这些细胞出现在外周免疫器官的原因可能为：胸腺基质细胞未表达相应的自身抗原，或者是自身反应性 T 细胞的 TCR 与胸腺基质细胞表面的抗原肽 -MHC-Ⅱ类分子或Ⅰ类分子复合物亲和力过低，从而逃避了胸腺内的阴性选择，进入了外周血循环，但机体可通过多种机制对进入外周循环中的自身反应性 T 细胞发生作用，以此来维持自身免疫的耐受状态。

1. 免疫部位的隔离 体内存在一些生理性的内部屏障，将其自身反应性 T 细胞与某些自身抗原组织进行隔离，从而形成免疫学上的特殊部位，如脑、胸腺和睾丸等。

2. 缺乏淋巴细胞激活的信号 T 细胞的充分活化需要双信号刺激，除了 T 细胞表面的 TCR-CD3 复合物与提呈细胞的抗原肽 -MHC 复合物结合形成的第一信号外，尚需相应协同刺激分子构成的 T 细胞活化的第二信号。任何原因导致其中一个信号缺失，均不能诱导 T 细胞充分活化，使其 T 细胞处于克隆无能状态，而造成免疫耐受，如：在正常情况下，自身组织细胞一般不表达 MHC-Ⅱ类分子，不能将自身抗原提呈给自身反应的 T 细胞，即不能提供自身反应性 Th 细胞活化的第一信号，故不能引起自身免疫应答。但在某些病例情况下，若自身组织异常表达 MHC-Ⅱ类分子，则可引起自身免疫性疾病。

3. 免疫调节细胞的作用 20 世纪 90 年代，发现人和小鼠体内有调节性 T 细胞（Treg 细胞），经发育产生的 Treg 细胞称自然产生的 Treg 细胞。Treg 细胞经细胞间的直接接触，可抑制 $CD4^+$ 及 $CD8^+$T 细胞的免疫应答。后天诱导产生的 Treg 细胞及具有免疫抑制功能的其他类型的 T 细胞，可以通过分泌 IL-10、TGF-β 细胞因子，抑制 iDC 分化为成熟的 DC，促进 iDC 诱导免疫耐受，另外可抑制 Th1 细胞及 $CD8^+$ 的功能。

案例分析：

1. 患者主发病因为 HIV 感染。

2.（1）HIV 感染所致的直接细胞病变效应导致 $CD4^+$T 细胞减少。首先病毒产物中的 gp41 在病毒以出芽方式释放时在细胞膜上表达，会导致细胞膜通透性增强和致死性的大量的钙内流，后者引起细胞凋亡，或者由于水内流而造成细胞的渗透性溶解；其次，病毒产物可以干扰细胞蛋白的合成和表达从而导致细胞死亡。（2）HIV 感染引起 CD4$^+$T 细胞功能损失及耗竭。HIV 特异性细胞毒性 T 细胞（CTLs）可以直接杀死 HIV 感染的细胞；针对 HIV 包膜蛋白的抗体与感染的细胞结合导致抗体依赖性细胞介导的细胞毒效应（ADCC）；gP120 与细胞内新合成的 CD4 结合干扰正常蛋白的合成并阻止 CD4 在细胞表面的表达，导致细胞不能对抗原刺激做出应答。

五、研究免疫耐受的意义

免疫耐受的研究无论在理论上还是在临床实践中均有重要的意义。理论方面免疫耐受的研究为免疫应答及免疫调节的机制可提供重要的依据。而在临床实践中也尤为重要。免疫耐受的诱导，维持和破坏可影响许多疾病的发生、发展和转归，故可通过人为的干预、诱导或终止免疫耐受，有可能为某些疾病的防治提供新的手段。如，通过诱导或维持免疫耐受，防治过敏性疾病、自身免疫性疾病以及器官移植的排斥反应。而通过终止免疫耐受激发机体产生针对靶抗原的免疫应答，以有利于病原体的清除和肿瘤的防治。因此，更进一步的探讨免疫耐受的形成机制，对指导临床实践有重要的意义。

小 结

免疫应答是指机体免疫系统识别和清除抗原性异物的反应过程。通常可分为固有免疫应答和适应性免疫应答。固有免疫应答是机体在种系发生和漫长的生物进化过程中，逐渐建立起来的可以遗传的天然免疫功能，可视为机体抵御病原微生物感染的第一道防线。适应性免疫应答亦称特异性免疫应答，是指体内免疫细胞，即 T/B 淋巴细胞接受抗原刺激后，自身活化、增殖、分化为效应细胞，产生一系列生物学效应的全过程，具有较大的个体差异性。适应性免疫应答根据其效应机制可分为 B 细胞介导的体液免疫应答（体液免疫）和 T 细胞介导的细胞免疫应答（细胞免疫），发挥不同的免疫效应。

目 标 检 测

一、名词解释
1. 固有免疫应答　2. 适应性免疫应答
3. 抗原提呈细胞　4. 内源性抗原
5. 外源性抗原　6. 体液免疫应答
7. 细胞免疫应答　8. MHC 限制性
9. 免疫耐受

二、填空题
1. 人体生理屏障包括_____、_____和_____。
2. 据参与的细胞类型和效应机制，可将特异性免疫应答分为_____和_____两大类。
3. 特异性免疫应答的基本过程分为_____、_____和_____三个阶段。
4. 初次应答时抗体产生的特点有_____、_____、_____和_____。

5. CD4$^+$Th1 细胞释放的细胞因子主要有_____、_____、_____和_____等。
6. 细胞免疫主要由_____细胞介导，体液免疫主要由_____细胞介导。
7. 免疫应答发生的场所主要是_____和_____等外周免疫器官。
8. T 细胞活化的第一信号形成需要双识别，即静止的 Th 细胞通过_____识别 APC 表面的抗原肽-MHCII 类分子中的_____，Th 细胞表面的_____识别 APC 表面的_____。
9. CTL 细胞对靶细胞的杀伤途径为_____和_____。

三、单项选择题
1. 对先天免疫的描述错误的是（　　　）

A. 经遗传获得　　　　B. 生来就有

C. 针对某种细菌的抗感染免疫

D. 对入侵的病原菌最先发挥抗感染作用

E. 正常人体都有

2. 免疫应答发生的场所不包括（　　）

   A. 淋巴结　　　　　B. 胸腺

   C. 脾脏　　　　　　D. 扁桃体

   E. 肠系膜淋巴结

3. B 细胞对 TD-Ag 应答的特点是（　　）

   A. 只产生 IgM　　　B. 不产生回忆反应

   C. 不依赖 Th 细胞

   D. 必须依赖 Th 细胞辅助

   E. 以上都不是

4. B 细胞对 TI-Ag 的应答是（　　）

   A. 只产生 IgG　　　B. 只产生 IgM

   C. 可引起回忆反应

   D. 必须依赖 Th 细胞辅助

   E. 以上都不是

5. 合成并分泌抗体的细胞是（　　）

   A. B 细胞　　　　　B. 浆细胞

   C. TH2 细胞　　　　D. 巨噬细胞

   E. Thl 细胞

6. 下列哪种抗体对疾病早期的诊断有价值（　　）

   A. IgG　　　　　　B. IgD

   C. IgA　　　　　　D. IgE

   E. IgM

7. 下列哪一项是初次应答的特点（　　）

   A. 抗体产生量大，维持时间长

   B. 主要以 IgG 为主

   C. 产生抗体与抗原的亲和力低

   D. 产生抗体与抗原的亲和力高

   E. 抗体产生潜伏期短

8. 再次免疫应答产生的抗体以（　　）为主。

   A. IgG　　　　　　B. IgD

   C. IgA　　　　　　D. IgE

   E. IgM

9. 下列细胞间相互作用不受 MHC 限制的是（　　）

   A. 巨噬细胞与 Th 细胞

   B. Tc 细胞与肿瘤细胞

   C. Th 细胞与 B 细胞

   D. NK 细胞与肿瘤细胞

   E. APC 与 Th 细胞

10. 能直接特异性杀伤靶细胞的细胞是（　　）

   A. NK 细胞　　　　B. 巨噬细胞

   C. Tc 细胞　　　　D. Th 细胞

   E. 中性粒细胞

11. Th1 细胞分泌的细胞因子主要是（　　）

   A. TNF–β　　　　　B. IL-2

   C. IFN-γ　　　　　D. GM-CSF

   E. 以上都是

12. 患者男 18 岁，健康状况良好，婴幼儿时未接种过乙肝疫苗，2010 年入某高校 3 个月后，进行健康体检。其中乙肝五项结果为 HBsAg（-）、HBsAb（-）、HBeAg（-）、HBeAb（-）、HBeAg（-）。该同学应给予接种的物质是（　　）

   A. HBsAg　　　　　B. HBsAb

   C. HBeAg　　　　　D. HBeAb

   E. 干扰素

（13、14 题共用题干）

患儿，男，9 岁，于患咽喉炎 1 周后出现眼、面部和躯干水肿而来就诊；查体：体温 37.5℃，血压 170/110mmHg 有眶部和阴囊水肿。实验室检查结果：血常规显示白细胞正常，轻度贫血；尿常规显示有蛋白尿、血尿；抗 O 效价 1600U/ml；抗透明质酸酶抗体效价 1/2048；抗 DNA 酶抗体效价 1/1360；发病 3 天后血清总补体活性降低、C_3 正常；血清蛋白 29g/L，尿蛋白 1.5g/L。

13. 该病例可初步诊断为（　　）

   A. 风湿热　　　　　B. 急性肾小球肾炎

   C. 链球菌感染后肾小球肾炎

   D. 尿毒症　　　　　E. 补体缺陷症

14. 对该病例最有价值的实验诊断方法是（　　）

   A. 白细胞计数　　　B. 血常规

   C. 血清总补体活性　D. 抗 "O" 检测

   E. 抗 DNA 酶抗体测定

四、简答题

1. 简述适应性免疫应答的概念、类型与基本过程。

2. 简述 T 细胞活化的双信号及第一信号形成的双识别。

3. 简述细胞免疫的生物学效应。

4. 试述抗体产生的一般规律及其意义。

（杨增茹）

第9章 抗感染免疫

📖 **学习目标**

1. 掌握固有免疫和适应性免疫的组成和作用特点;
2. 熟悉机体抗胞外菌与抗胞内菌免疫的机制及特点;
3. 熟悉干扰素、中和作用、调理作用的概念;
4. 了解病原体逃逸免疫防御功能的机制。

案例 9-1:

流行性脑脊髓膜炎

患儿男,3 岁 1 个月,因高热,嗜睡,于 2005 年 3 月 7 日入住广东 ×× 医院,病史母亲代述可靠。

患儿于 2 天前开始出现低热(37.4℃)、咳嗽,流鼻涕、胃纳差,到医院门诊就医,医生作感冒治疗处理;第 3 日出现高热、频繁呕吐、烦躁不安入住医院儿科后转感染科。

体格检查:T40.1℃,P148 次 / 分,R46 次 / 分,发育正常,营养中等,精神萎靡,皮肤黏膜可见 1mm~1.5cm 大小不等紫红色斑点及瘀斑;听诊心脏未闻杂音,两肺未闻及干、湿性啰音,有颈项强直、凯尔尼格体征及布鲁津斯基征等脑膜刺激征。实验室检查:WBC 计数 $20×10^9$/L(参考值 $10×10^9$/L 以内)、中性粒细胞 85.2%(参考值 51%~75%),脑脊液检查:颅压升高,脊液外观浑浊,WBC 计数 $1000×10^6$/L、以多核细胞增高为主;脑膜炎球菌培养阳性。

问题与思考

从固有免疫的角度考虑,本病例发病涉及哪些免疫屏障防线及因素?

抗感染免疫(anti-infectious immunity)指机体免疫系统抵抗病原体感染的一系列防御功能。抗感染免疫在传染病的诊断、治疗和预防方面发挥着极为重要的作用。机体每天接触大量病原体,却很少因此生病,这是由于病原体进入机体引起感染的同时诱发机体免疫系统启动各种防御性应答,最终清除病原体的缘故。近 30 年来,新出现病原体引起的传染病(如艾滋病、军团病、SARS 和高致病性禽流感等)及由病原体变异引起的多重耐药给人类健康带来严重威胁。为有效预防、治疗并控制传染病,进一步探索抗感染免疫的机制极其重要。

抗感染免疫根据发生机制不同可分为固有免疫和适应性免疫两大类。正常情况下,当病原生物入侵机体,首先是固有免疫发挥抗感染作用,这一功能是与生俱来的,针对所有病原体;随后适应性免疫启动,对病原体发挥针对性的应答和清除,这一功能具有记忆性,随着相同病原体的不断入侵而逐渐增强。两种抗感染机制相辅相成,互为补充,最终清除病原体。

第一节　固有免疫的抗感染作用

固有免疫（nonspecific immunity）又称天然免疫（innate immunity）是机体在种系发育和进化过程中，逐渐形成的一系列天然防御功能，是抵御病原体"第一道防线"。其特点有①与生俱来，可遗传；②应答迅速，起效早；③作用无特异性，对各种病原体均有一定防御能力；④没有免疫记忆。

固有免疫由屏障结构、免疫细胞及免疫分子组成。

一、屏　障　结　构

（一）皮肤与黏膜屏障

皮肤黏膜屏障由皮肤、黏膜及其附属成分构成，其功能体现在以下三方面。

1. 物理屏障作用　健康完整的皮肤和黏膜可以阻挡和排除病原微生物。皮肤表面覆盖多层鳞状细胞，由致密细胞间质连接，能阻挡致病菌的穿透。皮肤受损时，病原体容易入侵。此外上皮细胞的脱落与更新，黏膜上皮细胞表面分泌液的冲洗作用、呼吸道黏膜上皮细胞纤毛的定向摆动作用和肠蠕动等，使病原菌难以定居而被清除。

2. 化学屏障作用　皮肤和黏膜的腺体可分泌多种杀菌和抑菌物质，构成体表化学屏障。例如皮肤的汗腺分泌乳酸使汗液呈酸性（pH5.2～5.8），不利于病原菌的生长；皮脂腺分泌的脂肪酸，有杀灭细菌和真菌的作用。不同部位的黏膜能分泌溶菌酶、抗菌肽和乳铁蛋白均具有不同程度的抗菌作用。胃液中的胃酸具有强大的杀菌作用，可杀死大多数病原体，是一道重要的天然屏障。

3. 生物屏障作用　寄居于皮肤和黏膜表面的正常菌群是机体的生物屏障，对其他病原体的入侵有拮抗作用。它们可通过与病原体竞争受体和营养物质以及代谢产物抑制等方式，阻止病原体定植。例如口腔中唾液链球菌产生的 H_2O_2，能杀死脑膜炎奈瑟菌和白喉棒状杆菌；肠道中大肠埃希菌的大肠菌素（colicin）和酸性产物，具有抑制金黄色葡萄球菌、痢疾志贺菌等的生长；咽喉部甲型溶血性链球菌能抑制肺炎链球菌生长等，因此皮肤及黏膜的完整性有利于抵御病原体的入侵。

（二）血－脑屏障

血-脑屏障主要由致密的脑毛细血管内皮层、基底膜和围绕在血管壁外的星状胶质细胞形成的胶质膜构成。此屏障主要借脑毛细血管内皮细胞层的紧密连接和微弱的吞饮作用，来阻挡微生物及其毒性产物从血液进入脑组织或脑脊液，以此保护中枢神经系统。婴幼儿血-脑屏障发育尚未完善，较易发生中枢神经系统感染。

（三）胎盘屏障

胎盘屏障由母体子宫内膜的基蜕膜和胎儿绒毛膜滋养层细胞共同组成。此屏障可防止母体内的病原体及其有害产物进入胎儿体内，保护胎儿免受感染。但在妊娠 3 个月内，胎盘屏障尚未发育完善，母体病原体如（风疹病毒、巨细胞病毒、人类免疫缺陷病毒等），有可能经胎盘侵犯胎儿正常发育，造成畸形甚至死亡。另外，药物也可通过胎盘影响胎儿。因此，在妊娠期间尤其是早期，应尽量防止发生感染并尽可能不用或少用药物。

（四）种间屏障

某些病原体如病毒感染宿主细胞需要一定受体，种属间受体的不同形成了自然地"种间屏障"。例如正是由于种间屏障的存在，人体感染禽流感的几率很小，目前全球仅 250 余例人受禽流感病毒感染；但另一方面也说明，种间屏障不是绝对的，其实质在于病原体受体基因的差别。

二、参与固有免疫的免疫细胞

参与固有免疫作用的细胞主要包括吞噬细胞、NK 细胞、γ/δT 细胞、B1 细胞、肥大细胞等。

（一）吞噬细胞

病原体一旦突破体表屏障后，可向机体内部入侵扩散，此时由体内的吞噬细胞发挥抗感染作用。

1. 吞噬细胞种类 吞噬细胞（phagocyte）主要包括中性粒细胞（neutrophil）和单核 - 巨噬细胞系统（mononeuclear phagocyte system）两大类，均有较强的变形运动和吞噬与消化异物的能力。

（1）中性粒细胞：是血循环中的小吞噬细胞，其数量庞大，占白细胞总数的 60%～70%，更新迅速，每分钟约 1×10^7 个，但寿命短暂（1～3 天）；呈圆形，胞质内富含溶菌酶、过氧化氢酶等，在杀菌、溶菌和消除过程中起重要作用。中性粒细胞对许多趋化性介质十分敏感，病原体入侵时在趋化性介质作用下能迅速逸出血管，到达感染部位。

（2）单核 - 巨噬细胞：指外周血中的单核细胞和组织器官中的巨噬细胞。外周血单核细胞占白细胞总数的 1%～3%。在血液中数小时后，即可穿过血管内皮细胞移行至全身组织器官，发育为巨噬细胞。巨噬细胞在不同组织中名称各异，如肝脏的库普弗细胞，中枢神经系统的小胶质细胞等。巨噬细胞寿命较长，可在组织中存活数月，形体较大，胞浆内富含溶酶体和其他细胞器。

2. 吞噬杀菌过程 吞噬细胞的吞噬杀菌过程包括以下 3 个步骤（图 9-1）。

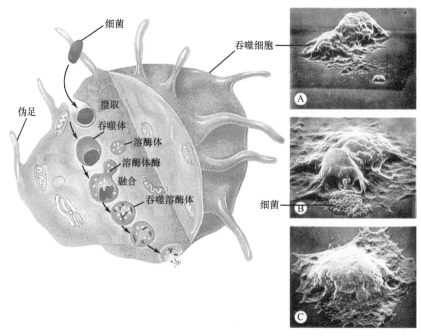

图 9-1　吞噬细胞吞噬杀伤过程示意图

A. 吞噬细胞；B. 吞噬细胞向细胞趋近；C. 吞噬细胞吞入细菌

他究竟得了什么病？

某男孩 5 岁，于出生后 6 个月起反复发生呼吸道、皮肤及肠道感染，并形成肉芽肿样

链　接

病变，伴有肝、脾、淋巴结肿大。曾因细菌性肺炎多次住院。医生给予化验检查以明确诊断。结果为：中性粒细胞数明显增多，吞噬功能虽正常，但杀菌能力明显下降，显微镜下医生观察到该病孩白细胞中被吞噬的细菌绝大多数竟然仍然还活着！经过其他鉴别诊断后，医生证实该病孩得了一种较为罕见的遗传病，称为性联慢性肉芽肿病。现代医学认为，该病由母亲携带缺陷基因，男孩患病。缺陷基因导致吞噬细胞内细胞色素 b 功能障碍，不能产生活性氧和过氧化氢，因而氧依赖的杀菌过程不能发生，细菌安全地存活在吞噬细胞内，并随吞噬细胞移动造成感染播散。反复感染还可形成肉芽肿样病变。

由此可见，小小吞噬细胞在机体中确实起了"清道夫"的角色，若它出了问题，病原菌等"垃圾"就会乘机肆虐危害健康。

（1）趋化与黏附：当病原体穿过体表屏障侵入机体内部时，中性粒细胞先黏附于血管内皮细胞，然后穿过间隙从毛细血管渗出。在一些化学成分作用下抵达并聚集于病原体侵入部位。这些化学成分称为趋化因子，例如细菌内毒素、补体活化片段 C3a、C5a、中性粒细胞活化肽 -1（IL-8）等，具有吸引吞噬细胞定向运动的作用。

（2）调理与吞入：吞噬细胞接触病原体后，细胞膜内陷，伸出伪足将病原体包裹，在胞内形成吞噬体，此过程称为吞噬。若体液中有抗体或补体覆盖于病原体表面则有利于吞噬细胞的吞噬，称为调理作用。

（3）杀菌与消化：当吞噬体形成后，溶酶体与之靠近，二者融合形成吞噬溶酶体。溶酶体内有多种酶类和杀菌物质，通过氧依赖和非氧依赖杀伤作用将吞入的病原体杀灭、降解和清除。

3. 吞噬结果　病原菌被吞噬后经杀死、消化被排出者为完全吞噬。见于急性炎症，由中性粒细胞参与。有些胞内寄生菌如结核杆菌、麻风杆菌等虽被吞噬但不被杀死，可在吞噬细胞内生长繁殖，造成吞噬细胞死亡破裂。或随吞噬细胞游走，经淋巴液或血液播散到人体其他部位，称为不完全吞噬，常见于慢性炎症，主要由单核—巨噬细胞参与。在吞噬过程中，吞噬细胞溶酶体释放的多种酶也能破坏邻近正常细胞，造成组织损伤。

（二）自然杀伤细胞

自然杀伤细胞（natural killer cell，NK 细胞），能表达多种膜受体、CD 分子和黏附分子，属于固有免疫细胞。其杀伤作用没有特异性，可直接杀伤肿瘤细胞或病毒感染的靶细胞。NK 细胞的表面受体与靶细胞表面的糖配体结合后，通过释放穿孔素及颗粒酶杀伤靶细胞；或通过表达 FasL，诱导带有 Fas（factor associated suicide，即自杀相关因子）的细胞凋亡。此外，NK 细胞亦可通过抗体依赖的细胞介导的细胞毒作用（ADCC 作用）杀伤溶解靶细胞。活化的 NK 细胞可产生 IL-1、IFN-γ 和 TNF 等多种细胞因子，激活巨噬细胞和其他免疫细胞，对免疫功能进行调节。NK 细胞主要参加抗病毒、抗胞内菌感染及抗肿瘤免疫（详见第 4 章免疫系统）。

（三）γ/δT 细胞

T 细胞可分别表达两种不同类型的 T 细胞抗原受体（TCR），一种称为 TCRαβ，另一种称为 TCRγδ。它们与 CD3 分子非共价相连以 TCR-CD3 复合物形式表达于 T 细胞表面，表达 TCRγδ-CD3 为 γ/δT 细胞。γ/δT 细胞在外周血中仅占 CD3$^+$T 细胞 1%～5%，主要分布于黏膜和上皮组织中，发挥类似 CD8$^+$α/βT 细胞杀伤机制杀伤靶细胞，但作用无专一性，没有 MHC

限制性。γ/δT 细胞主要发挥抗胞内菌感染，抗病毒感染及抗肿瘤作用。

（四）B1 细胞

B 细胞可分为 B1 和 B2 两个亚群，前者属固有免疫细胞，后者即为参与适应性免疫应答的 B 细胞。B1 细胞表面表达 CD5、SmIgM，不表达 SmIgD。B1 细胞在个体发育过程中出现较早，主要分布于肠道固有层、腹腔。B1 细胞识别多糖抗原和某些自身抗原如变性免疫球蛋白、ssDNA，不需要 Th 细胞辅助，不产生免疫记忆，产生低亲和力 IgM，此低亲和力抗体可与多种不同的抗原表位结合，出现多反应性，即缺乏严格特异性，这在机体早期抗感染免疫和维持自身稳定过程中具有重要作用。

三、参与固有免疫的免疫分子

（一）补体

补体是一类效应物质，既参与适应性免疫，又是构成固有免疫的重要成分。在感染早期抗体尚未产生时，某些病原体可经旁路途径活化补体，产生杀菌作用；也可以通过活化过程中产生的水解片段可介导炎症反应（如 C3a、C4a、C5a）和调理作用（如 C3b、C4b），从而加强对病原体的清除作用（详见第 6 章）。

（二）溶菌酶

溶菌酶广泛分布于机体正常组织、体液（如血清、唾液、泪液和鼻及支气管分泌液）及吞噬细胞溶酶体中，是一种碱性蛋白质，具有水解革兰阳性菌细胞壁肽聚糖的作用，在补体与抗体参与下，也可溶解某些革兰阴性菌。无毒无副作用，可用于医疗、食物防腐剂及生物工程。

（三）急性期蛋白

急性期蛋白是机体受感染后血清中含量急剧增高的一类蛋白，如 C- 反应蛋白（C reactive protein，CRP）和甘露糖结合凝集素（MBL）。CRP 和 MBL 分别与细菌表面磷酸胆碱和甘露糖残基结合而起调理作用。

（四）细胞因子

在病原体或炎性因子刺激下，体内许多细胞可合成并分泌多种细胞因子，这些细胞因子在抗感染免疫中具有重要作用。如巨噬细胞活化后分泌的 TNF-α、IL-1、IL-6、IL-8、MCP-1 可通过介导炎症反应或刺激产生急性期蛋白，提高机体抗感染能力；NK 细胞、Th 细胞产生的 IFN-γ 可增强巨噬细胞杀伤活性，IL-2、IFN-γ 又可激活 NK 细胞杀伤活性；病毒诱导感染细胞产生的 IFN-α/β 具有抑制病毒增殖的作用。

第二节　适应性免疫的抗感染作用

适应性免疫（specific immunity）亦称获得性免疫（acquired immunity），是机体出生后与病原体及其代谢产物等抗原接触的过程中形成的。其特点：①后天获得，不能遗传；②对抗原具有特异性；③产生免疫效应需一定时间；④具有免疫记忆性。

适应性免疫包括特异性体液免疫和特异性细胞免疫。

一、特异性体液免疫的保护作用

特异性体液免疫是 B 细胞介导的免疫应答。不同类型抗原刺激不同 B 细胞亚群产生应答。细菌 LPS、鞭毛蛋白、荚膜多糖等 TI-Ag 刺激 B1 细胞亚群产生应答，不需要巨噬细胞和 CD4[+]Th 细胞协助，产生 IgM 类抗体，无免疫记忆。大多数蛋白抗原为 TD-Ag，刺激

B2 细胞亚群产生应答，需要巨噬细胞和 Th 细胞协助，产生以 IgG 为主的抗体，具有免疫记忆。

不同类别的抗体，由于其存在部位不同，抗感染免疫作用也不同。

（一）全身免疫

主要靠 IgG、IgM 等循环抗体的保护作用。病原体感染机体后，几乎均可刺激机体产生特异性 IgG 与 IgM。

1. IgG　IgG 是人体含量最多、分布最广的抗体，可在全身各组织器官和体液中发挥抗感染作用。母体 IgG 能通过胎盘，使胎儿出生后一定时间内具有对某些病毒和细菌感染的免疫力，这是婴幼儿获得自然被动免疫的主要途径。

2. IgM　IgM 分子量大，主要分布于血液中，是血液中抗微生物的重要抗体。IgM 也是病原体感染后最早产生的抗体，在感染早期其保护作用尤为重要。

IgG 与 IgM 抗感染机制主要为：①中和作用，包括中和毒素和病毒；②激活补体，溶解、杀伤病原体或病原体感染的靶细胞；③抗体依赖的细胞介导的细胞毒作用（ADCC 作用），辅助 NK 细胞杀伤病原体；④调理作用，通过抗体单独或抗体与补体联合促进吞噬细胞吞噬作用。

（二）局部免疫

即黏膜免疫，主要由黏膜相关淋巴组织（MALT）中的浆细胞产生的分泌型 IgA（SIgA）在黏膜发挥抗感染作用。

病原体借助自身表面结构与黏膜上皮细胞表面相应受体结合，黏附于黏膜表面，由此进入人体引起感染。SIgA 可与病原体特异结合，阻断病原体与黏膜黏附，使之不能在黏膜定居、繁殖，从而防止感染发生。故 SIgA 在黏膜局部抗感染中发挥重要作用。新生儿可从母亲乳汁中获得 SIgA，对其合成不足有所弥补。因此，母乳喂养婴儿胃肠道感染发生率较人工喂养婴儿低。

二、特异性细胞免疫的保护作用

抗体对机体的保护作用一般仅针对胞外病原体，而对胞内感染的病原体（如胞内菌、病毒真菌、原虫等）则有赖于特异性细胞免疫的保护作用。

参与特异性细胞免疫的效应细胞主要是 $CD4^+Th1$ 细胞（T_{DTH}）和 $CD8^+Tc$ 细胞（CTL）。活化的 Th1 细胞表达 CD40L 和分泌 IFN-γ、IL-2、TNF-α 等细胞因子，可通过激活巨噬细胞、NK 细胞等效应细胞杀伤病原体或病原体感染的靶细胞。Tc 细胞则通过释放穿孔素、颗粒酶等杀死病原体感染的靶细胞，或经 FasL/Fas 途径诱导靶细胞凋亡（详见第 8 章免疫应答）。

效应性 T 细胞主要清除胞内寄生病原体，对抵御胞内菌、病毒等所致疾病至关重要。细胞免疫功能缺陷（如 DiGeorge 综合征、艾滋病等）患者，极易发生胞内寄生物的感染，常成为患者的重要死因。

考点提示：
抗感染免疫
的类型和组
成

第三节　抗各类病原体感染的免疫

一、抗细菌免疫

（一）固有抗菌免疫

当病原菌突破机体外部屏障后，穿过体表和黏膜的细菌首先可通过补体活化的旁路途径激活补体而被裂解。补体活化产生的 C3a、C5a 片段参与激活肥大细胞，并趋化血循环中的中性粒细胞和单核细胞浸润感染局部，吞噬并消化入侵的细菌。

固有免疫在细菌感染的早期抑制细菌的快速增殖，有时在适应性免疫应答启动之前，固有免疫反应就已将入侵的细菌清除，但多数情况下需要适应性免疫参与才能最终清除病原菌。

（二）特异性抗菌免疫

按病原菌入侵后停留或繁殖的主要部位不同可分为胞外菌和胞内菌两大类。机体对两类菌的防御方式各不相同。

1. 抗胞外菌的适应性免疫

常见胞外菌及其引起的疾病

病原体	临床疾病
炭疽芽胞杆菌	炭疽
肉毒梭菌	食物中毒
破伤风芽胞梭菌	破伤风
白喉棒状杆菌	白喉
大肠埃希菌 O157：H7	出血性肠炎
脑膜炎奈瑟菌	流行性脑脊髓膜炎
淋球菌	淋病
金黄色葡萄球菌	食物中毒、中毒性休克
化脓性链球菌	脓毒性咽喉炎
肺炎链球菌	肺炎、中耳炎
霍乱弧菌	霍乱
小肠结肠炎耶尔森菌	严重腹泻

胞外菌致病机制主要有：①引起炎症反应和感染部位组织损伤；②产生内毒素和外毒素引起多种病理效应。因此机体抗胞外菌感染免疫主要通过产生抗体以清除病原菌以及中和其毒素为主。针对胞外菌及其毒素的抗体主要是 IgG、IgM 和 SIgA，其作用机制为：

（1）中和毒素作用：抗毒素能与相应外毒素结合，使之失去对宿主细胞的毒性，此称中和毒素作用。抗毒素与外毒素结合形成的免疫复合物可被吞噬细胞吞噬而清除。

抗毒素主要是血循环中 IgG，特异性 SIgA 对黏膜表面外毒素亦有中和作用。机体在抵御以外毒素致病为主的胞外菌（如白喉杆菌、破伤风梭菌）时，抗毒素具有无可替代的重要作用。

需指出的是，抗毒素仅能中和游离外毒素，若外毒素已与细胞结合，则抗毒素不能中和其毒性。因此，应用抗毒素治疗时，必须把握早期和足量的原则。

考点提示：
抗毒素的作用机制

（2）抑制细菌的黏附作用：很多胞外菌（如沙门菌属、志贺菌属、奈瑟菌属、霍乱弧菌等）通过表面黏附素（如菌毛）经黏膜感染人体，故此类细菌与黏膜黏附是引起感染的先决条件。针对胞外菌黏附素的特异性 SIgA 能阻断其黏附，使之不能侵入机体。

（3）调理和促吞噬作用：抗体可经不同途径发挥调理和促吞噬作用。特异性 IgG 通过 Fab 段与胞外菌表面抗原表位结合，可降低细菌与吞噬细胞间静电斥力。IgG Fc 段可与吞噬细胞表面 FcγR 结合，在细菌和吞噬细胞间"搭桥"，从而促进吞噬细胞吞噬胞外菌。IgG、IgM 类抗体均可通过激活补体经典途径产生 C3b、C4b、iC3b 等覆盖于细菌表面，通过与吞噬细胞表面 CR1 或 CR3 结合而发挥调理作用。

（4）溶菌或杀菌作用：IgG、IgM 抗体本身无杀菌或溶菌能力，但可通过激活补体经典途径溶解、杀伤某些革兰阴性菌（如霍乱弧菌、奈瑟菌等）。革兰阳性菌对抗体、补体协同的溶菌作用不敏感，此与细菌细胞壁结构特点有关。

2. 抗胞内菌的适应性免疫　胞内菌致病特点是：细菌主要寄生在宿主细胞内，特异性抗体难以对其发挥有效作用。因此，机体抗胞内菌主要依赖细胞免疫，即通过效应性 T 细胞（CD4[+]Th1 细胞和 CD8[+]Tc 细胞）发挥作用。

Th1 细胞主要通过分泌 IFN-γ 激活巨噬细胞，杀伤被吞噬的胞内菌；亦可通过 Th1 细胞表达的 CD40L 与巨噬细胞表面 CD40 结合而激活巨噬细胞。Th1 细胞产生的 IFN-γ、IL-2 还可激活 NK 细胞杀伤感染胞内菌的靶细胞。Tc 细胞主要杀伤感染的靶细胞，其作用机制见前文。

二、抗病毒免疫

由于病毒生物学性状特殊，只能在活细胞内增殖，所以抗病毒免疫具有明显的特征：①为彻底清除体内病毒，免疫效应物质必须直接作用于病毒感染的靶细胞，或中断病毒大分子物质的合成。这种作用主要依赖于细胞免疫。②抗体一般只能作用于胞外游离状态的病毒，故在多数情况下，抗病毒免疫中细胞免疫占主导地位，而体液免疫的作用是有限的。

（一）固有抗病毒免疫

1. 屏障作用 完整的皮肤、黏膜是抵抗病毒感染的第一道防线。血脑屏障能阻挡病毒由血流进入中枢神经系统。胎盘屏障能保护胎儿免受母体所感染的病毒侵害。

2. 细胞作用 单核—吞噬细胞（mononuclear phagocyte，MΦ）能吞噬清除某些病毒，对病毒有固有抵抗力。MΦ 激活后，可增强抗病毒活性，如去除 MΦ，抵抗力随之降低。在感染早期，NK 细胞是机体抗病毒的重要固有效应细胞。细胞受病毒感染后，其 MHC-Ⅰ 类分子表达降低，影响 NK 细胞表面杀伤抑制受体（KIR）与相应配体的识别，使 NK 细胞表面杀伤活化受体（KAR）的作用占主导地位，从而活化 NK 细胞并发挥杀伤效应（图 9-2）。

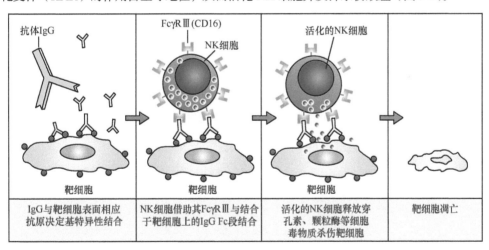

图 9-2 NK 细胞介导的 ADCC 作用

3. 干扰素（interferon，IFN） 是病毒或其他干扰素诱生剂刺激机体多种细胞产生的一类糖蛋白，具有抑制病毒增殖，抑制肿瘤生长，调节免疫反应等生物学作用（详见第 7 章）。干扰素诱导的抗病毒活性有以下特点：①无病毒特异性，其具有广泛抗病毒活性；②作用靶点是细胞，而不是病毒；③作用时间较短，一般体外建立的抗病毒状态只维持 24～72 小时。

（二）特异性抗病毒免疫

病毒结构蛋白（如衣壳蛋白、包膜糖蛋白等）及感染细胞表达的病毒抗原均能激发机体产生特异性体液免疫和细胞免疫应答。体液免疫主要对细胞外的病毒起作用，细胞免疫则主要对细胞内病毒起作用。

1. 体液免疫的抗病毒作用　病毒感染或接种疫苗后，机体可产生多种特异性抗体发挥免疫作用。

（1）中和病毒作用：特异性抗体与病毒表面抗原结合后，使病毒失去感染能力，称为中和病毒作用。对病毒有中和能力的抗体即中和抗体，其由病毒表面抗原刺激产生，主要包括 IgG、IgM、SIgA 三类抗体。IgG 类抗体是主要的抗病毒中和抗体。中和抗体与病毒结合后可改变病毒表面构型或封闭病毒与细胞受体结合部位，从而阻止病毒吸附，使之不能进入细胞内增殖。

（2）抗体介导的对病毒感染细胞的溶解作用：受感染细胞膜上可出现病毒基因编码的蛋白，抗体与之结合，激活补体或通过 NK 细胞和巨噬细胞的 ADCC 作用使病毒感染细胞被杀伤。这种杀伤有助于病毒释放与清除，但同时也会导致宿主细胞损伤和功能障碍。

2. 细胞免疫的抗病毒作用　细胞免疫的主要作用在于杀伤病毒感染的靶细胞，这种杀伤作用有病毒的特异性。CD8$^+$杀伤性 T 细胞（CTL/Tc）通过其 TCR、CD8 等膜分子识别靶细胞表面病毒抗原和 MHC-I 类抗原复合物，同时受到活化 Th1 细胞释放的细胞因子等作用，被激活，释放穿孔素、颗粒酶发挥直接杀伤靶细胞的作用或通过表达 FasL 介导靶细胞凋亡。CD4$^+$Th1 主要通过释放 IFN-γ 活化巨噬细胞，发挥杀伤病毒效应；释放 IFN-γ、IL-2，增强 NK 细胞杀伤靶细胞作用，从而终止病毒感染。细胞免疫在控制病毒感染及促进病毒性疾病恢复中发挥主要作用，机制见图 9-3。

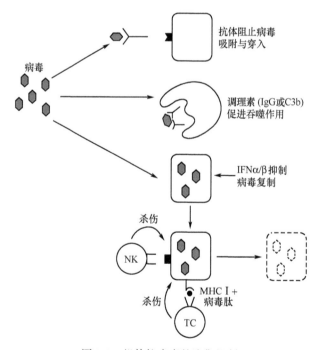

图 9-3　机体抗病毒的防御机制

案例 9-2：

传染性单核细胞增多症

　　患者女，21 岁，因患"传染性单核细胞增多症"合并化脓性扁桃体炎就诊。就诊时体温 38.5 ℃，心率 106 次 / 分，扁桃体 Ⅱ° 红肿，颈部淋巴结肿大，实验室检验显示：白细胞（WBC）4.19×10⁹/L，正常；淋巴细胞、单核细胞相对值分别为 58 %、13 %，均超过正常值，并出现异型淋巴细胞 14 %。予以静脉滴注阿莫西林 / 克拉维酸钾，3 天后体温逐渐下降至 37.6 ℃，咽痛减轻。输液 4～6 天，体温又回升到 37.6～38.6 ℃，昼低夜高；扁桃体肿胀加剧，上有大量白苔。扁桃体咽拭子镜检见到菌丝、孢子且非常活跃，培养显示大量白色念珠菌生长。

问题与思考：试分析患者症状出现的可能原因。

三、抗真菌免疫

在现代临床感染中由于菌群失调或机体免疫力低下以及耐药真菌数量和种类的增长，导致真菌感染逐渐增多。通常真菌的致病力较细菌弱，具体机制尚不清楚。目前显示真菌可以通过多种方式致病。机体对抗真菌的免疫机制也是先天免疫和后天免疫相互配合的结果。其中天然免疫主要阻止真菌发病，适应性免疫参与真菌的致病过程和疾病的恢复。

（一）固有免疫

真菌感染的发生与机体的天然免疫状态密切相关。皮脂腺分泌饱和脂肪酸及不饱和脂肪酸均有杀真菌的作用。儿童头皮脂肪酸分泌量比成人少，故易患头癣。成人因手、足汗较多，且掌部缺乏皮脂腺，故易患手足癣。近年来的研究发现，人体中存在天然具有抗真菌作用的物质，如促癣吞噬肽（tuftsin）可结合到中性粒细胞膜上，以提高其吞噬和杀菌活性发挥调理作用，并有促趋化作用。血浆中由淋巴细胞产生的转铁蛋白，可扩散至皮肤角质层，具有抑制真菌的作用。

（二）适应性免疫

真菌感染后可以刺激机体产生特异性的体液免疫和细胞免疫，以细胞免疫为主。如果 T 细胞功能缺陷或抑制，则容易发生播散性真菌感染，如 AIDS 患者。其中 Th1 介导的细胞免疫应答一方面发挥抗真菌的作用，同时也因迟发型超敏反应造成组织细胞的损伤。此外体液免疫对真菌感染有一定的保护作用，诱生的特异性抗体，可以阻止真菌吸附或促进吞噬细胞的吞噬作用。如抗白色念珠菌（白假丝酵母菌）的 SIgA 可与其表面甘露聚糖复合体结合，从而阻止其吸附。真菌抗原刺激特异性淋巴细胞增殖，通过释放 IFN-γ 和 IL-2 等激活巨噬细胞、NK 细胞等，参与对真菌的杀伤作用。但由于真菌细胞壁厚，抗体、补体不能完全将其杀灭，作用有限。

四、抗寄生虫免疫

（一）固有抗寄生虫免疫

健康的机体可通过生理屏障抵御某些寄生虫的入侵，如皮肤、黏膜、胎盘等，或通过血液及组织中的吞噬细胞、嗜酸粒细胞、自然杀伤淋巴细胞以及补体等对入侵的虫体发挥杀灭作用；也有不同区域人群由于遗传基因差异，对某些寄生虫具有先天抗性。

（二）特异性抗寄生虫免疫

指宿主对特异的寄生虫抗原产生的免疫反应过程，包括抗原的处理与呈递，T 细胞的激活和淋巴因子的产生，以及发生体液免疫和细胞免疫效应。

1. 体液免疫应答 寄生虫抗原分子一般比抗原抗体结合区域大得多。因此抗体仅能结合抗原大分子的某一特殊部位，抗体中和作用有限。主要通过抗原抗体结合后激活补体，发挥调理作用和 ADCC 作用。

2. 细胞免疫应答 在细胞免疫反应中，抗原特异性 T 细胞可直接发挥效应功能，如细胞毒 T 细胞（CTL）可直接裂解靶细胞；同时抗原活化的 T 细胞可通过分泌细胞因子进一步作用于其他细胞群体，如 IL-5 活化嗜酸粒细胞；IFN-γ 活化单核巨噬细胞，IL-2 活化 NK 细胞。细胞免疫在消除存活在 APC 内的寄生虫有重要作用。在蠕虫感染时，抗原活化 CD4$^+$ Th2 细胞，分泌细胞因子，吸引和活化嗜碱性粒细胞和嗜酸粒细胞。

（三）机体抗寄生虫免疫特点

从应答结果看，宿主对寄生虫感染产生的适应性免疫应答可分为消除性免疫（sterilizing immunity）和非消除性免疫（non-sterilizing immunity）。前者指宿主能清除体内寄生虫，并对再感染产生完全的抵抗力，例如热带利什曼原虫引起的皮肤利什曼病属消除性免疫，这种免疫状态在寄生虫感染中较少见。更多的是非消除性免疫，寄生虫感染后虽可诱导宿主对再感染产生一定的免疫力，但对体内已有的寄生虫不能完全清除，维持在低虫荷水平。如果用药物驱虫后，宿主的免疫力随之消失。如疟疾的"带虫免疫"（premunition）和血吸虫诱导的"伴随免疫"（concomitant immunity）均属于非消除性免疫。

第四节　病原体逃逸免疫防御功能的机制

病原体在与宿主长期抗衡的过程中，逐渐演化形成了一系列逃逸机体防御的机制，以适应生存。

1. 抗原变异 病原体常利用其表面抗原的变异逃避特异性抗体和特异性效应 T 细胞的作用。例如甲型流感病毒可因某些表面抗原的变异而形成新的病毒亚型，而机体针对原病毒亚型所产生的适应性免疫不能抵御新亚型感染，由于人群中缺乏抵抗力，往往会引起流感大流行。

2. 隐匿在"保护区" "保护区"是指机体中那些淋巴细胞难以到达的组织部位，如中枢神经系统和眼球晶状体。隐藏在这些部位的病原体在不引起局部炎症反应的情况下可以暂时躲避免疫系统的监视。如单纯疱疹病毒初次感染后隐匿在神经细胞中，待人体免疫力下降引起继发感染。

3. 抵抗吞噬、消化作用 胞内菌能通过不同的方式抵抗吞噬细胞的杀伤作用。例如结核杆菌菌体的某些成分，能抑制吞噬细胞溶酶体酶的活性、阻止吞噬体与溶酶体的融合、损伤吞噬细胞线粒体，从而导致不完全吞噬。此外，细菌的某些表面结构如荚膜、M 蛋白、Vi 抗原具有抗吞噬作用。

4. 干扰或损伤免疫功能 HIV 直接感染 CD4$^+$T 细胞和部分 B 细胞，造成细胞死亡，继发细胞免疫和体液免疫缺陷。乳头瘤病毒等可干扰被寄生细胞 MHC-Ⅰ类分子表达，从而不能有效呈递抗原。淋球菌等可产生 IgA 蛋白酶，降解宿主黏膜表面 SIgA，使之失活。一些细菌可分泌蛋白酶灭活某些补体成分而逃避补体的攻击。

案例 9-1 分析：

本例临床诊断：流行性脑脊髓膜炎。入院后经合理治疗 3 天病情好转，第 10 天患儿痊愈出院。在流行季节，脑膜炎球菌经呼吸道传播，在抵抗力低下的人群的鼻咽部繁殖，透过黏膜屏障入血；又因患儿血脑屏障未发育完善，细菌透过血脑屏障到达脑脊髓膜，引发脑脊髓膜炎。

案例 9-2 分析：

"传单"为 EB 病毒感染所致，患者就诊出现扁桃体红肿，高热，考虑合并细菌感染，予以阿莫西林/克拉维酸钾输液治疗。在使用抗生素的前 3 天，体温有所下降，症状有缓解趋势，说明抗生素治疗有效。但之后 3 天体温不再继续下降，扁桃体持续肿大，结合患者咽部白苔、咽痛等症状，怀疑广谱抗生素使用后打破正常菌群平衡导致局部真菌感染。遂加用抗真菌药物氟康唑治疗，后病人痊愈出院。

小 结

抗感染免疫指机体免疫系统抵御病原生物的一系列防御功能。根据参与成分、产生免疫效应的时间及对病原体有无特异性等的不同，可分为固有免疫和适应性免疫两大部分。固有免疫的作用主要通过机体的屏障结构、吞噬细胞、NK 细胞及正常体液中的杀菌物质（如补体、溶菌酶等）完成的，人人生来就有，能遗传，产生作用早，对病原生物作用无特异性等特点。适应性免疫则由 B 细胞或抗体介导的体液免疫及 T 细胞（Th1 和 Tc）介导的细胞免疫完成的，该种免疫系在感染过程中逐渐产生，不能遗传，发挥作用晚于前者，为后天获得性免疫，对病原微生物具有特异性，有免疫记忆。机体抗感染机制因入侵的病原体不同而异。对胞内菌病毒及寄生虫感染的消除主要靠细胞免疫，对胞外菌感染及病毒性疾病的预防主要靠体液免疫。某些病原体在进化过程中形成了一系列逃逸免疫攻击的机制，使相应感染性疾病的治疗和控制增加了难度。

目 标 检 测

一、名词解释

1. 抗感染免疫　2. 皮肤黏膜屏障
3. 不完全吞噬　4. 调理作用　5. 中和作用

二、填空题

1. 机体的屏障结构主要有_____、_____和_____。

2. 吞噬细胞吞噬病原菌后的结果有_____吞噬和_____吞噬两种。

3. 人体对胞内寄生菌的适应性免疫主要依赖_____免疫。

4. 吞噬细胞可分为两大类，一类是_____吞噬细胞，即血液中的_____细胞；另一类是_____吞噬细胞，包括_____细胞和_____细胞。

三、单项选择题

1. 干扰素的本质是
   A. 病毒抗原
   B. 病毒感染机体产生的抗体
   C. 抗病毒的化学治疗剂
   D. 病毒复制过程中的产物

   E. 细胞感染病毒后产生的糖蛋白

2. 病毒中和抗体的作用是
   A. 直接杀死病毒　　B. 阻止病毒的释放
   C. 阻止病毒脱壳　　D. 阻止病毒吸附
   E. 阻止病毒生物合成

3. 下列哪项不属于机体固有免疫的范畴
   A. 皮肤与黏膜　　　B. 正常菌群拮抗作用
   C. 补体　　　　　　D. 抗体
   E. 溶菌酶

4. 关于抗感染免疫的叙述，下列错误的是
   A. 完整的皮肤与黏膜屏障是抗感染的第一道防线
   B. 吞噬细胞和体液中的杀菌物质是抗感染的第二道防线
   C. 体液免疫主要针对胞外寄生菌的感染
   D. 细胞免疫主要针对胞内寄生菌的感染
   E. 抗体与细菌结合可直接杀死病原菌

5. 与抗菌免疫密切相关的抗体类型是
   A. IgA、IgM 和 IgE　　B. IgM、IgA 和 IgG
   C. IgD、IgE 和 IgM　　D. IgA、IgM 和 IgD

E．IgD、IgG 和 IgE

6．对机体固有免疫叙述，错误的是

A．在种系发育和进化过程中形成

B．与生俱来，人皆有之

C．对某种细菌感染针对性强

D．与机体的组织结构和生理功能密切相关

E．对入侵的病原菌最先发挥作用

（7、8 题共用题干）

患者，女性，27 岁，因发热、咳嗽伴胸痛就诊。体格检查：体温 38℃；双侧颊黏膜散在溃疡、并有白色分泌物；两肺听诊可闻及湿啰音。血白细胞 $4.0×10^9$/L，$CD4^+/CD8^+$ 比值<1，血清抗 HIV（＋）。

7．该患者可诊断为

A．支气管肺癌　　　B．艾滋病

C．白血病　　　　　D．上呼吸道感染

E．肺结核

8．针对该患者的护理措施，错误的是

A．严格执行消毒隔离措施

B．将病人安置于隔离病室内进行严密隔离

C．给予高热量、高蛋白、高维生素易消化饮食

D．提供病人与家属、亲友沟通机会，获得更多心理支持

E．多与病人沟通，鼓励病人树立战胜疾病的信心

四、简答题

1．简述固有抗感染免疫的组成。

2．简述吞噬细胞吞噬作用的过程，并说明吞噬作用的后果。

3．请比较对胞内菌与胞外菌的免疫有何不同。

（聂志妍）

第 10 章　超　敏　反　应

📖 学习目标

1. 掌握超敏反应的概念和类型；
2. 掌握Ⅰ型超敏反应的发生机制和防治原则；
3. 熟悉各型超敏反应的常见疾病；
4. 了解脱敏注射和减敏疗法的区别。

案例 10-1：

青霉素过敏

患者，吉××，女，26 岁，因感冒、支气管肺炎，到医院就诊。医嘱予青霉素 80 万 U 肌注，2 次/日，常规皮试阴性，观察 30 分钟，患者无不良反应而离院，4 小时后患者由家人以急症送回医院，患者已出现胸闷、口唇青紫、呼吸困难、大汗淋漓、脉搏细弱、血压下降至 60/45mmHg。同时合并大小便失禁。临床诊断：青霉素过敏性休克。立即给予患者平卧、氧气吸入，皮下注射肾上腺素 1mg，按医嘱静注高渗糖及阿托品 0.5mg。随后出现抽搐、呼吸不规则，脉搏触摸不到，患者呈昏迷状，心电图示室颤波，立即电击除颤，建立静脉通道，遵医嘱静注地西泮 10mg、地塞米松 20mg、利多卡因 200mg 等，行心肺复苏术，气管插管接呼吸机，心电监护，抗休克，导尿并留置尿管。继之出现肺水肿症状，双肺底大量湿啰音，予皮下注射吗啡 10mg、静注毛花苷 C（西地兰）0.4mg、地塞米松 20mg、氨茶碱 0.125g 等，呼吸机接酒精湿化瓶，抢救 2 小时后患者呼吸心跳恢复，心电图示窦性心动过速，心率 140 次/分，血压 100/83mmHg，12 小时后意识转清醒。

问题与思考

1. 结合病例说明青霉素皮试阴性，为什么患者会出现过敏性休克？
2. 临床上注射青霉素药物时应注意什么？出现过敏性休克应采取哪些措施？

　　人体的免疫系统发挥着"双刃剑"的功能，适应性免疫应答最重要的功能是抗感染，但也可由于机体自身遗传问题或抗原因素引起组织损伤和疾病的发生。超敏反应就是由于免疫应答紊乱所造成的。超敏反应（hypersensitivity）一词源于 1906 年 Clemens von Pirquet 提出的变态反应（allergy），是指机体接受相同的抗原或半抗原再次刺激时所发生的病理性免疫应答，其结果导致机体生理功能紊乱或组织细胞损伤，是机体免疫功能过高的表现。

　　引起超敏反应的抗原称为变应原（allergen），可以是外源性物质如异种动物血清、组织细胞、微生物、植物花粉、兽类皮毛等完全抗原或青霉素、磺胺等药物、甲醛等半抗原；也可以是自身变性细胞或分子如胞内感染细胞、类风湿因子等。超敏反应的临床表现多种多样，根据超敏反应发生的机制和临床表现将其分为Ⅰ、Ⅱ、Ⅲ和Ⅳ型。Ⅰ、Ⅱ、Ⅲ型由抗体介导，属于病理性体液免疫应答；Ⅳ型由效应 T 细胞介导，属于病理性细胞免疫应答。

第一节　Ⅰ型超敏反应

考点提示：
Ⅰ型超敏反应的特点和发生机制

Ⅰ型超敏反应又称过敏反应（anaphylaxis）或速发型超敏反应，临床上最为常见。其特征为：①反应发生快、消退快；②由特异性IgE抗体介导；③临床表现为生理功能紊乱；④有明显的个体差异和遗传倾向；⑤分为即刻相反应和迟发相反应，即刻相几秒钟至几十分钟内出现，迟发相指4～12小时发作。

一、发　生　机　制

（一）参与反应的物质

1. 变应原　也称过敏原，能够选择性诱导机体发生Ⅰ型超敏反应，种类繁多，可通过吸入、食入、注射或接触使机体致敏。多数天然变应原的相对分子量为10～70kD，过大不能有效穿越呼吸道和消化道黏膜，过小则难以将肥大细胞和嗜碱粒细胞膜上两个相邻IgE抗体或其受体桥联，不能触发介质的释放。临床常见的变应原有：

（1）吸入性变应原：植物花粉（如豚草）、尘螨排泄物、真菌菌丝或孢子、动物皮毛或皮屑、昆虫毒液以及纤维等的混合物，均为常见呼吸道过敏原（图10-1）。

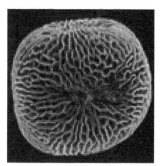 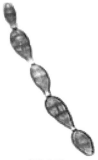 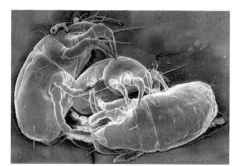

花粉　　　　　　　　　真菌孢子　　　　　　　　　　尘螨

图10-1　显微镜下的常见吸入性过敏原

（2）某些药物、化学物质或异种动物免疫血清：青霉素或其降解产物或制剂中的杂质均可与体内蛋白质结合成为变应原。临床上应用的抗毒素多为马源性抗血清，对人而言属于异种物质，可使某些机体发生超敏反应。

（3）食物：如牛奶、鸡蛋、海鱼、蟹、虾等高蛋白食物，主要引起消化道过敏反应。

2. 抗体　引起Ⅰ型超敏反应的抗体主要是IgE。IgE主要由分布在鼻咽、扁桃体、气管、支气管及胃肠道等处的黏膜固有层中的浆细胞产生，这些部位是变应原易侵入的门户，也是过敏反应的好发部位。IgE的合成受到遗传因素、接触变应原的机会、变应原的性质、Th细胞和细胞因子的类别等因素的调节。正常人血清中IgE含量极微，而过敏患者体内IgE浓度可增高1000～10 000倍。IgE具有亲细胞特性，能与同种肥大细胞及嗜碱粒细胞膜上的IgE Fc受体（FcεRI）牢固结合，使该细胞处于致敏状态。结合后的IgE其半衰期可从2.5天延长至8～14天。

3. 细胞及其活性物质　参与Ⅰ型超敏反应的细胞主要是肥大细胞、嗜碱粒细胞及嗜酸粒细胞。活化的细胞可释放多种活性介质，引起一系列临床表现，对Ⅰ型超敏反应的发生起到关键作用（图10-2）。

（1）肥大细胞和嗜碱粒细胞：肥大细胞广泛分布于皮肤、黏膜下层结缔组织中的微血管周围。嗜碱粒细胞主要循环于外周血中。两种细胞胞浆内均有大量嗜碱颗粒，颗粒内含有多

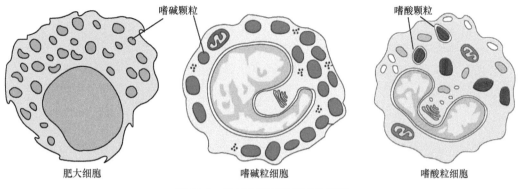

图 10-2　参与 I 型超敏反应的细胞

种生物活性介质，细胞膜上均表达有大量（4 万～20 万 / 细胞）高亲和力的 IgE 受体（FcεRI），可与 IgE 的 Fc 段牢固结合。细胞被活化随即发生脱颗粒反应释放大多种活性介质。一是预先合成并储存于颗粒中的介质，如组胺、肝素、激肽原酶和趋化因子等；二是细胞膜磷脂酶类被活化，催化膜磷脂降解，新合成的介质，如白三烯（leucotrienes LTs）、前列腺素（PG）、血小板活化因子（platelet activating factor，PAF）。活性介质可以作用于毛细血管、平滑肌、黏膜腺体等处导致临床表现。此外，肥大细胞活化后还可释放多种细胞因子，如肿瘤坏死因子（TNF）、IL-1、IL-6 等，这些细胞因子与 I 型超敏反应的迟发相反应有关。

（2）嗜酸粒细胞：I 型超敏反应炎性病灶中有大量嗜酸粒细胞浸润，外周血该细胞数也显著增高。主要分布于呼吸道、消化道和泌尿生殖道黏膜皮下结缔组织，在 I 型超敏反应中发挥双向作用：能释放多种酶灭活或抑制组胺、血小板活化因子等活性介质，对超敏反应起负调节作用；释放碱性蛋白、白三烯、血小板活化因子等参与 I 型超敏反应迟发相反应，引起慢性过敏反应如长期哮喘、持续性鼻塞、湿疹。

（二）发生过程

I 型超敏反应发生过程可分为两个阶段（图 10-3）。

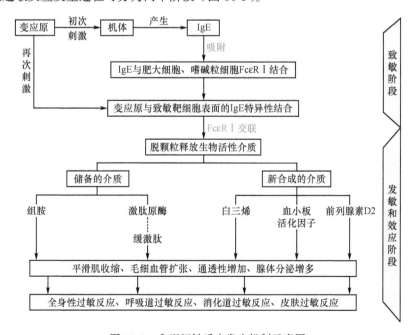

图 10-3　I 型超敏反应发生机制示意图

1. 致敏阶段　变应原通过呼吸道、消化道等多途径进入机体后，诱导变应原特异性B细胞分化为浆细胞产生IgE类抗体，IgE通过其Fc段固定于肥大细胞及嗜碱粒细胞膜的FcεRI上，此时这些细胞称致敏靶细胞，机体即处于致敏状态。致敏状态一般可持续半年以上，在此期间如不再接触同种变应原，致敏状态可逐渐消失。

2. 发敏和效应阶段　当相同的变应原再次进入已致敏的机体，即可与致敏靶细胞上的IgE发生特异性结合。二价或多价变应原与细胞上两个以上相邻的IgE结合，细胞膜上的FcεRI因IgE搭桥连接（桥联）而发生移位、变构，细胞即被活化发生脱颗粒反应，同时迅速合成新的介质并释放至胞外（图10-4）。活性介质作用于靶器官与组织，引起病理变化：①平滑肌收缩痉挛，尤以气管、支气管、胃肠道的平滑肌为甚，导致呼吸困难、腹痛腹泻。②毛细血管扩张、通透性增加，导致血浆外渗，局部水肿、血压下降，甚至休克。③黏膜腺体分泌增加。不同的介质作用各有特点。例如组胺迅速释放并立即发挥作用，但维持时间短，可被组胺酶快速分解而失活，对血管和平滑肌的作用明显，促腺体分泌作用强，是唯一引起痒感的介质。白三烯的释放与发挥作用则较缓慢，效应持久，尤其对支气管平滑肌具有强烈而持久的收缩作用，效力比组胺大100～1000倍，是引起持续性哮喘发作的重要介质。细胞脱颗粒反应是一种生理分泌现象，脱颗粒后因颗粒耗竭，机体暂时处于脱敏状态，经1～2天后细胞又重新形成新的颗粒，使机体重新处于致敏状态。

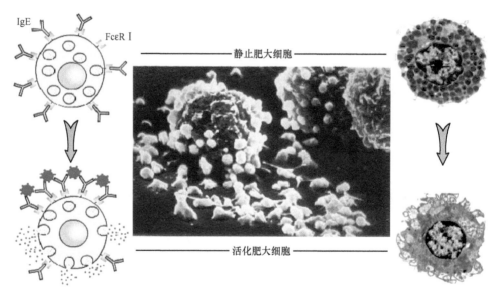

图10-4　肥大细胞脱颗粒释放生物活性介质机制

I型超敏反应除即时反应外，还可出现迟发相反应。特点是以嗜酸粒细胞浸润为主的I型超敏反应性炎症。一般多发生在再次接触变应原后4～12小时内发生，可持续1～2天或更久。一般认为LTs、PAF和肥大细胞活化后释放的多种细胞因子是参与迟发相的主要介质。

现已证明，除变应原外，蜂毒、蛇毒、过敏毒素（C3a、C5a）、抗IgE抗体及可待因、吗啡等，也能直接刺激肥大细胞脱颗粒释放介质，使机体出现类似于过敏的反应，称为"类过敏反应"。其诊断特征为机体对可疑物质缺少特异性IgE的反应，患者血清IgE浓度不升高，皮肤测试或体外诊断无法检测出该反应。以此可区别于真正的过敏反应。

二、临床常见疾病

I型超敏反应性疾病中，变应原可经多种途径进入人体，涉及多个系统的症状，临床疾病表现多样。

（一）全身性过敏反应（过敏性休克）

主要见于再次注射异种动物免疫血清（如用马制备的抗毒素）和药物（如青霉素）后所导致的过敏症或过敏性休克。通常在注射后数秒或数分钟内发生。初为皮肤痒感，随后有广泛的皮肤红斑或荨麻疹；呼吸道症状主要为胸闷、胸痛、干咳、气急和呼吸困难；胃肠道症状有恶心、呕吐、腹痛和腹泻；女性子宫有收缩症状。严重者可发生循环衰竭，出冷汗、脸色苍白、肢冷、脉细、血压下降以致昏迷和抽搐，少数病例可在短时间内死于休克或窒息。值得注意的是，初次注射青霉素有时也可发生过敏反应，原因是以往接触过青霉素变应原成分使机体致敏所致。例如，曾使用污染了青霉素的注射器；皮肤、黏膜接触过青霉素降解物或空气吸入青霉菌孢子等。

全身过敏反应也可由其他变应原引起，如普鲁卡因、链霉素、磺胺类、有机碘、维生素 B_1 和 B_{12} 等。

过敏性休克的抢救措施包括立即终止注射，在注射部位的近心端扎止血带，并使患者平卧，吸氧，皮下注射 0.1% 肾上腺素等。

考点提示：
过敏性休克
的发病机制
及抢救措施

过敏性疾病的危害

过敏性疾病是人类重大疾病之一。其发病率目前估计占世界人口的 10%～30%，而且以每年大于 1% 的速度增加，以儿童患者的发病率上升最为明显。以过敏性哮喘（哮喘）为例，我国今年儿童哮喘发病率比 10 年前明显增加，仅小儿哮喘患者就达 1000 万之多，其中过敏为主要诱因。世界卫生组织认为：过敏性疾病造成的社会负担超过艾滋病与肺结核的总和，而经济负担仅以英国的哮喘为例就超过了年均 88.9 亿英镑。如何解释这种快速增长的趋势呢？除遗传因素外，环境因子在此起着主要作用。"卫生学假说"认为在幼年接触各类有害抗原可以帮助防止过敏和自身免疫病的发生，20 世纪大规模卫生条件的改进以及疫苗的开发和抗生素的发展直接导致了过敏反应的增加。另外接触尘螨（地毯、空调的使用）的机会增加也是一个诱因。

（二）呼吸道过敏反应

呼吸道过敏反应主要由吸入性变应原引起。

1. 支气管哮喘　过敏性哮喘是以肺组织细胞浸润（主要为嗜酸粒细胞及 T 细胞）、黏液过度分泌以及气道高反应性（airway hyperresponsiveness，AHR）为特征的小气道炎症性疾病。在西方 8% 的成人及 14% 的儿童罹患该病。临床表现主要为是由于支气管平滑肌痉挛和气道变应性炎症反应使支气管壁增厚而引起的呼吸困难等症状。哮喘常急性发作，但其病程可迁延数小时或数天，成为迟发相反应。

2. 过敏性鼻炎　反应主要定位于鼻黏膜和眼结膜。表现为清水样鼻涕、阵发性喷嚏、鼻痒及眼结膜水肿和眼分泌物增多。

考点提示：
哮喘病的发
病机制和过
敏原

（三）消化道过敏反应

主要表现为过敏性胃肠炎。有些人进食鱼、虾、蛋、乳等食品或服用某些药物后，发生恶心、呕吐、腹痛、腹泻等症状。患者肠黏膜防御功能减弱，常伴有蛋白水解酶缺乏，某些食物蛋白未完全消化即被吸收，从而作为变应原诱发消化道过敏，个别严重者可发生过敏性休克。

（四）皮肤过敏反应

进食某些食物或药物，或感染某些寄生虫时发生，症状为皮肤荨麻疹、湿疹和血管性水肿等，多数在半小时至数小时后消退，少数在 4~6 小时出现迟发相反应。

第二节　Ⅱ型超敏反应

Ⅱ型超敏反应又称细胞毒型（cytotoxic type）或细胞溶解型（cytolytic type）超敏反应。是抗体（IgG、IgM）和细胞表面的相应抗原结合后，在补体、巨噬细胞、NK 细胞等参与下，引起细胞溶解和组织损伤为特征的病理性免疫应答。

一、发 生 机 制

（一）抗原

1. 组织细胞表面固有抗原成分　同种异型抗原如人类红细胞表面的 ABO 和 Rh 血型抗原、组织细胞表面的 HLA 抗原等均属同种异型抗原也称为细胞表面固有抗原；外源性抗原与正常组织细胞间的共同抗原如链球菌细胞壁成分与心脏瓣膜、关节组织间的共同抗原；自身细胞受某些因素作用导致表面结构改变形成自身抗原，如长期应用某药物引起血细胞表面抗原变性。

2. 外来抗原或半抗原吸附在组织细胞上　某些化学物质（如药物）进入易致敏机体，也可与体内细胞或蛋白质结合成完全抗原，刺激机体产生相应抗体。

（二）抗体的产生和病理性作用

参与Ⅱ型超敏反应的抗体主要是 IgG 和 IgM。除 ABO 血型抗体是天然存在外，一般情况下，均为变应原初次进入机体产生相应抗体使机体致敏。当变应原再次进入机体，抗体与靶细胞本身的表面抗原或靶细胞表面吸附的抗原、半抗原结合，继而可通过三个途径引起靶细胞损伤：①活化补体溶解靶细胞；②通过调理、免疫黏附作用吞噬靶细胞；③通过 ADCC 作用杀伤破坏靶细胞（图 10-5）。

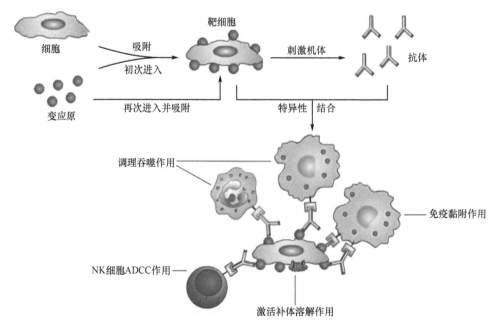

图 10-5　Ⅱ型超敏反应机制示意图

二、临床常见疾病

（一）输血反应

多因误输异型血所至。人体内存在天然的血型抗体，故异型红细胞进入受血者体内与相应抗体结合，活化补体，迅速发生血管内溶血，出现血红蛋白尿，严重者可危及生命。反复输入异型 HLA 血液，也会因产生白细胞或血小板抗体，从而发生白细胞溶血反应。

（二）新生儿溶血症

多发生于母亲为 Rh^- 而胎儿为 Rh^+ 的情况。当 Rh^- 母亲首次妊娠分娩时（或有胎盘早期剥离），少量胎儿 Rh^+ 红细胞进入母体，刺激母体产生抗 Rh 的 IgG 类抗体。如再次妊娠仍为 Rh^+ 胎儿时，母体内抗 Rh 抗体可通过胎盘进入胎儿体内，导致胎儿红细胞破坏，发生溶血，甚至死亡。为预防新生儿溶血症，可于首次产后 72 小时内给 Rh^- 母亲注射抗 Rh 抗体，可阻断 Rh^+ 红细胞对母体的致敏作用。对患儿则需立即换输 Rh^- 血才能挽救。

母胎间 ABO 血型系统不符，也可通过上述方式使母体致敏，导致新生儿溶血症。多见于母亲是 O 型，胎儿是 A 型、B 型或 AB 型。但天然血型抗体属 IgM 类，不能通过胎盘，因此对胎儿红细胞影响较小。

考点提示：
新生儿溶血
症的发病机
制

新生儿溶血症

据统计，在所有分娩中大概有 20%～30% 的机率会出现母婴血型不合。也就是说，这些母亲分娩出的孩子都有可能患上新生儿溶血病，概率之高使孕妇担忧不断。对于医护人员需要做好各项防治工作：

1. 溶血宝宝刚出生时做好各项准备
（1）分娩时，就要做好新生儿的抢救准备。
（2）胎儿娩出立即断脐，减少抗体进入宝宝体内。
（3）保留脐带，以备严重溶血病患儿换血用。
2. 对新生儿溶血病的治疗要把住三关
第一关（生后 1 天内），立即用浓缩红细胞换血以改善胎儿水肿；
第二关（第 2-7 天），降低胆红素防止核黄疸；
第三关（2 周 -2 个月），纠正贫血。

（三）药物性或免疫性血细胞减少症

应用某些药物或因病原微生物感染，可通过 Ⅱ 型超敏反应机制造成血细胞破坏。临床上可出现溶血性贫血、粒细胞减少症或血小板减少性紫癜。

1. 半抗原型　某些药物半抗原能与细胞结合成为完全抗原，激发机体产生相应抗体。当再次注入相应药物，同样吸附到细胞上，与已产成的抗体结合，出现靶细胞的溶解损伤。如青霉素引起的溶血性贫血；氨基比林（匹拉米洞）、氯霉素等引起粒细胞减少症；喹啉、磺胺等引起血小板减少性紫癜。

2. 免疫复合物型　非拉西丁、氨基比林等药物半抗原进入机体后，与体内蛋白或细胞结合成完全抗原，引起针对半抗原决定簇的抗体产生。当再次服药时，药物半抗原与相应抗体结合成免疫复合物。这种免疫复合物可与红细胞、粒细胞和血小板黏附，并在补体、巨噬细胞和 NK 细胞协同作用下，造成这些细胞的破坏。

3. 自身免疫病型 某些病毒感染或某些化学药品进入敏感机体，作用于红细胞，使其抗原性发生改变，诱导机体产生抗红细胞自身抗体，当反复用药或感染，刺激机体使抗体产生达到一定程度，在补体参与下引起溶血性贫血。

（四）肺 – 肾综合征

肺 - 肾综合征又称"Goodpasture"综合征。病因尚未清楚，可能因病毒感染或吸入有机溶剂造成肺组织损伤，因抗原性改变而诱生自身抗体。由于肺泡壁基底膜与肾小球基底膜有共同抗原成分，因而抗基底膜的自身抗体通过交叉反应亦可造成肾小球损伤。临床表现为咯血、贫血及进行性肾功能衰竭，伴有明显的血尿和蛋白尿，严重者可因肺出血或尿毒症而死亡。

（五）甲状腺功能亢进

甲亢患者体内可产生针对甲状腺细胞表面促甲状腺激素受体的自身抗体称为长效甲状腺刺激素（loog acting thyroid stimulator，LATS），该抗体不断刺激甲状腺素的分泌，导致甲状腺功能亢进。此种自身免疫性抗受体抗体为 IgG 类，它不引起细胞损伤，而是造成细胞功能亢进，故将此类病称为刺激型超敏反应。

第三节 Ⅲ型超敏反应

Ⅲ型超敏反应又称免疫复合物型（immune complex type）超敏反应或免疫复合物病（immune complex diease）。是由可溶性免疫复合物沉积于毛细血管基底膜引起血管病理性表现及其周围炎症，临床亦称血管炎型（vesculitis type）超敏反应。

一、发生机制

一般情况下，循环免疫复合物（immune complex，IC）的形成，是机体清除抗原物质的一种形式，大分子不溶性免疫复合物通常迅即被吞噬细胞吞噬清除，而小分子的可溶性免疫复合物会由肾小球滤出，不会引起免疫性损伤。但在某些条件下，形成中等大小免疫复合物不能及时被清除并沉积在组织中，就会造成组织损伤。

（一）一定数量中等大小免疫复合物的形成和沉积

此过程与下列因素有关：

1. 抗原物质在体内的持续存在 如持久和反复的病原微生物感染，肿瘤细胞释放或脱落的抗原，系统性红斑狼疮的核抗原持久存在等，是形成一定数量免疫复合物的必要条件。

2. 抗原和抗体的性质、比例及亲和力 抗原为颗粒性、抗体亲和力高、抗原抗体比例合适时，易形成不溶性大分子 IC，被单核 - 巨噬细胞吞噬清除；抗原为可溶性抗原浓度远远多于抗体量，易形成小分子 IC 从肾小球滤除；当可溶性抗原量略多于抗体，而抗体为中等亲合力，则形成中等大小（约 19S）的可溶性 IC，此种免疫复合物既不易被吞噬，也不易被肾小球滤除，易沉积于组织而致病。

（二）免疫复合物的致病作用

循环 IC 最常见的沉积部位为肾小球、关节、心肌和其他部位的毛细血管或抗原进入部位。IC 不直接损伤组织，而是通过：①活化补体，吸引中性粒细胞在局部浸润，释放溶酶体酶损伤邻近组织。②促使血小板局部聚集并活化，造成炎症性反应。③活化凝血系统导致微血栓形成。主要病变为局部中性粒细胞浸润、组织细胞破坏、充血、水肿、缺血、出血的炎症反应（图 10-6）。

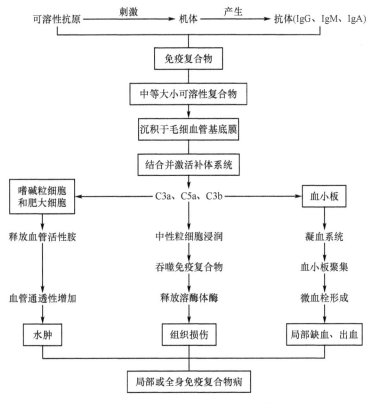

图 10-6 Ⅲ型超敏反应发生机制示意图

二、临床常见疾病

（一）局部免疫复合物病

抗原物质在入侵局部与体内已产生的相应抗体结合形成免疫复合物，导致组织病变。

1. Arthus 反应 是一种动物实验性的局部超敏反应。用马血清在家兔皮下多次注射，在第4～6次注射后，注射局部出现剧烈的炎症反应，表现为皮肤红肿、出血，甚至坏死，称为 Arthus 现象。这是抗原在局部与已产生的相应抗体结合，造成 IC 沉积引起的急性炎症反应所致。

2. 人体局部免疫复合物病 反复使用胰岛素、生长激素及狂犬疫苗时，于注射后数小时内，局部也可发生类似 Arthus 反应的现象，注射部位出现水肿、出血、坏死等。当反复吸入含有真菌孢子或动植物蛋白粉尘时，可激发机体产生抗体，在肺泡间形成 IC，引起过敏性肺泡炎（间质性肺炎）。

胰岛素过敏

胰岛素过敏见于动物性胰岛素和非纯化胰岛素，分为局部与全身过敏。多为初次使用或使用一个月后以及停用一段时间后又开始使用者。在使用剂量及注射部位的选择上需要严格按照医生指导：

糖尿病初始患者先用短效胰岛素治疗。每天剂量分4次，分别于早、中、晚餐前30分钟皮下注射，睡前再注射一次，在病情控制后睡前一次可取消。也可以一开始就用中效

链接

加短效治疗，分早晚两次注射，早餐前用总量的 2/3，晚餐前用 1/3 量。胰岛素注射部位选上臂前外侧、大腿前部、腰部、臀部，每针间隔至少 1cm，有计划轮换部位，避免多次注射同一部位。

（二）全身免疫复合物病

全身免疫复合物病是由循环免疫复合物所致的疾病。

1. 血清病　初次接受大剂量异种动物免疫血清治疗，在注射后 7～14 天，出现局部红肿、皮疹、关节肿痛、淋巴结肿大、发热及蛋白尿等症状，称为血清病。这是由于体内产生的抗异种动物血清抗体，与循环中尚存的动物血清结合形成 IC，并沉积而致病。当抗体增多而抗原逐渐减少后，疾病可自行消除。

2. 感染后肾小球肾炎　一般多发生于链球菌感染后 2～3 周，个别患者可发生急性肾小球肾炎。由于链球菌细胞壁抗原与相应抗体形成 IC 沉积于肾小球基底膜所致。链球菌、乙型肝炎病毒或疟原虫等感染均可引起类似的肾小球损伤。

3. 系统性红斑狼疮和类风湿性关节炎　系统性红斑狼疮（SLE）和类风湿性关节炎（RA）都是自身免疫病，原因未明。但两者在病程中均有 IC 形成并参与其病理过程，属于慢性免疫复合物疾病。SLE 患者体内出现多种抗核抗体，与循环中核抗原结合成可溶性 IC，反复沉积于肾小球、关节、皮肤和其他多种器官的毛细血管壁，引起多部位免疫复合物性损伤。RA 患者体内经常出现抗自身变性 IgG 的抗体，称为类风湿因子（RF），多属 IgM 类。不断产生的 RF 与变性 IgG 形成 IC，沉积于关节滑膜，引起进行性关节炎。

考点提示：
血清病及自身免疫病的发病机制

第四节　Ⅳ型超敏反应

Ⅳ型超敏反应没有抗体和补体参与，是致敏 T 细胞受抗原再次刺激造成的免疫病理过程，所以也称细胞介导型（cell mediated type）。该型超敏反应发生较为迟缓，一般需经 12～18 小时反应出现，48～72 小时达高峰，故又称迟发型超敏反应（delayed type hypersensitivity）。局部病理变化为单个核细胞浸润，并伴有细胞变性坏死的炎症反应。

一、发生机制

Ⅳ型超敏反应是由 T 细胞介导的病理性免疫应答。引起组织损伤的 T 细胞主要是 $CD4^+$ 炎性 T 细胞（Th1 细胞）和 $CD8^+$ 致敏 Tc 细胞。前者通过释放多种细胞因子而产生免疫效应，后者则能直接杀伤具有相应抗原的靶细胞。Ⅳ型超敏反应的发生机制与细胞免疫应答的机制完全相同（参见第 8 章适应性免疫应答）。

（一）T 细胞致敏

使 T 细胞致敏的变应原通常为微生物、寄生虫和异体组织细胞等，也可为半抗原物质。当外来抗原进入机体后，经抗原提呈细胞的作用，以抗原肽 -MHC Ⅱ类/Ⅰ类分子复合物的形式刺激具有相应抗原识别受体的 $CD4^+$Th1 细胞和 $CD8^+$Tc 细胞，此阶段需要 1～2 周。

（二）致敏 T 细胞的效应阶段（图 10-7）

1. Th1 细胞（炎性 T 细胞）的作用　致敏炎性 T 细胞形成后，当再次与抗原递呈细胞表面相抗原接触时，产生并释放 IL-2、IFN-γ 和 TNF-β 等多种细胞因子，在抗原存在部位形成以单个核细胞浸润和组织损伤为主要特征的炎症反应。

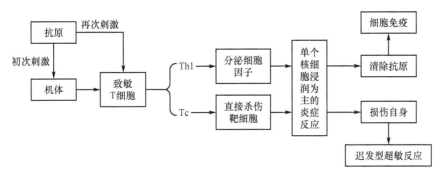

图 10-7　Ⅳ型超敏反应发生机制示意图

2. Tc 细胞的作用　致敏 Tc 细胞与具有相应抗原的靶细胞特异性结合，可通过分泌穿孔素、丝氨酸蛋白酶等细胞毒性物质使靶细胞溶解破坏，或通过 FasL 使靶细胞凋亡。

二、临床常见疾病

（一）传染性超敏反应

机体针对某些胞内寄生感染病原微生物（结核杆菌、麻风杆菌、伤寒杆菌、病毒、某些真菌等）产生细胞免疫，从而导致Ⅳ型超敏反应的发生。这种变态反应是在传染性疾病过程中发生的。故而称为传染性超敏反应。如再次感染结核时，局部组织反应强烈，可发生炎症和坏死，但病灶易于局限而少播散，结核杆菌的生长受到抑制。即细胞免疫效应伴随Ⅳ型病理性超敏反应，这两种效应同时发生但导致不同后果，都是 T 细胞介导的免疫应答的表现。临床上采用结核菌素试验来判断机体是否对结核分枝杆菌有免疫力就是属于Ⅳ型超敏反应的皮肤试验。

（二）接触性皮炎

案例 10-2：

接触性皮炎

患者，女，25 岁，由于面部出现成片红疹，伴随痛、痒，来院就诊。经检查为花粉过敏，询问病史过程中了解到患者新近使用了一瓶含有花粉的某高档品牌化妆品，医生建议马上停用化妆品，并服用抗过敏药物进行治疗。数日后患者恢复。

问题与思考

1. 化妆品为什么会引起过敏？属于哪种超敏反应类型？
2. 还有哪些常见化妆品中易引起过敏。

一些小分子变应原，如油漆、染料、农药、某些化妆品或磺胺、青霉素等药物等与某些人表皮细胞内角质蛋白结合，使机体致敏。当再次接触相同变应原时，经 24 小时后局部可出现红斑、丘疹、水疱等皮炎症状，48～72 小时达高峰，病因去除后可于 1 周左右恢复。

此外，同种异体移植排斥反应和某些自身免疫病的组织损伤机制也与Ⅳ型超敏反应有关。

上述四型超敏反应的划分，主要是从发生机制和参与反应的效应成分不同归类的。但临床上不少超敏反应性疾病常非单一型别，可几型同时存在，而以某一型为主。即使在同一疾病过程不同阶段，参与免疫损伤的机制也可能不同。例如SLE患者肾、皮肤等部位的血管炎病变主要由IC沉积所致（Ⅲ型），然而病程中也常出现由各种自身抗体所引起的贫血、粒细胞减少症等病理损伤，表明同时存在Ⅱ型超敏反应。

另外，同一变应原在不同个体可引起不同反应。如青霉素除可引起过敏性休克（Ⅰ型）外，还可引起药物热（Ⅲ型），如发生溶血性贫血则属Ⅱ型，局部应用青霉素也可发生接触性皮炎（Ⅳ型）。因此在临床上应针对具体病例，具体分析。

第五节　超敏反应的防治原则

考点提示：
Ⅰ型超敏反应的防治原则

　　Ⅰ型超敏反应的防治原则主要针对变应原和机体免疫状态来考虑：一是尽可能查明变应原，避免再接触；二是根据超敏反应的发生过程，设法切断或干扰其中某环节，以阻断反应的发生或减轻反应的症状。

一、查找变应原，避免再次接触

1. 询问病史　了解患者所接触的可能变应原，询问有无过敏史和曾发生过过敏性疾病。

2. 皮肤试验　对可疑变应原和待使用的药物（如青霉素）或动物免疫血清前，必须进行皮肤试验。常用的皮肤试验有青霉素皮试、动物免疫血清皮试、植物花粉等点刺试验。受试者皮内注射少量变应原，15～30分钟后观察结果，局部皮肤红肿硬结直径大于1cm则为阳性。青霉素皮肤试验阳性者禁止使用，改用其他药物；动物免疫血清皮肤试验阳性者可进行脱敏注射；皮刺试验阳性者可采用减敏疗法。目前"皮肤斑贴试验"是查找小分子过敏原最可靠、最简便易行的方法，完全有可能成为无创皮肤"点刺"试验方法，具有广泛的应用前景。

3. 血清特异性IgE检测　血清特异性IgE检测是近年来临床上应用最为广泛的体外过敏反应辅助诊断的方法。其原理是过敏原能诱导B细胞产生此类过敏原的特异性IgE抗体，应用抗原抗体检测方法可以定性或半定量的检测患者血清IgE的含量。缺点是对小分子过敏原诱发的过敏反应如食物过敏的检出率较低。

二、脱敏注射和减敏疗法

1. 脱敏注射　动物免疫血清皮肤试验阳性者，可采用小剂量、短间隔、连续多次注射的方法，称为脱敏注射法。具体操作应严格按生物制品说明书规定进行。脱敏注射原理为少量变应原进入体内，致使机体释放少量生物活性介质，后者迅速被体内相应酶分解，不易引起明显的临床症状，而短时间内连续多次注射逐渐消耗了体内致敏状态的靶细胞，故最后可以大量注射而不发生过敏。但脱敏是暂时的，经一定时间后仍可重建致敏状态。

2. 减敏疗法　对已查明但难以避免接触的变应原（如花粉、尘螨等），可用小量多次皮下注射，以防疾病的复发，此称减敏疗法。其机制可能与改变抗原进入途径，诱导机体产生大量特异性IgG类抗体，而使IgE产生降低有关。

三、药　物　防　治

相当一部分患者的变应原不易查出，或难以避免再接触，因而药物治疗具有重要意义。用药物切断或干扰超敏反应中的某个环节，可防止或减轻反应的发生。

1. 抑制生物活性介质合成和释放的药物　色甘酸二钠能稳定肥大细胞膜，阻止其脱颗粒和释放生物活性介质。肾上腺素、异丙肾上腺素、麻黄碱、氨茶碱等能提高细胞内 cAMP 水平，均能抑制靶细胞脱颗粒及生物活性介质的释放。

2. 拮抗生物活性介质的药物　氯苯那敏、苯海拉明、异丙嗪、特非那定等可与组胺竞争效应器官细胞膜上的组胺受体，从而发挥抗组胺作用。乙酰水杨酸为缓激肽拮抗药，多根皮苷酊磷酸盐对白三烯有拮抗作用。

3. 改善效应器官反应性的药物　葡萄糖酸钙、维生素 C 等可缓解平滑肌痉挛，降低毛细血管通透性，减少渗出。肾上腺素可解除支气管平滑肌痉挛、收缩毛细血管、升高血压，是抢救过敏性休克的首选药。

4. 免疫抑制剂的使用　肾上腺糖皮质激素及抗代谢药物等免疫抑制剂，例如硫唑嘌呤、氨甲蝶呤、环磷酰胺等，对Ⅲ、Ⅳ型超敏反应有较好的疗效。IgG 介导的超敏反应性炎症以糖皮质激素为佳。另外能选择性作用于 Th1 细胞亚群的新型免疫抑制剂，如环孢素 A（cyclosporin A，CsA）和 FK-506，二者均以抑制 T 细胞产生 IL-2 为其主要机制，广泛应用于临床器官移植的排异反应和自身免疫病的治疗。

考点提示：
青霉素过敏性休克护理措施

案例 10-1 分析：

1. 青霉素过敏性休克属于Ⅰ型超敏反应最严重的表现，青霉素作为变应原导致全身毛细血管扩张通透性增加，血压下降，平滑肌痉挛，故而休克。所以注射前必须皮肤试验。但Ⅰ型超敏反应分为速发相和迟发相，即在注射后几个小时甚至十几个小时后仍出现过敏性休克。

2. 临床上注射青霉素药物时应注意询问病史并做皮肤试验，如果出现即发性反应立即注射肾上腺素进行抢救，如果是迟发相反应则需及时快速送医院抢救。

案例 10-2 分析：

化妆品的成分复杂，常含有动物性蛋白（如奶、羊脂等）、花粉、香精、防腐剂、酒精等，这些成分均可导致过敏性反应，与皮肤角质蛋白结合或直接刺激过敏体质机体发生细胞免疫，反复使用造成Ⅳ型超敏反应损伤，称为接触性皮炎。常见的引起接触性皮炎的还有染发液、激素药膏、芒果汁、油漆等。

小　结

已致敏的机体再次接触相同变应原后发生的组织细胞损伤或生理功能紊乱称为超敏反应。超敏反应可分为四型。Ⅰ型超敏反应主要由特异性 IgE 抗体介导，是致敏肥大细胞和嗜碱粒细胞再次接受相同变应原刺激后，通过释放一系列生物活性介质引起的。Ⅱ型超敏反应是细胞表面抗原与相应 IgG、IgM 类抗体特异性结合后，在补体、吞噬细胞和 NK 细胞参与下，引起以细胞溶解和组织损伤为主的病理性免疫反应。Ⅲ型超敏反应是由中等大小可溶性免疫复合物沉积于局部或全身毛细血管基底膜，激活补体，在血小板、嗜碱粒细胞、嗜中性粒细胞参与下，引起的以充血、水肿、局部坏死和中性粒细胞浸润为主要特征的血管炎性反应和组织损伤。Ⅳ型超敏反应是由效应 T 细胞与相应抗原作用后，引起的以单核细胞、淋巴细胞浸润和组织细胞损伤为主要特征的炎症反应。此型超敏反应的发生与抗体和补体无关，而与 T 细胞（Th1、Tc）相关。四种类型超敏反应的比较见表 10-1。

表 10-1　四种超敏反应比较

特性	Ⅰ型超敏反应	Ⅱ型超敏反应	Ⅲ型超敏反应	Ⅳ型超敏反应
参与的抗体	IgE	IgG、IgM	IgG、IgM	
参与的抗原	外源性变应原	细胞表面抗原	可溶性抗原	细胞内抗原
反应时间	15～30 分钟	几分钟～数小时	3～8 小时	48～72 小时
介导因素	抗体	抗体	抗体	Tc、Th1
发挥作用的主要物质	肥大细胞、嗜碱性细胞、嗜酸性细胞	抗体和补体	中性粒细胞和补体	Tc、Th1
主要临床疾病	过敏性休克 过敏性哮喘 过敏性鼻炎 过敏性胃肠炎 荨麻疹、风疹	输血反应 新生儿溶血症 血细胞减少症 肺 - 肾综合征 甲状腺功能亢进	血清病 链球菌感染后肾小球肾炎、心肌炎 系统性红斑狼疮 类风湿性关节炎	传染性迟发型超敏反应 接触性皮炎

目 标 检 测

一、名词解释

1. 超敏反应　　2. 变应原
3. 脱敏注射　　4. 传染性超敏反应

二、填空题

1. Ⅰ型超敏反应又称_____，Ⅱ型超敏反应又称_____，Ⅲ型超敏反应又称_____，Ⅳ型超敏反应又称_____。

2. 血清过敏性休克属于_____型超敏反应性疾病；血清病属于_____型超敏反应性疾病。

3. 肥大细胞和嗜碱粒细胞脱颗粒释放的活性介质主要有_____、_____、_____和_____。

4. 新生儿溶血症属于_____型超敏反应，主要与_____抗原有关，作为预防性治疗，通常可于首次产后_____小时给 Rh⁻ 母体注射_____。

5. 超敏反应的发生过程一般包括_____阶段和_____阶段。

三、单项选择题

1. 下列哪种疾病是由Ⅳ型超敏反应引起的
   A. 血清过敏性休克　　B. 接触性皮炎
   C. 类风湿性关节炎　　D. 新生儿溶血症
   E. 急性荨麻疹

2. 引起Ⅰ型超敏反应的抗体类型是
   A. IgM　　　　　　　B. IgG
   C. IgE　　　　　　　D. IgD
   E. IgA

3. 与 IgE 有高度亲和力的细胞是
   A. 单核细胞
   B. 肥大细胞和嗜碱粒细胞
   C. 呼吸道平滑肌细胞
   D. 嗜酸粒细胞
   E. 巨噬细胞

4. 查明变应原简单快速的方法是
   A. 询问病史
   B. 血清特异性 IgE 检测
   C. 凝集试验
   D. 结核菌素试验
   E. 皮肤试验

5. 关于Ⅰ型超敏反应，错误的是
   A. 接触变应原数分钟甚至几秒钟出现
   B. 无明显个体差异
   C. 参与抗体主要是 IgE
   D. 与肥大细胞或嗜碱粒细胞有关
   E. 肾上腺素是抢救过敏性休克的首选药

6. 患者，男，62 岁。到澳大利亚探亲出现呼吸困难，肺部听闻哮鸣音。对此情况的发生的主要原因应考虑为是
   A. Ⅰ型超敏反应　　B. Ⅱ型超敏反应
   C. Ⅲ型超敏反应　　D. Ⅳ型超敏反应
   E. 紧张情绪引起的反应

（7、8 题共用题干）

王某，26 岁，化脓性扁桃体发炎，医嘱青霉素过敏试验

7. 3 分钟后病人出现濒危感，伴烦躁不安，呼吸困难，出冷汗，血压下降，判断病人出现
   A. 青霉素毒性反应　　B. 呼吸道迟缓反应
   C. 消化道过敏反应　　D. 青霉素过敏性休克
   E. 血清型反应

8. 遇到上述情况，首先采取的措施是
   A. 立即平卧，皮下注射 1% 肾上腺素
   B. 立即给予升压药多巴胺
   C. 立即静脉注射地塞米松
   D. 立即注射呼吸兴奋药
   E. 静脉注射葡萄糖酸钙

四、简答题

1. 以青霉素引起的过敏性休克为例，说明Ⅰ型超敏反应的发生机制和防治原则。

2. 药物引起的血细胞减少症的发生机制是什么？

3. 如果患者对抗毒素血清过敏，而病情又要求必须注射，试问如何处理？根据是什么？

（聂志妍）

第11章　自身免疫性疾病

📖 学习目标

1. 掌握自身免疫、自身免疫性疾病的概念；
2. 熟悉自身免疫性疾病的基本特征及分类；
3. 了解常见的自身免疫性疾病及其损伤机制。

案　例：

系统性红斑狼疮

患者，女，35岁，工人。主诉因心胸部疼痛、憋闷气促、心慌10天而入院。

患者入院前间断发热，面部蝶形红斑，肘、膝关节疼痛1个月；近10天胸部明显感不舒，上楼梯感心跳气喘，伴食欲减退，但无咳嗽病史。

体格检查： T38.2℃，P110次／分，R28次／分，Bp123/80mmHg，面部蝶形红斑，脱发，胸廓对称，两肺叩诊清音，呼吸音清晰，心前区饱满，叩诊心浊音界向两侧扩大，听诊心音低而遥远，心律齐，心率114次／分。实验室检查：白细胞$17.0×10^9$/L，中性粒细胞0.86（参考值0.5～0.7），血沉96mm/h（参考值0～15 mm/h），抗核抗体阳性、滴度（免疫荧光定性法）1：640（参考值<1：160），抗双链DNA抗体阳性，抗Sm抗体阳性，IgG24.2g/L（参考值8～12g/L），C30.45g/L（参考值50～100g/L），结核菌素试验阴性。X线胸片提示心影扩大，心包积液，超声心动图可见前壁之前各心后壁之后液性暗区，呈中等量积液。心电图检查为窦性心动过速，各导联ST段呈弓背向下抬高，无病理性Q波。

诊断：系统性红斑狼疮、狼疮性心包炎。

问题与思考

1. 结合病例简述自身免疫病发病机制。
2. 结合病例简述系统性红斑狼疮的诊断指标有哪些？

第一节　概　　述

在正常情况下，机体免疫系统能精确地识别"自己"与"非己"，一般不发生对自身物质的免疫应答或只产生极弱的免疫应答，此为自身耐受（self-tolerance）。但在某些情况下，免疫耐受被打破，机体免疫系统对自身成分发生免疫应答，这种机体免疫系统对自身成分发生免疫应答的现象，称为自身免疫（autoimmunity）。在一定限度内，自身免疫发挥生理性免疫调节，维护自身稳定的作用，但当自身免疫超过一定强度，便会损伤自身正常组织细胞，对机体造成严重的危害。

一、自身免疫和自身免疫性疾病的概念

自身免疫（autoimmunity）指机体免疫系统对自身成分发生免疫应答，产生抗体和（或）致敏淋巴细胞的现象。在正常情况下，自身免疫应答可及时清除体内衰老、损伤的细胞，起着生理性免疫调节作用，是机体维持自身免疫稳定的重要机制。自身免疫性疾病（autoimmune disease，AID）是指机体免疫系统对自身成分持续不断地发起攻击，导致严重的组织损伤，并出现了相应的临床症状。

二、自身免疫性疾病的基本特征及分类

（一）自身免疫性疾病的基本特征

1. 患者血液中可检测到高效价的自身抗体和（或）对自身反应性致敏淋巴细胞。

2. 自身抗体和（或）致敏淋巴细胞作用于相应的自身抗原所在组织、细胞，造成相应组织器官的组织损伤。

3. 在动物实验中可复制出相似的病理模型，并能通过患者的血清或淋巴细胞使疾病被动转移。

4. 病程一般较长，多为发作与缓解反复交替出现。

5. 某些有明显的诱因，但多数自身免疫性疾病的原因不明。

6. 疾病的发生具有一定的遗传倾向及较明显的性别差异，有些与 HLA 基因相关，以女性多见，发病率随年龄增长而增高。

7. 易伴发免疫缺陷病或恶性肿瘤。

8. 用免疫抑制剂治疗有一定疗效。

（二）自身免疫性疾病的分类

目前，自身免疫性疾病尚无统一的分类标准，可以按照不同方法来进行分类。

1. 根据发病原因分类　可分为原发性自身免疫性疾病和继发性自身免疫性疾病。前者多无明显诱因，病程呈慢性迁延过程，病程进展不可逆，预后不良。如系统性红斑狼疮、胰岛素依赖性糖尿病、类风湿关节炎等。后者往往有明显的诱因，去除病因后病情可以逆转，甚至完全恢复。如药物引起的血细胞减少症、柯萨奇病毒感染引起的心肌炎等。

2. 根据攻击靶器官的特异性分类　可分为器官特异性自身免疫性疾病和非器官特异性自身免疫性疾病（表 11-1）。前者病变局限于某一器官，如甲状腺功能亢进、慢性溃疡性结肠炎等；后者的病变十分广泛，组织损伤可遍及全身各器官系统，如系统性红斑狼疮、类风湿关节炎等。

表 11-1　常见自身免疫性疾病分类

自身免疫病	病变器官	自身抗原
器官特异性自身免疫病		
桥本甲状腺炎	甲状腺	甲状球蛋白
甲状腺功能亢进（Graves 病）	甲状腺	甲状腺细胞表面 TSH 受体
Addison 病	肾上腺	肾上腺皮质细胞
1 型糖尿病	胰岛	胰岛 B 细胞
自身免疫性溶血性贫血	红细胞	红细胞
特发性血小板减少性紫癜	血小板	血小板

续表

自身免疫病	病变器官	自身抗原
萎缩性胃炎	胃	胃壁细胞
溃疡性结肠炎	结肠	结肠上皮细胞
重症肌无力	肌肉	乙酰胆碱受体
Goodpasture 综合征	肺、肾基膜	IV型胶原
多发性硬化症	脑	髓鞘碱性蛋白
原发性不育症	精子	精子
非器官特异性自身免疫病		
类风湿关节炎	关节、肾、心	变性 IgG、中间丝相关蛋白
系统性红斑狼疮	皮肤、关节、肾、肺、心、脑	胞核成分
舍格伦综合征（干燥综合征）	唾液腺、甲状腺	细胞核、唾液腺管、甲状腺球蛋白、肌肉
多发性肌炎	骨骼肌	

3. 根据病变累及的系统分类　见表 11-2。

表 11-2　根据病变累及的系统分类举例

不同系统疾病	自身免疫性疾病举例
结缔组织疾病	类风湿关节炎、系统性红斑狼疮、皮肌炎、硬皮病
神经肌肉疾病	多发性硬化症、重症肌无力、脱髓鞘疾病
内分泌性疾病	原发性肾上腺皮质萎缩（Addison 病）、桥本甲状腺炎、1 型糖尿病
消化系统疾病	溃疡性结肠炎、萎缩性胃炎、慢性活动性肝炎、恶性贫血
泌尿系统疾病	自身免疫性肾小球肾炎、肺肾综合征
血液系统疾病	自身免疫性溶血性贫血、自身免疫性血小板减少性紫癜
生殖系统疾病	自身免疫性男性不育症、子宫内膜异位症

4. 根据病程分类　可分为急性自身免疫性疾病和慢性自身免疫性疾病。

第二节　自身免疫性疾病发生的相关因素

自身免疫性疾病的发生，主要是由于"自身耐受"的破坏，机体产生自身抗体和（或）效应淋巴细胞，损伤表达相应抗原的靶器官或靶细胞，导致疾病。破坏机体"自身耐受"的因素很多，在不同的自身免疫性疾病中，这些因素不尽相同，主要阐述以下几个方面。

一、抗　原　方　面

（一）隐蔽的自身抗原释放

体内某些自身成分如甲状球蛋白、眼晶状体蛋白和葡萄膜色素、脑组织、精子等，在胚胎期开始就与免疫系统隔离，称为隐蔽的自身抗原。由于外伤、感染或其他原因，这些隐蔽抗原入血或淋巴系统，激活相应的淋巴细胞克隆，导致自身免疫性疾病。如手术、外伤等原因使精子释放入血，可以引起自身免疫性不育症；一侧眼外伤，晶状体蛋白释放入血，可引起健侧眼球发生交感性眼炎。

（二）修饰的自身抗原

物理、化学或生物（尤其是病毒感染）等因素都可影响自身抗原的性质发生改变，如暴露新的抗原决定簇、构象改变或发生降解等，成为修饰的自身抗原，机体免疫系统将其视为"异物"而加以排斥。如甲基多巴类药物可使红细胞表面抗原发生改变，刺激机体产生相应抗体，引起自身免疫性溶血性贫血；变性的 IgG 抗体诱导机体发生免疫应答，引起类风湿关节炎。

（三）微生物的感染

某些微生物与自身组织成分存在共同抗原决定簇，机体感染这些微生物后，所产生的抗体和致敏 T 细胞除针对外来抗原外，也可与相应的自身组织发生交叉反应，引起组织损伤。如某些溶血性链球菌细胞壁成分与人肾小球基底膜、心肌细胞等存在共同抗原决定簇，故溶血性链球菌感染后，可引起肾小球肾炎和心肌炎。

二、免疫细胞和免疫调节异常

1. 中枢免疫耐受机制障碍　当胸腺功能异常时，导致 T 细胞在胸腺中的阴性选择过程障碍，使自身反应性 T 细胞克隆未被排除或抑制而存活下来。此外，老年人胸腺萎缩及功能障碍，也易发生自身免疫性疾病。

2. 自身反应性淋巴细胞克隆激活　由于某些因素的影响，使正常情况下处于抑制状态的自身反应性淋巴细胞去抑制，针对自身抗原发生免疫应答。

3. 淋巴细胞识别抗原能力改变　由于一些因素影响，淋巴细胞失去原有的识别能力，对自身抗原发生免疫应答。

4. MHC-Ⅱ类分子表达异常　MHC-Ⅱ类分子在大多数正常组织不表达。在某些因素作用下，组织细胞表面可异常表达 MHC-Ⅱ类抗原，从而可能将自身抗原递呈给 Th 细胞，引致自身免疫性疾病发生。如桥本甲状腺炎、胰岛素依赖糖尿病、多发性硬化症等相应病灶中的组织细胞表面，MHC-Ⅱ类分子均高水平表达。

三、细　胞　因　子

近几年对细胞因子参与自身免疫过程的机制，尤其是 T 细胞介导的自身免疫性疾病中的作用，已有了较为深入的研究。不同的细胞因子参与不同的自身免疫性疾病过程，同一种细胞因子在不同的自身免疫性疾病中作用也不尽相同。

四、生　理　因　素

1. 年龄　自身免疫性疾病的发病率随年龄增长而升高，这可能是由于老年人胸腺功能低下或衰老，导致免疫系统功能紊乱，体内自身抗体产生增多。

2. 性别　一般而言，女性比男性更易患自身免疫性疾病，如系统性红斑狼疮，女性患者比男性患者多 9 倍以上。这种趋势和激素的类型密切相关。有些自身免疫性疾病的男性多发，如患强直性脊柱炎的男性约为女性的 3 倍。

自身免疫性疾病缘何"青睐"女性

这是由于男性有一个 X 染色体和一个 Y 染色体，女性有两个 X 染色体。X 染色体携带有一些能控制免疫功能的基因，其中一个是备用的，这是女性的额外的免疫力，有时可导致"自家人打自家人"的自身免疫。

链　接

女性不仅对细菌、病毒有较好的抗体反应性，而且对自身组织易产生自身抗体，故女性较男性易患免疫性疾病；其次，体内少量天然存在的自身抗体，有利于清除衰老或损伤的自身细胞，起到自稳作用。但这种自身抗体过量，就会引起组织损伤。实验证明，这种生理性自身抗体女性高于男性，这也可能是女性易发自身免疫性疾病的原因之一。此外，神经、内分泌系统不仅调控着正常的免疫反应，而且在自身免疫性疾病的发生中也起着重要的作用。现已证明雌二醇浓度增高，可促进抗体生成。人类自身免疫性疾病好发于育龄女性，也可能与其体内雌二醇浓度升高有关。临床上用肾上腺皮质激素和雄激素治疗自身免疫性疾病有效，也说明内分泌激素与自身免疫性疾病的发病有关。

五、遗 传 因 素

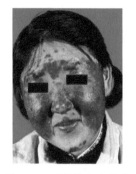

图 11-1　系统性红斑狼疮

多数自身免疫性疾病有明显的遗传倾向。在遗传因素中，MHC 与自身免疫性疾病的发生备受关注。研究发现 HLA 等位基因的基因型和人类自身免疫性疾病的发生关系密切。如 HLA-Ⅱ类分子 DR3 与重症肌无力、系统性红斑狼疮（图 11-1）、胰岛素依赖型糖尿病；DR4 与类风湿关节炎（图 11-2）、寻常型天疱疮、胰岛素依赖型糖尿病；B27 与强直性脊柱炎等均有明显的相关性。此外，补体成分的基因缺陷、DNA 酶基因缺陷等，也易发生自身免疫性疾病。

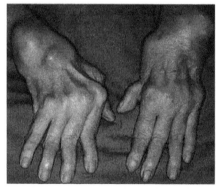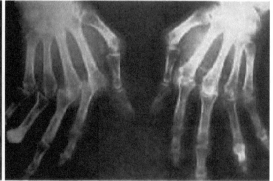

图 11-2　类风湿关节炎导致关节变形

第三节　自身免疫性疾病的损伤机制

自身免疫性疾病的组织损伤是由自身抗体和（或）自身反应性 T 淋巴细胞所致。其病理损伤机制与Ⅱ、Ⅲ、Ⅳ型超敏反应相似。如自身抗体与细胞膜或基底膜自身抗原型结合，通过激活补体、调理作用、ADCC 效应等造成靶细胞裂解或基底膜损伤或抗体与细胞表面受体结合介导细胞和组织功能紊乱，导致Ⅱ型超敏反应。自身抗体与自身抗原在血循环中相遇，形成免疫复合物，在一定条件下，沉积于组织间隙，激活补体，并进一步活化中性粒细胞和血小板导致局部发生炎症反应，导致Ⅲ型超敏反应。自身反应性致敏淋巴细胞攻击局部靶组织，造成局部炎症，即Ⅳ型超敏反应。典型的自身免疫性疾病及其损伤机制见表 11-3。

表 11-3　典型的自身免疫性疾病及其损伤机制

自身免疫病	自身免疫应答产物	超敏反应类型	病损特征
肺 - 肾综合征（Goodpasture 综合征）	抗肾小球、肺泡基膜Ⅳ型胶原抗体	Ⅱ	肾小球肾炎伴蛋白尿、肺出血
自身免疫性溶血性贫血	抗红细胞膜蛋白抗体	Ⅱ	溶血
自身免疫性血小板减少性紫癜	抗血小板膜蛋白抗体	Ⅱ	血小板破坏、减少
重症肌无力	抗神经肌肉接头处乙酰胆碱受体的抗体和自身反应性 T 细胞	Ⅱ、Ⅳ	乙酰胆碱受体破坏，神经冲动传递低下，肌无力
系统性红斑狼疮（SLE）	抗 DNA、核蛋白、各种血细胞膜抗原等抗体	Ⅱ、Ⅲ	血细胞减少，多部位（肾、关节、血管）炎症
类风湿关节炎	抗自身变性 IgG 抗体	Ⅲ	关节炎症
多发性硬化症	髓鞘碱性蛋白特异性自身反应性 T 细胞	Ⅳ	神经炎
实验性变态反应性脑脊髓炎	髓鞘碱性蛋白特异性自身反应性 T 细胞	Ⅳ	脑脊髓炎症
甲状腺功能亢进	抗 TSH 受体抗体	Ⅱ	甲状腺细胞分泌甲状腺素增加
桥本甲状腺炎	甲状腺滤泡上皮细胞特异性自身反应性 T 细胞	Ⅳ	甲状腺炎

第四节　自身免疫性疾病的治疗原则

一、预防和控制病原体感染，去除诱发因素

多种病原微生物感染可以诱发自身免疫性疾病，因此，积极预防和治疗病原微生物感染，可降低某些自身免疫性疾病的发生率。对药物引起的自身免疫性疾病，一经发现应立即停药。

二、应用免疫抑制

环孢素 A（cyclosporin A，CsA）和 FKN（Fractalkine），通过抑制 T 细胞的分化、增殖，从而抑制自身免疫应答，治疗自身免疫性疾病有明显的临床效果。此外，环磷酰胺、硫唑嘌呤、氨甲蝶呤等药物也具免疫抑制作用，在一定程度上可以缓解病情。

三、对症治疗

1. 抗炎治疗　皮质激素、水杨酸制剂、前列腺素抑制剂及补体拮抗剂等，可抑制炎症反应，缓解临床症状。

2. 替代疗法　1型糖尿病患者补充胰岛素，重症自身免疫性溶血性贫血进行输血。

3. 其他对症治疗　血浆置换疗法可降低患者血浆中免疫复合物的含量，对缓解因免疫复合物沉积而引起的某些重症自身免疫性疾病有一定疗效；伴有胸腺病理改变的重症肌无力患者，切除胸腺可改善患者症状。

四、细胞因子治疗

采用细胞因子调节 Th1 和 Th2 细胞功能的平衡，对治疗自身免疫性疾病有较好的疗效。

五、特异性抗体治疗

通过实验动物显示，特异性抗体对自身免疫性疾病的治疗有一定效果，如抗 TNF-α 抗体治疗类风湿关节，抗 CD4 抗体治疗系统性红斑狼疮、类风湿关节炎等。

六、口服抗原–耐受治疗

近年来通过口服抗原（耐受原）诱导免疫耐受，靶向性治疗自身免疫病的研究日益受到关注。口服耐受诱导治疗自身免疫病的方法在动物模型研究中获得显著效果，并开始应用于人自身免疫病的临床治疗。

案例分析：

1. 许多自身免疫病的起始原因和发病机制尚不清楚，但不论何种原因只要使机体产生了针对自身抗原的抗体或致敏淋巴细胞，就可以通过各种途径导致免疫炎症，使机体发生组织损伤或功能异常，表现相应的临床症状。

2. 系统性红斑狼疮的诊断指标。临床表现：①蝶形或盘形红斑；②无畸形的关节炎或关节痛；③脱发；④雷诺现象和（或）血管炎；⑤口腔黏膜溃疡；⑥浆膜炎；⑦光过敏神经精神症状。实验室检查：①血沉增快；②白细胞降低（$<4\times10^9$/L）和（或）血小板降低（$<80\times10^9$/L）和（或）溶血性贫血；③蛋白尿（持续＋或 ＋以上者）（或）管型尿；④狼疮细胞阳性（每片至少 2 个或至少两次阳性）；⑤抗核杭体阳性；⑥抗 DNA 抗体阳性；⑦低补体血症和（或）循环免疫复合物测定阳性；⑧Sm 抗体阳性。

小　结

自身免疫是机体免疫系统对自身成分发生免疫应答的现象。自身免疫性疾病是由于自身免疫应答异常，导致器官或组织损伤而引发的疾病。根据病因，可分为原发性和继发性，前者多无明显诱因，病程迁徙，预后不良。后者多有明显的诱因，去除病因后病情可以恢复；根据攻击靶器官的特异性，分为器官特异性自身免疫性疾病和非器官特异性自身免疫性疾病，前者病变局限于某一器官，后者病变可遍及全身各器官系统，又称为全身性自身免疫性疾病。自身免疫性疾病多无明确的病因，其发生与隐蔽抗原的释放、自身抗原改变、异嗜性抗原进入、机体免疫系统的异常、免疫调节功能紊乱，以及遗传、性别、年龄等因素有关。发病机制复杂，但自身反应性 T 细胞、B 细胞的激活，是自身免疫性疾病过程中的一个必要的环节，通过Ⅱ、Ⅲ、Ⅳ型超敏反应等，导致组织损伤。从理论上讲，治疗自身免疫性疾病的理想方法应以重新恢复免疫系统对自身抗原的耐受为主，但许多问题尚未解决，至今未能实现这一目标。目前，临床上的治疗措施多数仅限于缓解或减轻临床症状。

目 标 检 测

一、名词解释

1. 自身免疫

2. 自身免疫性疾病

3. 器官特异性自身免疫性疾病

4. 隐蔽的自身抗原

二、填空题

1. AID 根据发病原因分为_____、_____；根据受损的靶器官分为_____、_____。

2. AID 发生的相关因素有_____、_____、_____、_____、_____。

3. AID 的治疗包括_____、_____、_____、_____、_____。

三、单项选择题

1. 下列自身免疫性疾病中属于非器官特异性的是（　　）
   A. 系统性红斑狼疮
   B. 甲状腺功能亢进
   C. 重症肌无力
   D. 慢性溃疡性结肠炎
   E. 自身免疫性溶血性贫血

2. 类风湿关节炎属于（　　）
   A. 血液系统疾病
   B. 神经肌肉疾病
   C. 结缔组织病
   D. 内分泌性疾病
   E. 循环系统疾病

3. 下列哪种情况不属于自身免疫性疾病的基本特征（　　）
   A. 有明确病因　　　　B. 有遗传倾向
   C. 女性多见　　　　　D. 病情迁延
   E. 免疫抑制剂治疗有一定疗效

4. 下列哪种情况与自身免疫性疾病无关（　　）
   A. 隐蔽自身抗原的释放
   B. 机体免疫系统功能失常
   C. 营养不良
   D. 自身组织细胞异常表达 MHC-Ⅱ类分子
   E. 不合理的抗生素应用

5. 某患者经诊断为自身免疫性溶血性贫血（AIHA），其病因为（　　）
   A. 隐蔽的自身抗原释放
   B. 修饰的自身抗原
   C. 微生物的感染
   D. 中枢免疫耐受机制障碍
   E. 自身反应性淋巴细胞克隆激活

6. 其治疗原则不包括（　　）
   A. 抗炎治疗　　　　　B. 血浆置换
   C. 免疫抑制剂　　　　D. 免疫调节疗法
   E. 人工免疫

四、问答题

1. 分析自身免疫与自身免疫性疾病的关系。

2. 简述自身免疫性疾病的基本特征。

3. 简述自身免疫病的治疗原则。

（孟凡云）

第 12 章　免疫增殖病

📖 学习目标

1. 熟悉免疫增殖病的概念与分类；
2. 熟悉多发性骨髓瘤的临床特征及免疫学检验；
3. 了解白血病、恶性淋巴瘤的临床特征及免疫学检验。

> **案　　例:**
>
> ### 多发性骨髓瘤
>
> 患者，女，58 岁。既往体健。因"乏力 2 月，双侧肋部疼痛半月"于 2015 年 5 月 15 日入院；查体：血压 140/85mmHg，BMI 21.94kg/m²。贫血貌，全身皮肤散在瘀点瘀斑，胸骨无压痛，双侧下颌下各可一大小约 0.5cm×0.5cm 肿大淋巴结，活动度佳，质中，无压痛。左侧第六肋距前正中线约 6cm 处轻压痛，右侧第四肋距后正中线约 5cm 处轻压痛，心肺听诊无特殊，腹平软，肝、脾肋下未触及，双下肢无水肿。实验室检查：血常规 WBC4.29×10⁹/L，RBC2.4×10¹²/L，Hb72.0g/L，MCV97.1fl，PLT113.0×10⁹/L；胸片：右侧第 4 后肋骨质密度异常。
>
> **问题与思考**
>
> 1. 此病例初步诊断是什么？如需确诊需要进一步做哪些检查？
> 2. 此种疾病的诊断标准是什么？

免疫细胞来源于有多分化潜能的造血干细胞，这些干细胞在分化、发育过程中出现失控性增生和恶性增生时称为免疫增殖病（immunoproliferative disease，IPD）。主要表现为免疫球蛋白异常和免疫功能异常。淋巴细胞可在其分化、成熟的任何一个阶段发生恶变，导致淋巴细胞停留在某一发育阶段。这些恶变细胞携带的细胞表面标志与达到此发育阶段的正常淋巴细胞所携带的表面标志相同。利用这一特点可将免疫增殖病分为浆细胞病、白血病、淋巴瘤和骨髓瘤。

第一节　浆　细　胞　病

一、多发性骨髓瘤

多发性骨髓瘤（multiple myeloma，MM）是恶性浆细胞病中最常见的一种类型，又称骨髓瘤、浆细胞骨髓瘤或 Kahler 病。本病病因不明。本病常见于中老年，多数为 50～60 岁之间。发病率随年龄增长而增高。40 岁以下的患者少见，男性发病多于女性。

（一）发病机制

多发性骨髓瘤的特征是单克隆浆细胞恶性增殖并分泌大量单克隆免疫球蛋白。大量单克隆抗体在血清或尿电泳中呈现锐利高峰。恶性浆细胞无节制地增生、广泛浸润和大量单克隆免疫球蛋白的出现及沉积，正常多克隆浆细胞增生和多克隆免疫球蛋白分泌受到抑制，从而引起广泛骨质破坏、反复感染、贫血、高钙血症、高黏滞综合征、肾功能不全等一系列临床表现并导致不良后果。肾脏病变常为致死原因。在多发性骨髓瘤，瘤细胞不仅合成和分泌大量单克隆免疫球蛋白，而且重链与轻链的合成比例失调，往往有过多轻链生成，故血中轻链浓度明显升高。轻链的分子质量较小，可通过肾小球基底膜而排出，故出现本 - 周蛋白尿，即为自肾脏排出的免疫球蛋白轻链。由于单克隆浆（瘤）细胞能合成一种轻链（κ 或 λ 链），故本 - 周蛋白仅由一种轻链组成。应用免疫电泳可确定本 - 周蛋白为何种轻链。近年来采用速率散射比浊法定量测定尿中轻链含量，显著提高了尿液轻链检测的敏感度和精确度。正常人尿中有 κ 和 λ 两种轻链，含量均低。尿中出现大量单一轻链，而另一种轻链含量减低甚至检测不出，是 MM 的特征之一。

（二）临床表现

多发性骨髓瘤的多种多样的临床表现是由于恶变克隆浆细胞无节制地增生、浸润及其分泌的大量单克隆免疫球蛋白所引起：瘤细胞在原发部位骨髓的过度增生，导致骨髓造血功能抑制；瘤细胞广泛浸润可累及淋巴结、脾脏、肝脏、呼吸道及其他部位，引起受累组织器官的功能障碍；瘤细胞分泌的一些因子引起溶骨性病变及相关的症状；瘤细胞分泌的大量单克隆免疫球蛋白出现于血中引起血液黏度增高及凝血因子功能障碍，而过量轻链自肾脏排泄引起肾脏损害，轻链沉积于组织器官造成淀粉样变性损害，同时正常多克隆浆细胞增生和多克隆免疫球蛋白合成受到抑制，使机体免疫力减低，易招致继发感染。感染是本病最常见的死亡原因。由于单克隆浆细胞恶性增生，抑制正常浆细胞前体，导致抗体合成缺陷，对细菌及病毒的抵抗力下降。

溶骨性病变是多发性骨髓瘤的重要特征之一。目前认为，溶骨性病变主要并非由瘤细胞直接侵蚀骨质引起。而是由瘤细胞分泌一些因子激活破骨细胞所致，这些因子包括 IL-1、淋巴细胞毒素、肿瘤坏死因子（TNF）以及破骨细胞激活因子（OAF），OAF 的活性需经 IL-1、淋巴细胞毒素、TNF 介导。这些因子能够激活破骨细胞，导致骨质疏松、骨质破坏。另有研究指出，6 号染色体长臂缺失可促使 TNF、OAF 增多，加重溶骨性病变。干扰素 γ 和肾上腺皮质激素则可抑制这些因子的产生。

（三）免疫学检验

多发性骨髓瘤是一种进行性疾病，可能与 IL-6 产生过量有关。患者早期可无特殊症状，仅表现为血沉增快或 M 蛋白、浆细胞增多以及蛋白尿。典型的临床表现为溶骨性病变和大量轻链引发的肾中毒症。其诊断依据主要有骨髓中出现大量浆细胞，血清或尿中有单克隆抗体。约 70% 的患者血清中可测得单克隆蛋白峰。外周血的白细胞数量正常或偏低，淋巴细胞相对增高。

二、巨球蛋白血症

巨球蛋白血症（macroglobulinemia）是一种浆细胞恶性增生性疾病，属于慢性淋巴系统的恶性肿瘤。由于淋巴细胞的过度增殖，导致均一性 IgM 型蛋白尿症和多种临床表现，包括体重减轻、乏力、贫血、出血、肝、脾、淋巴结肿大和反复感染等。与骨髓瘤不同，巨球蛋白血症的症状通常直接取决于单克隆 IgM。血中大量 IgM 分子可使血液黏滞度升高，血流缓慢易形成血栓，还可出现稀释性贫血、充血性心力衰竭、肾小球损伤及急性脑功能障碍等。与多发性骨髓瘤相比，本病的骨质损伤较少。70% 患者有本周蛋白尿，但血浆中本周蛋白含量远低于多发性骨髓瘤患者。

巨球蛋白血症的免疫异常表现为血清中单克隆 IgM 大量积累及骨髓中浆细胞样淋巴细胞明显增多。正常人血清中，巨球蛋白约占总蛋白量的 3%，如超出 5%～10% 则为异常。本病的诊断包括临床症状、血清蛋白的变化，特别是 IgM 型 M 蛋白的出现，以及细胞形态学的改变等（表 12-1）。

表 12-1　多发性骨髓瘤与巨球蛋白血症临床特征对比

特征	多发性骨髓瘤	巨球蛋白血症	特征	多发性骨髓瘤	巨球蛋白血症
溶骨损伤	+++		血小板减少	+	
骨痛	+++		白细胞减少	+	
贫血	+++		神经病变	+	+
反复感染	++		淋巴结病变	+	+++
高血钙	++		肝脾肿大	+	+++
肾衰竭	++		高黏滞度	+	+++

第二节　白　血　病

白血病（leukemia）是一种造血干细胞克隆性疾病，其特征为白血病细胞异常增生，同时伴有分化成熟障碍及凋亡减少。白血病细胞有明显的质和量的异常，骨髓的正常造血功能受到抑制，增殖与分化过程失衡。

白血病在我国和世界各地均具有较高的发病率。在我国各种恶性肿瘤死亡率中男性白血病患者居第 6 位，女性白血病患者居第 8 位。在儿童和 35 岁以下的人群中居第 1 位。白血病有几种分类方法，通常根据病情急缓和白血病细胞成熟程度可分为急性和慢性白血病。

一、急性白血病

急性白血病起病急，常表现为发热、乏力、进行性贫血、出血倾向、淋巴结和肝脾肿大等，且易侵犯中枢神经系统，预后较差。发生急性白血病时，造血干细胞或原始和幼稚的白细胞恶变，发生分化障碍，不能分化为成熟细胞，骨髓内原始和幼稚细胞大量堆积，成熟细胞明显减少。大量异常的原始和幼稚细胞增生抑制正常的造血干细胞和血细胞生成，引起红细胞白细胞和血小板减少。根据所累及的细胞种类不同可分为急性淋巴细胞性白血病（acute lymphocytic leukemia，ALL）和急性髓细胞性白血病（acute myeloblastic leukemia，AML）或称急性非淋巴细胞性白血病（acute non-lymphocytic leukemia，ANLL）。以急性淋巴细胞性白血病为例，ALL 可分为 T 细胞系 ALL（占 20%）和 B 细胞系 ALL（占 80%）。临床主要表现为贫血、出血和感染。B 细胞系 ALL 根据 B 细胞发育阶段分为早 B 前体细胞 ALL（early pre-B、pre-pre-B 或 pro-B，ALL）、普通细胞 ALL（common ALL）、前 B 细胞 -ALL（pre-B ALL）、B 细胞 ALL（B-cell ALL）。T 细胞 ALL 所有病例表达 CD7，根据分化程度分为 pre-T（早 T 前体 ALL）和 T-ALL（T 细胞 ALL），部分 T 细胞 ALL 可表达 CD10。

二、慢性白血病

慢性白血病起病缓慢，病程较长，早期多无明显症状。部分患者在体格检查或因其他疾病就诊时发现。主要症状为乏力、消瘦、发热和肝、脾、淋巴结肿大等。绝大多数患者外周血中白细胞显著增多，其中大多数为较成熟的中晚幼和杆状核粒细胞及成熟的小淋巴细胞，原始细胞和早幼细胞少见。按细胞来源可分为慢性淋巴细胞白血病（chronic lymphocytic leukemia，CLL）和慢性髓细胞白血病（chronic myeloblastic leukemia，CML）。绝大多数CLL来源于 B 细胞，T 细胞性 CLL 少见。

慢性白血病中以慢粒最为常见，约占成人白血病的 40%，慢性白血病的 95% 以上，在国内其发生率仅次于急粒和急淋，居于第 3 位。

本病的自然病程是由慢性期转为加速期，最后发展为急变期。多数病人起病缓慢，可因体检发现血象异常或脾大而被确诊。患者早期多无明显自觉症状，逐渐出现乏力、盗汗、低热、食欲减退及消瘦等症状，最突出的体征为脾大，可达脐下，质地较硬，无压痛，胸骨压痛也比较常见，疾病后期可出现贫血、皮肤瘀斑、鼻出血、月经过多等出血症状，约70% 的患者发病后 1～4 年转为加速期或急变期，一旦发生急变，往往在 3～5 月内死亡，中位生存期为 3～4 年。

免疫学检验：慢性期主要表达比较成熟的粒细胞抗原，CD13、CD33、CD15 阳性，但也可出现 CD14、CD42、CD34、CD16 及 HLA-DR 表达阳性；发生急变后免疫表达复杂，随原始细胞不同而表达相应的分化抗原。

第三节　恶性淋巴瘤

恶性淋巴瘤（malignant lymphoma）是一组起源于淋巴结或结外淋巴器官的恶性肿瘤，可分为霍奇金淋巴瘤（Hodgkin's lymphoma，HL）和非霍奇金淋巴瘤（non-hodgkin's lymphoma，NHL）两大类。在我国男性发病率为 1.39/10 万，女性为 0.84/10 万。多见于 20～40 岁。NHL占 70%～80%，远高于 HL。其发病较隐匿，无痛性浅表淋巴结肿大是其主要特征。恶性淋巴瘤病因尚未明确，但普遍认为与病毒相关。已有研究证明 EB 病毒可引起 Burkitt 淋巴瘤，逆转录病毒 HTLVI 是成人 T 细胞白血病 / 淋巴瘤的病因。

一、霍奇金淋巴瘤

霍奇金淋巴瘤（HL）大多原发于淋巴结，由一组淋巴结逐渐扩散到其他淋巴结或结外器官、组织。其组织病理学特征为恶性 Reed-Sternberg（里 - 斯）细胞的出现和适当数量的细胞背景。根据其外观和里 - 斯细胞、淋巴细胞以及纤维化的相对比例可分为 4 种组织学类型：淋巴细胞为主型、结节硬化型、混合细胞型和淋巴细胞耗竭型。其中以结节硬化型（nodular sclerosis，NS）最为常见。

淋巴结肿大是霍奇金淋巴瘤的最常见临床表现，90% 患者以淋巴结肿大就诊，约 70% 表现为颈部淋巴结肿大，50% 具有纵隔淋巴结肿大。淋巴结肿大常呈无痛性、进行性肿大。霍奇金淋巴瘤原发淋巴结外器官或组织少见（＜10%），原发结外或病变晚期累及淋巴结外器官可造成相应器官的解剖和功能障碍，引起多种多样的临床表现。经典型霍奇金淋巴瘤的 RS 细胞 CD15 及 CD30 抗原表达阳性，是识别 RS 细胞的重要免疫标志。

二、非霍奇金淋巴瘤

非霍奇金淋巴瘤（NHL）的组织学变化、起病部位和临床表现均与 HL 有所不同。可原发于淋巴结，也可原发于结外组织。病变侵犯范围较广，结外病变多见，常见部位为胃肠道、鼻腔、皮肤、扁桃体等；瘤组织成分单一，以一种细胞类型为主。无痛性浅表淋巴结进行性肿大为首发表面者较 HL 少，全身症状不及霍奇金淋巴瘤多见，且多见于疾病的较晚期。

根据细胞来源，可将非霍奇金淋巴瘤分为 B 细胞型、T 细胞型和组织细胞型 3 大类。大部分非霍奇金淋巴瘤来源于 B 细胞，其特点是常合成只有一型轻链的单类型 Ig。T 细胞淋巴瘤次之，瘤细胞表达 CD2、CD3、CD5 等成熟 T 细胞标志。NK 细胞性和组织细胞淋巴瘤罕见。

儿童白血病高发的原因

据流行病学统计，在中国，白血病的自然发病率约为十万分之四，每年新增约 4 万名白血病患者，其中 40% 是儿童，并以 2～7 岁儿童居多。那么导致儿童白血病例骤增的原因是什么？有学者认为，除了家族遗传，环境污染是引发儿童白血病的重要诱因。1945 年日本广岛原子弹爆炸后，当地白血病患者明显增多的现象，使人们意识到白血病与环境污染间可能存在相关性。近年来种种迹象表明，室内环境污染与儿童白血病间或许存在着某种神秘联系。一份统计表明，在某家儿童医院血液病研究所 10 年所收治的 1800 多名白血病患儿中，有 46.7% 的孩子家里在发病前半年内进行过装修。虽然家庭装修是否会诱发小儿白血病还有待进一步考证，但一系列统计数据让医学专家不得不做出如下推断：装修材料的有害物质造成的室内污染，极有可能是导致近年儿童白血病高发的一个重要诱因。

案例分析

1. 根据案例内容初步诊断为多发性骨髓瘤。需进一步检查血 IgA、IgG、免疫球蛋白轻链及免疫球蛋白轻链 λ、血清蛋白电泳（M 蛋白）、尿本周蛋白及骨髓涂片形态学检查等。（本案例检查结果为：血 IgA61.70g/L↑，IgG5.60g/L↓，免疫球蛋白轻链 κ117.0 g/L↑，免疫球蛋白轻链 λ1.7g/L↓；血清蛋白电泳示 M 蛋白阳性；尿本周蛋白阳性；骨髓涂片中可见 19% 异常浆细胞，偶见双核）。提示多发性骨髓瘤（IgA 型）。

2. 诊断标准：①血清中出现大量单克隆免疫球蛋白或尿中出现大量单一轻链；②骨髓中浆细胞明显增多（>15%）并有幼稚浆细胞出现；③广泛性骨质疏松或溶骨性改变。上述三条中符合两条，即可诊断。

小　结

免疫细胞来源于有多分化潜能的造血干细胞，这些干细胞在分化、发育过程中出现失控性增生和恶性增生时即引发免疫增殖病。这些恶变细胞携带的细胞表面标志与达到此发育阶段的正常淋巴细胞所携带的表面标志相同。利用这一特点可将免疫增殖病分为浆细胞病、白血病、淋巴瘤和骨髓瘤。浆细胞病多发性骨髓瘤与巨球蛋白血症。白血病的特征为白血病细胞异常增生，同时伴有分化成熟障碍及凋亡减少。根据所累及的细胞种类不同可分为多种亚型。恶性淋巴瘤是一组起源于淋巴结或结外淋巴器官的恶性肿瘤，可分为霍奇金淋巴瘤（HL）和非霍奇金淋巴瘤（NHL）两大类。其中 NHL 占 70%～80%，远高于 HL。

目 标 检 测

一、名词解释

1. 免疫球蛋白病
2. 单克隆蛋白
3. 冷球蛋白
4. 本周蛋白

二、单项选择题

1. 单克隆蛋白（　　）
   - A. 电泳时显示不均一的图形
   - B. 无免疫活性
   - C. 是免疫球蛋白的重链
   - D. 是免疫球蛋白的轻链
   - E. 又称本周蛋白

2. 单克隆丙种球蛋白病的首选检测是（　　）
   - A. 免疫电泳
   - B. Ig 含量测定
   - C. 骨髓检查
   - D. 血清蛋白区带电泳
   - E. 血象检查

3. 单克隆免疫球蛋白增高时，血清蛋白电泳可出现特征性区带（　　）
   - A. 在 γ 区出现
   - B. 宽且淡的低矮蛋白峰
   - C. 高：宽大于 2:1 的高尖蛋白峰
   - D. 宽而浓密的宽大蛋白峰
   - E. 其电泳位置与免疫球蛋白类型无关

4. 男性，7 岁。身体不适，嗜睡 6 个月。上课时注意力不集中，食欲减退；查体：消瘦，贫血，双侧颈部淋巴结轻度肿大、脾中度肿大。实验室检查：血红蛋白 84g/L，血小板 $67.0×10^9$/L，白细胞 $23×10^9$/L，且多为幼稚细胞；应用免疫学方法对幼稚细胞分类表明：CD2、CD7 阴性，CD10、CD19 阳性，提示此病诊断为（　　）
   - A. 再生障碍性贫血
   - B. CLL
   - C. CML
   - D. T 细胞系 ALL
   - E. B 细胞系 ALL

5. 男性，23 岁，近期出现体重减轻、盗汗、间歇性发热等症状。查体：双侧颈部和腋窝淋巴结肿大，质地韧，活动。肝脾无肿大。实验室检查：血红蛋白 123g/L，白细胞 $4.3×10^9$/L。X 线检查显示肺门淋巴结无肿大。颈部淋巴结做活检结果可见正常淋巴结结构被破坏，主要由组织细胞、嗜酸粒细胞、淋巴细胞及 R-S 细胞构成。提示此病诊断为（　　）
   - A. 急性淋巴细胞白血病
   - B. 霍奇金淋巴瘤
   - C. 非霍奇金淋巴瘤
   - D. 多发性骨髓瘤
   - E. 传染性单核细胞增多症

三、多项选择题

1. 多发性骨髓瘤的常见死因有（　　）
   - A. 原发性溶骨损害
   - B. 贫血
   - C. 高黏滞血症
   - D. 肾功能损害
   - E. 感染

2. 多发性骨髓瘤的临床免疫学特征为（　　）
   - A. 血和尿中出现大量 M 蛋白
   - B. 血清中正常免疫球蛋白含量降低
   - C. 骨髓中可见大量不成熟浆细胞
   - D. 原发性溶骨损害或广泛性骨质疏松
   - E. 瘤细胞浸润使肝、脾、淋巴结肿大

四、简答题

1. 多发性骨髓瘤的临床表现和病理变化有哪些？
2. 诊断单克隆免疫球蛋白病，临床上常做哪些实验室检查？

（范海燕）

第 13 章　免疫缺陷病

📖 学习目标

1. 掌握免疫缺陷病的概念和特点；
2. 熟悉免疫缺陷病的发病机制和分类；
3. 了解免疫缺陷病的防治原则。

案 例：

X 连锁无丙种球蛋白血症

患者，男，5 岁，因无明显诱因发热、咳嗽 1 周入院。患儿 5 个月来出现反复细菌感染，且关节肿痛 2 年。体格检查：T35.9℃，P90 次 / 分，R22 次 / 分。神志清，精神可，呼吸平稳。咽充血，无疱疹。颈软，三凹征阴性，双肺呼吸音粗。心律齐，心音有力，无杂音。腹部平软，无压痛及反跳痛，肝脾肋下未及，肠鸣音正常。实验室检查：白细胞 $16.0×10^9$/L（参考值 $4～10×10^9$/L），中性粒细胞 $12.1×10^9$/L（参考值 $2～7×10^9$/L），中性细胞比率 0.68（参考值 0.50～0.70），血红蛋白 115g/L（参考值 131～172g/L），PLT$124×10^9$/L（参考值 $100～300×10^9$/L），RP11.33mg/L（参考值 0～3mg/L），$CD4^+$31%（参考值 25.8%～1.6%），$CD8^+$28%（参考值 18.1%～29.6%），$CD4^+/CD8^+$1.17（参考值 0.98～1.94），B 细胞（参考值 10%～20%），IgG1.51g/L（参考值 8～16g/L），IgA<0.07g/L（参考值 0.9～4.5g/L），IgM0.09g/L（参考值 0.6～2.5g/L）。

问题与思考

1．X 连锁无丙种球蛋白血症（XLA）的发病机制及诊断依据是什么？
2．XLA 的临床治疗措施是什么？

第一节　概　　述

一、免疫缺陷病的概念与分类

免疫缺陷病（immunodeficiency disease，IDD）是免疫系统中任何一个成分的缺失或功能不全而导致免疫功能障碍所引起的临床综合征。免疫系统中任何一种器官、组织、分子的缺陷或信号传导障碍，均可导致相应的免疫缺陷病。

免疫缺陷病按机体免疫系统是否发育成熟分为原发性（或先天性）免疫缺陷病（primary immunodeficiency disease，PIDD）和继发性（或获得性）免疫缺陷病（secondary immunodeficiency disease，SIDD）两大类。

二、免疫缺陷病的共同特点

1. 对各种病原体的易感性增加　患者可出现严重的、持续的反复感染且难以控制，往往是造成死亡的主要原因。一般体液免疫缺陷、吞噬细胞缺陷、补体缺陷者易发生化脓性细菌，如葡萄球菌、链球菌和肺炎双球菌感染，临床表现为气管炎、肺炎、中耳炎。细胞免疫缺陷者易发生病毒、真菌、胞内寄生菌和原虫等细胞内感染。

2. 易发生恶性肿瘤　PIDD 患者尤其是 T 细胞免疫缺陷者，恶性肿瘤的发病率比同龄正常人群高 100～300 倍。SIDD 多见于成人，肿瘤的发生率也远高于正常人群，如 AIDS 晚期患者的肿瘤发生率高于正常人 10 000 倍以上。

3. 易并发自身免疫病　免疫缺陷病患者并发自身免疫病的概率可高达 14%，以并发系统性红斑狼疮、类风湿关节炎较多见。

4. 遗传倾向性　原发性免疫缺陷病大多有遗传倾向，其中 1/3 为常染色体遗传，1/5 为性染色体隐性遗传。

5. 发病年龄越小病情越重，治疗难度也较大　约 50% 以上的 PIDD 从婴幼儿开始发病，如先天性胸腺发育不全症出生后 24～48 小时发病，重症联合免疫缺陷病出生 6 个月内发病，性联无丙种球蛋白血症出生后 6～8 个月发病。

第二节　原发性免疫缺陷病

原发性免疫缺陷病是由于机体的免疫系统存在遗传缺陷或发育异常，导致免疫细胞或免疫分子的数量减少、功能障碍而引起的免疫功能缺陷，是一种罕见病，多发生于婴幼儿。其中，体液免疫缺陷约占 50%，联合免疫缺陷约占 20%，细胞免疫缺陷约占 18%，吞噬细胞缺陷约占 10%，补体缺陷约占 2%。

一、原发性 B 细胞缺陷病

原发性 B 细胞缺陷病是一类抗体合成减少的疾病，主要由于 B 细胞发育缺陷或 B 细胞功能缺陷所致，Th 细胞功能缺陷也可导致抗体合成障碍。

（一）性联无丙种球蛋白血症

性联无丙种球蛋白血症（X-linked agammaglobulinemia，X-LA）又称 Bruton 病，为最常见的先天性 B 细胞免疫缺陷症，是一种 X 连锁隐性遗传病，见于男孩。其发病机制是位于 X 染色体上的 Bruton 酪氨酸激酶基因发生突变，其特征是血循环中缺乏 B 细胞及 γ 球蛋白。

专 家 提 醒

美国卫生研究院（NIH）和 JeffreyModell 基金会最近准备发起一场运动，希望能提醒医学界专家和全社会关注原发性免疫缺陷病。这些疾病对健康的潜在危险要比白血病和淋巴瘤加在一起都更严重，而尤为糟糕的是，迄今还没有任何令人感到满意的诊断技术。NIH 专家指出，目前已知的原发性免疫缺陷病有 70 多种，有些发病率比儿科医生预计高得多，这是因为其症状通常和儿科常见病非常相似。近年研究证实，对某些严重的原发性免疫缺陷病来说，快速诊断和及时治疗是很重要的。

由于受母体抗体自然被动免疫的保护，患儿出生后短时间内尚健康，但随着母体抗体在体内的代谢和消耗，出生 6 个月后开始出现反复感染。通常患儿对肺炎链球菌、溶血性链球菌、金黄色葡萄球菌等化脓性细菌易感染，而对病毒、真菌及大多数细胞内寄生菌不

链接

易感染。约 20% 的患儿伴有自身免疫病。患者的淋巴组织没有滤泡和生发中心，T 细胞数量和功能正常，B 细胞数量下降，前 B 细胞存在，但淋巴结和骨髓组织中缺乏浆细胞。患者血清免疫球蛋白的浓度很低，甚至测不到。

链 接

（二）选择性 IgA 缺乏症

选择性 IgA 缺乏症是最常见的一种选择性 Ig 缺陷，为常染色体显性或隐性遗传。其发病是由于具有 IgA 受体的 B 细胞发育障碍，不能分化为可产生 IgA 的浆细胞所致。该病临床表现极不一致，约半数以上完全没有症状，有的偶尔出现呼吸道感染或腹泻，极少数患者出现严重的反复感染，并伴有自身免疫病。患者血清 IgA 水平异常低下（<50μg/ml），IgG 和 IgM 正常或代偿性升高，T 细胞数量和功能正常。

（三）高 IgM 血症

高 IgM 血症较为罕见，多为男性，患者血清 IgG 和 IgA 水平低下，而 IgM 代偿性的增高，患者外周血及淋巴组织中有大量分泌 IgM 的浆细胞。患者表现为反复感染，尤其是呼吸道感染。

二、原发性 T 细胞缺陷病

原发性 T 细胞缺陷病是一类 T 细胞发育、分化和功能障碍的免疫缺陷病。T 细胞缺陷病不仅表现为细胞免疫缺陷，也会间接导致体液免疫缺陷和单核 / 巨噬细胞的功能缺陷。

（一）先天性胸腺发育不全

先天性胸腺发育不全（DiGeorge 综合征）是由于胚胎早期第Ⅲ、Ⅳ咽囊发育障碍而使来源于它的器官，如胸腺、甲状旁腺和大血管（如主动脉弓）等发育不全。其主要临床特征为：抗感染能力低下，出生后即有反复感染，新生儿低钙血症和手足抽搐，伴有先天性心血管畸形，外周血 T 细胞数量明显减少或缺如，接种麻疹疫苗、卡介苗等减毒活疫苗时可引起全身感染甚至死亡。

（二）T 细胞活化和功能缺陷

T 细胞膜分子表达异常或缺失可导致 T 细胞活化和功能缺陷。包括 TCR-CD3 分子表达水平降低、TCR-CD3 信号传递障碍、协同刺激信号表达异常、IL-2 和 IFN-γ 等细胞因子产生缺陷、IL-2 或 IL-1 受体表达缺陷。

三、联合免疫缺陷病

联合免疫缺陷病（combined immunedeficiency disease，CID）是一类由于造血干细胞产生不足、T/B 细胞均出现发育障碍或缺乏细胞间相互作用所致的疾病，多见于新生儿和婴幼儿。

（一）重症联合免疫缺陷病

重症联合免疫缺陷病（severe combined-immunodeficiency disease，SCID）分性联隐性遗传和常染色体隐性遗传两种类型，其特征为 T、B 细胞发育障碍，淋巴细胞数量减少，体液免疫及细胞免疫几乎完全缺陷。患儿易患严重感染，特别是皮肤黏膜的假丝酵母菌、病毒、条件致病菌和卡氏肺囊虫的感染，并迅速恶化，如未接受骨髓干细胞移植，一般在 1~2 岁内死亡。

（二）伴血小板减小和湿疹的免疫缺陷病

此类免疫缺陷病又称 Wiscott-Aidrich 综合征，是一种 X 连锁隐性遗传性免疫缺陷病，多见于男孩，临床表现以湿疹、血小板减少和感染三联征为特点。免疫缺陷早期表现为对多糖类抗原的体液免疫应答不全，患儿对肺炎球菌和其他带多糖荚膜的细菌特别易感，随着年龄增长，逐渐出现细胞免疫缺陷，易感染病毒和卡氏肺囊虫。因血小板功能下降而常伴明显的出血倾向。各种疫苗接种后，抗体形成反应微弱，T 细胞功能欠佳，迟发型变态反应不良，患者恶性淋巴瘤发病率较高。

（三）毛细血管扩张性共济失调综合征

此症为常染色体隐性遗传性疾病，常累及幼儿，兼有 T、B 细胞免疫缺陷。一般 2 岁开始起病，临床特点包括小脑性共济失调、眼结膜和皮肤毛细血管扩张、反复鼻窦及肺部感染等。过去认为本病是一种神经系统疾病，目前已知除神经系统外，血管、内分泌及免疫系统均可受累，40% 患者显示选择性 IgA 缺陷。患者胸腺发育不良，浆细胞也少见。关于本病出现多系统异常的机制，尚无一致的见解，可能与 DNA 修复功能障碍有关，患者随年龄增长病情加重，并发恶性淋巴瘤的概率很高。

四、吞噬细胞功能缺陷病

吞噬细胞功能缺陷，包括吞噬细胞减少和功能异常，临床表现为化脓性细菌或真菌的反复感染，轻者累及皮肤，重者则感染重要器官而危及生命。

（一）白细胞黏附功能缺陷

白细胞黏附功能缺陷为常染色体隐性遗传，患者细胞黏附因子基因缺陷，使中性粒细胞不能与内皮细胞黏附、移行并穿过血管壁到达感染部位。患者表现为反复的化脓性感染。

（二）慢性肉芽肿

慢性肉芽肿病（chronic granulomatous disease，CGD）约 2/3 的患者为性联隐性遗传，其余为常染色体隐性遗传。其特征为反复感染，感染的细菌多为过氧化氢酶阳性菌。该病发生机制是由于机体编码还原型辅酶 II（NADPH）氧化酶系统的基因缺陷，致使中性粒细胞缺乏还原型辅酶 II 氧化酶，不能产生足量超氧离子、过氧化氢及单态氧离子，从而导致氧依赖性杀菌功能减弱。当中性粒细胞吞入细菌后，不但不能被杀死，反而可得到细胞保护，不致受抗体、补体或抗生素的影响。细菌在细胞内大量繁殖，随中性粒细胞游走而扩散，引起反复发作的化脓性感染，在淋巴结、肝、脾、肺、骨髓等器官形成慢性化脓性肉芽肿。

（三）Chediak-Higashi 综合征

Chediak-Higashi 综合征为常染色体隐性遗传，其中性粒细胞、单核细胞、淋巴细胞内含有由异常的溶酶体融合而成的巨大的胞浆颗粒。由于杀菌功能障碍，患者表现为感染、出血和神经系统疾病。

五、补体系统缺陷病

补体系统的各个组分及补体调节因子和补体受体均可发生先天性缺乏或功能缺陷。大多数补体缺陷属常染色体隐性遗传，少数为常染色体显性遗传。补体系统缺陷病常表现为反复化脓性细菌感染和自身免疫病。其中 C1、C2、C4、C5 缺乏者，易患全身性红斑狼疮和其他血管性疾病；而 C3 和 C6 至 C9 缺乏者，常引起化脓性细菌感染，尤其是奈瑟菌感染。补体调节因子中以 C1 抑制物（C1INH）缺乏最常见。C1INH 缺乏可引起遗传性血管神经性水肿，临床表现为反复发作的皮下组织和肠道水肿；DAF 和 CD59 缺陷导致阵发性夜间血红蛋白尿。

第三节　继发性免疫缺陷病

继发性免疫缺陷病是指出生后由于某些后天因素造成的，继发于某些疾病或使用药物后产生的免疫缺陷性疾病。引起继发性免疫缺陷的原因复杂，常见的病因有：①感染，多种病毒（如 HIV、肝炎病毒、EB 病毒）、细菌（如结核分枝杆菌、麻风分枝杆菌）、寄生虫（如血吸虫、疟原虫）感染均可导致免疫缺陷；②重度营养不良或蛋白质丢失过多，如慢性消耗性疾病、大面积烧伤、肾病综合征等；③恶性肿瘤和造血系统疾病，如白血病、恶性淋巴瘤、再生障碍性贫血等；④免疫抑制剂（如肾上腺皮质激素、环孢素 A）及抗癌药物的使用；⑤手术、放射线、自身免疫性疾病、内分泌代谢性疾病及衰老等，均可引起继发性免疫缺陷。

一、获得性免疫缺陷综合征

获得性免疫缺陷综合征（acquired immunedeficiency syndrome，AIDS）是一种以细胞免疫缺陷为主的联合免疫缺陷症，它是由人类免疫缺陷病毒（human immunodeficiency virus，HIV）感染所致。人类免疫缺陷病毒主要侵犯 $CD4^+T$ 细胞，引起以 $CD4^+T$ 细胞缺损为中心的严重免疫缺陷。其特征是，在免疫缺陷基础上出现一系列临床症状，主要是机会感染、恶性肿瘤和中枢神经系统损害。本病流行广泛，病死率高，至今尚缺乏有效的治疗方法。

（一）HIV 对靶细胞的感染

HIV 是有包膜的反转录病毒，可分为 HIV-1 和 HIV-2 两型。目前，世界范围的 AIDS 主要由 HIV-1 所致，约占 95%。HIV 由病毒核酸和包膜组成，其包膜糖蛋白 gp120 和 gp41 与 HIV 对宿主靶细胞的侵入有关。CD4 分子是 HIV 的受体，HIV 攻击的靶细胞主要是 $CD4^+Th$ 细胞，也包括表达 CD4 分子的单核 / 巨噬细胞、树突状细胞和神经小胶质细胞。HIV 对靶细胞的感染过程简述下：HIVgp120 与靶细胞表面相应 CD4 受体分子结合后，构象发生改变，并与靶细胞表面共受体（co-receptor）即趋化因子受体 CXCR4 和 CCR5 结合相互作用，从而导致 HIVgp41 融合结构域（fusion domain）暴露。在 gp41 融合结构域介导下，病毒包膜与宿主靶细胞膜融合，使病毒侵入靶细胞内。

（二）HIV 对免疫细胞的损伤机制

1. $CD4^+Th$ 细胞　HIV 感染可使 $CD4^+Th$ 细胞数显著减少，功能严重障碍，其作用机制可能是：①病毒大量复制，以出芽方式释放，导致细胞膜损伤；②未整合的病毒 DNA 和核心蛋白在胞浆中大量蓄积，干扰细胞正常代谢，导致细胞功能受损；③感染 HIV 后，表达 gp120 的 T 细胞能与邻近正常 T 细胞表面 CD4 分子结合，形成融合细胞即多核巨细胞，加速 $CD4^+Th$ 细胞死亡；④ $CD8^+CTL$ 细胞直接识别杀伤表达病毒特异性抗原的 $CD4^+Th$ 细胞；⑤在病毒特异性抗体和吞噬细胞参与作用下，通过 ADCC 效应杀伤病毒感染的 $CD4^+Th$ 细胞；⑥可溶性 gp120 或 gp120 抗原 - 抗体复合物与 T 细胞表面 CD4 分子结合，导致 $CD4^+Th$ 细胞凋亡；⑦ HIV 某些成分作为超抗原可使 $CD4^+Th$ 细胞过度活化而导致死亡。

2. B 细胞　HIV 可激活多克隆 B 细胞，导致高丙种球蛋白血症并产生多种自身抗体。B 细胞功能紊乱，可使患者抗感染体液免疫应答能力显著下降。

3. 单核—巨噬细胞　HIV 感染单核—巨噬细胞后，可使其吞噬杀伤作用、趋化、黏附功能、抗原提呈和细胞因子分泌能力显著下降。此种单核—巨噬细胞不能有效杀伤病毒，但也不易被病毒破坏，可成为 HIV 的携带者，将病毒扩散至全身其他组织和器官。晚期 AIDS 患者血中高水平病毒主要来源于单核 / 巨噬细胞。

4. 树突状细胞　树突状细胞（DC）是 HIV 感染的主要靶细胞和储藏所。HIV 感染后可使外周血中 DC 数量减少，功能下降。感染 HIV 的 DC 在与 $CD4^+Th$ 细胞相互作用过程中，可将 HIV 传至 $CD4^+Th$ 细胞内使之感染。淋巴结和脾脏中的滤泡树突状细胞没有吞噬功能，它们可通过 IgG 表面的 Fc 受体和补体受体将 HIV- 抗体或 HIV- 抗体 - 补体复合物长期结合在表面，从而使进入外周免疫器官内的 $CD4^+Th$ 细胞和单核 / 巨噬细胞不断感染，导致外周免疫器官功能和结构破坏。

（三）HIV 感染的临床分期和主要特征

1. 感染急性期　患者无明显症状或仅表现为流感样症状，此时 HIV 已在体内大量复制并释放至体液中，故有传染性。急性期患者血浆中可检测出抗病毒外膜蛋白 gp41、gp120 和抗核心蛋白 gp24 的抗体，并可检出 gp24 特异性 $CD8^+CTL$ 细胞。

2. 无症状感染期　急性期后患者无任何明显临床表现，一般持续 6 个月至 4～5 年，甚至长达 10～12 年。此期临床表现为：① $CD4^+Th$ 细胞逐步下降，而 $CD8^+CTL$ 细胞相对不变，$CD4^+Th/CD8^+CTL$ 细胞比值缩小甚至倒置；②淋巴结和脾脏中含有大量病毒感染的 $CD4^+Th$ 细胞、巨噬细胞和滤泡树突状细胞，它们成为复制 HIV 和储存 HIV 的场所，可促进病情不断进展；③ $CD4^+Th$ 细胞数目不断减少，淋巴组织结构不断破坏，患者进入发病期。

3. 发病期　当 $CD4^+Th$ 细胞数低于 200 个细胞 /μl 时，进入发病期。AIDS 患者常伴有以下三大症状：①机会感染，引起感染的病原体主要包括白色念珠菌、卡氏肺囊虫、巨细胞病毒、EB 病毒、单纯疱疹病毒、新型隐球菌及弓形虫等，这是 AIDS 患者死亡的主要原因；②恶性肿瘤，常伴有 Kaposi 肉瘤和恶性淋巴瘤，这也是患者常见的死亡原因；③神经系统异常，半数以上 AIDS 患者可出现 AIDS 痴呆症，表现为记忆力衰退、偏瘫、颤抖、痴呆等神经和精神症状。AIDS 患者一般在 2 年内死亡。

（四）AIDS 的预防

AIDS 的预防措施主要有：①宣传教育；②控制并切断传播途径，如禁毒、禁娼，对血液及血制品进行严格检验和管理；③防治医院交叉感染。

考点: AIDS 的传播方式

二、非感染性疾病导致的免疫缺陷

恶性肿瘤和营养障碍是常见的原因。免疫系统肿瘤如霍奇金病（HD）、骨髓瘤等可损伤患者免疫系统，导致免疫功能障碍。非免疫组织的恶性肿瘤则由于消耗性代谢，影响免疫细胞分化发育和免疫分子合成，表现为明显的细胞免疫和体液免疫缺陷，尤以患者癌灶广泛转移时显著。营养障碍主要包括慢性肾小球肾炎、肾病综合征、急性和慢性消化道疾患、糖尿病以及手术创伤、大面积烧伤等，均可造成蛋白质、脂肪、微量元素等营养成分大量丢失或摄入不足，从而影响免疫细胞的成熟，导致机体抗感染能力低下。

三、医源性免疫缺陷

1. 免疫抑制药物的应用　长期使用大量肾上腺皮质激素，可导致免疫功能全面抑制；烷化剂和抗代谢药可抑制 T、B 细胞分化成熟；氯霉素等抗生素则能抑制抗体生成和干扰 T、B 细胞对丝裂原的增殖反应。

2. 放射性损伤　机体免疫细胞多为放射性敏感细胞，当恶性肿瘤患者接受放射性治疗时，可同时损伤体内免疫细胞，导致免疫缺陷。

第四节　免疫缺陷病的治疗原则

免疫缺陷病基本治疗原则为：减少感染并及时控制感染，通过过继免疫细胞或移植免疫器官进行治疗。

一、控 制 感 染

持续、严重的反复感染常常是免疫缺陷病患者的主要致死原因，应积极预防和控制感染。同时应避免接种活疫苗。

二、免 疫 重 建

同种异体骨髓干细胞移植可代替受损的免疫系统以达到免疫重建，可用于治疗重症联合免疫缺陷病、慢性肉芽肿病。胎儿胸腺移植可用于治疗 DiGeorge 综合征。

三、免 疫 调 节

免疫调节治疗即补充各种免疫分子（免疫球蛋白、细胞因子）以增强机体免疫功能。例如，用混合 γ 球蛋白治疗抗体缺乏的免疫缺陷病，以维持免疫球蛋白缺乏症患者血清免疫球蛋白水平，有助于防止普通细菌感染；应用基因工程抗体可预防特异病原体感染；应用重组 IL-2 可增强 AIDS 患者免疫功能。

四、基 因 治 疗

某些原发性免疫缺陷病，如由于腺苷脱氨酶（ADA）或嘌呤核苷磷酸化酶（PNP）缺乏导致的联合免疫缺陷病，白细胞黏附缺陷病等，是单基因缺陷所致，通过基因治疗可获得良好疗效。例如，分离患者 $CD34^+$ 细胞，转染正常 ADA 基因后再回输患者体内，可成功治疗 ADA 缺乏导致的 SCID。

案例分析

1. XLA 系人类 B 细胞发育障碍所引起的原发性免疫缺陷症。其发病是由于酪氨酸激酶基因突变，导致 B 细胞发育障碍而发病。患者一般表现为反复化脓性感染的典型病史，Ig 总量 <2.0g/L，B 细胞数为 0，T 细胞数量可正常。在排除婴儿生理性和暂时型丙种球蛋白缺乏症及严重联合免疫缺陷病时，XLA 诊断可成立。

2. 目前 XLA 的治疗主要为丙种球蛋白替代疗法。此外，对于有阳性家庭史的孕妇在条件具备的情况下应进行羊水或脐带血 B 细胞和 DNA 序列检查，同时开展酪氨酸激酶基因突变及基因定位检测，以早期发现患者和基因突变携带者。

小 结

免疫缺陷病（immunodeficiency disease，IDD）是免疫系统中任何一个成分的缺失或功能不全而导致免疫功能障碍所引起的临床综合征。免疫系统中任何一种器官、组织、分子的缺陷或信号传导障碍，均可导致相应的免疫缺陷病。免疫缺陷病按机体免疫系统是否发育成熟分为原发性（或先天性）免疫缺陷病（primary immunodeficiency disease，PIDD）和继发性（或获得性）免疫缺陷病（secondary immunodeficiency disease，SIDD）两大类。原发性免疫缺陷病是由于机体的免疫系统存在遗传缺陷或发育异常，导致免疫细胞或免疫分子的数量减少、功能障碍而引起的免疫功能缺陷。继发性免疫缺陷病是指出生后由于某些后天因素造成的，继发于某些疾病或使用药物后产生的免疫缺陷性疾病。

目 标 检 测

一、名词解释

1. 免疫缺陷病
2. 原发性免疫缺陷病
3. 继发性免疫缺陷病
4. AIDS Bruton 病
5. DiGeorge 综合征

二、填空题

1. 免疫缺陷病按其发病原因可分为_____和_____两种类型。
2. 联合免疫缺陷病主要包括_____、_____、_____。
3. 原发性免疫缺陷病按其缺陷的成分分为_____、_____、_____、_____、_____。
4. 免疫缺陷病的特点是_____、_____、_____、_____、_____。

三、单项选择题

1. 下列哪种原发性免疫缺陷病的发病率最高（ ）
   A. DiGeorge 综合征
   B. 选择性 IgA 缺乏症
   C. 重症联合免疫缺陷病
   D. 白细胞黏附缺陷
   E. 高 IgM 血症

2. 慢性肉芽肿病的发病原因是（ ）
   A. T 细胞功能缺陷　　B. B 细胞功能缺陷
   C. 吞噬细胞功能缺陷　　D. 红细胞内酶缺陷
   E. 补体功能缺陷

3. 属于 T 细胞缺陷的疾病是（ ）
   A. 阵发性夜间血红蛋白尿

B. DiGeorge 综合征
C. 性联无丙种球蛋白血症
D. 慢性肉芽肿病
E. 白细胞黏附缺陷

4. 引起继发性免疫缺陷病的原因通常不包括（ ）
   A. 营养不良　　　　B. 感染
   C. 肿瘤　　　　　　D. 药物
   E. 高血压

5. 某男孩出生后 5 个月开始反复发生化脓性细菌的感染，血液和淋巴组织中查不到成熟 B 细胞，扁桃体小，血清 IgG、IgA、IgD 含量极低，T 细胞功能正常。该疾病可能是（ ）
   A. Bruton 病
   B. DiGeorge 综合征
   C. 选择性 IgA 缺乏症
   D. X 性联高 IgM 综合征
   E. SCID

四、简答题

1. T 细胞缺陷病是否可影响到体液免疫？为什么？
2. 简述免疫缺陷病的治疗原则。
3. 简述免疫缺陷病的共同特点。
4. HIV 是如何引起免疫缺陷的？
5. 试述继发性免疫缺陷病发生的常见原因。

（李宏勇）

第14章 肿瘤免疫

📖 **学习目标**

1. 掌握肿瘤免疫、肿瘤抗原的概念；
2. 熟悉机体免疫监视的作用和抗肿瘤免疫的机制；
3. 了解肿瘤免疫学诊断和治疗的可行方法。

案 例：

肝 癌

患者，男性，44岁，工人，右上腹疼半年加重伴上腹部包块1个月入院。患者半年前无明显诱因出现持续性的右上腹钝痛，有时向右肩背部放射，无恶心呕吐，自服去痛片症状缓解。一月来，右上腹痛加重，服止痛药效果不佳，同时自觉有右上腹饱满且有包块，伴腹胀、纳差、恶心等，在当地医院就诊时B超提示肝脏有占位性病变。转院时，患者无呕吐、腹泻，偶有低热（体温最高时37.8℃），大小便无明显异常，体重下降明显（约6kg）。既往多年乙肝病史，否认疫区接触史，无药物过敏史，无烟酒嗜好，家族史中无遗传性疾病及类似疾病史。

查体：T36.8℃，P78次/分，R18次/分，Bp110/70mmHg，发育正常，营养一般，神清合作，全身皮肤无黄染，巩膜轻度黄染，双锁骨上窝未及肿大淋巴结，心肺（—）。腹平软，右上腹饱满，无腹壁静脉曲张，右上腹压痛，无肌紧张，肝脏肿大肋下5cm，边缘钝，质韧，有触痛，脾未及Mruphy征（—），腹叩鼓音，无移动性浊音，肝上界叩诊在第五肋间，肝区叩痛，听诊肠鸣音8次/分，肛门指诊未及异常

辅助检查：Hb 87g/L（120~160g/L），WBC 5.8×10⁹/L（4~10×10⁹/L），ALT 84U/L（0~40U/L），AST 79U/L（0~40U/L），TBIL 30μmol/L（5.1~19μmol/L），DBIL10μmol/L（0~6μmol/L），ALP 187 U/L（40~110 U/L），GGT 64U/L（0~40U/L），AFP 875 ng/ml（0~7ng/ml），CEA 24mg/ml（0~5ng/ml）。B超：肝右叶实质性占位性病变，8cm，肝内外胆管不扩张。

问题与思考

1. 该患者最可能的诊断是什么？
2. 在以上一系列实验室检查中，哪一项指标有助于相关的诊断？

肿瘤是危害人类健康最严重的疾病之一。肿瘤免疫学（tumor immunology）是研究肿瘤的发生、发展及机体免疫的关系，以及应用免疫学原理对肿瘤进行免疫诊断和免疫防治的学科。其内容包括肿瘤的抗原性、机体抗肿瘤的免疫效应机制、肿瘤的免疫逃避机制、肿瘤的免疫学检验、肿瘤的免疫治疗等。肿瘤免疫学是免疫学中发展最快的一个分支。

肿瘤免疫的概念源于20世纪初。1891年Willian Coley第一次利用细菌提取物（Coley毒素）激发整体免疫来治疗恶性肿瘤，获得了一些效果。1909年，Ehrlich首先提出免疫系统不仅能防御微生物侵犯，还可清除已改变的宿主成分。此后人们认识到癌细胞是改

变了的宿主成分，开始采用各种方法试图证实肿瘤特异性抗原的存在。20 世纪 50 年代，科学家以确切的实验证实了化学致癌剂甲基胆蒽（methylcholanthrene，MCA）诱发小鼠发生的肉瘤所表达的移植排斥抗原具有肿瘤特异性。随后，在其他致癌因素所致肿瘤中也证实了肿瘤抗原的存在，并证明它所诱导的免疫应答具有抗瘤效应。20 世纪 60 年代 Thomas、Burnet 和 Good 等科学家提出了免疫监视学说，该学说认为：免疫系统具有十分完备的监视功能，能精确地区分"自己"和"非己"成分；它不仅能清除入侵机体的各种病原微生物，排斥同种异体移植物，而且还能清除机体内的突变细胞，防止肿瘤的生长，从而保护机体的健康。而一旦免疫监视功能被削弱时，便为肿瘤的发生提供了有利条件；若机体不具备免疫监视功能，肿瘤发病率则会大大提高。临床也得到了一些支持的证据。1975 年，Kohler 和 Milstein 建立了杂交瘤技术，单克隆抗体的出现，有力地推动了肿瘤免疫诊断和免疫治疗的不断进展。20 世纪 80 年代分子生物学和分子免疫学的迅速发展和交叉渗透，使得人们对肿瘤抗原的性质、MHC 在肿瘤抗原识别和提呈中的作用、T 细胞的活化和杀伤机制等机体抗肿瘤免疫应答作用有了更深入的认识，基因工程型细胞因子和基因工程抗体的出现，为肿瘤的免疫治疗增添了新手段。特别是 20 世纪 90 年代以来，多种人类肿瘤抗原基因的克隆成功，大大推动了肿瘤免疫学的发展，促进了肿瘤的免疫诊断和免疫治疗的临床应用。

第一节　肿　瘤　抗　原

肿瘤抗原（tumor antigen）是指细胞癌变过程中出现的新抗原（neoantigen）或肿瘤细胞过度或异常表达的抗原物质的总称。肿瘤抗原大多存在于肿瘤细胞表面，少数在胞浆和胞核内表达。肿瘤抗原诱导机体的抗肿瘤免疫应答是肿瘤免疫诊断与免疫防治的分子基础。机体产生肿瘤抗原的可能机制为：①细胞癌变过程中合成的新蛋白质；②基因突变使正常蛋白质的分子结构改变；③糖基化异常等原因导致细胞产生特殊降解产物；④胚胎期抗原或分化抗原的异常或异位表达；⑤正常情况下隐蔽的抗原表位暴露；⑥多种膜蛋白分子的异常聚集。

一、根据肿瘤抗原的特异性分类

1. 肿瘤特异性抗原　肿瘤特异性抗原（tumor specific antigen，TSA）是指仅表达于某种特定的肿瘤细胞表面而不存在于其他肿瘤或正常组织细胞表面的抗原。这类抗原是通过在近交系小鼠间进行肿瘤移植的方法证明的，故亦称肿瘤特异性移植抗原（tumor specific transplantation an-tigen，TSTA）或肿瘤排斥抗原（tumor rejection antigen，TRA）。理化因素诱生的肿瘤抗原、自发肿瘤抗原和病毒诱导的肿瘤抗原等多属此类抗原。

TSA 抗原的发现

在 20 世纪 50 年代，人们在遗传背景相同的小鼠中通过移植排斥的实验方法发现 TSA 抗原。科学家们先用 MCA 诱发出小鼠皮肤肉瘤，当肉瘤生长至一定大小时予以切除，将此肿瘤移植给正常同系小鼠后可生长出肿瘤；但将此肿瘤植回原来经过手术切除后的小鼠，或者植入预先用放射线灭活的用此肿瘤细胞免疫过得同系小鼠，则不发生肿瘤。这提示该肿瘤具有特异性抗原，可诱导机体产生免疫排斥反应。

链　接

2. 肿瘤相关抗原　肿瘤相关抗原（tumor associated antigen，TAA）是指不仅存在于肿瘤组织或细胞，同时也表达在正常组织或细胞的抗原物质，但其含量在细胞癌变时明显增高。此类抗原无严格肿瘤特异性，只表现出量的变化。胚胎抗原、分化抗原和过度表达的癌基因产物等属此类肿瘤抗原。

二、根据抗原产生机制分类

1. 理化因素诱发的肿瘤抗原　在受到物理辐射或化学致癌剂等的作用时，某些基因发生突变而表达的新抗原。这类肿瘤抗原具有高度异质性，特异性高而免疫原性较弱。同一化学致癌剂或同一物理辐射诱发的肿瘤，在不同的个体，甚至同一个体的不同部位，其免疫原性也各异，但每一肿瘤的抗原间很少有交叉反应，故用免疫学技术诊断和治疗此类肿瘤有一定困难。人类很少暴露于这种强烈化学或物理的诱发环境中，故而大多数人类肿瘤抗原不属此类。

2. 病毒诱发的肿瘤抗原　人类肿瘤研究和动物实验均证实，某些肿瘤的发生与病毒感染关系密切。已经证实，EBV 与鼻咽癌、B 细胞淋巴瘤有关；HPV 与人宫颈癌有关；HBV 与肝细胞癌有关；人类 T 淋巴细胞白血病病毒与 T 细胞白血病有关。由病毒感染诱发的肿瘤细胞中可出现病毒基因编码的抗原，这类抗原无种系、个体和器官特异性，但具有病毒特异性，即同一病毒诱发的不同类型肿瘤，均表达相同的肿瘤抗原且具有较强的免疫原性。

寄生虫致癌

丹麦病理学家约翰内斯·菲比格（Johannes Fibiger）在解剖患肺结核症的老鼠时发现有同时患胃癌的老鼠。这类癌瘤里存在着现在被称为 Spiroptera neoplastica 的寄生物。这寄生物是从何而来？在生物界中，癌症发病率最高的是蟑螂和老鼠，故而 Fibiger 解剖了大量患癌症的蟑螂和老鼠，写下许多珍贵的记录。用两年多的工夫，Fibiger 从蟑螂身上找出了癌瘤寄生物的来源。这批蟑螂是从产甘蔗的西印度群岛制糖厂里捉到的，他把患癌蟑螂喂给在糖厂里长大的老鼠吃，蟑螂身上的癌寄生物幼虫，黏附在老鼠胃里长大成线状癌寄生虫并盘集在老鼠胃内，使老鼠罹患癌症。Fibiger 用该法饲养老鼠，把癌瘤移生到老鼠来研究癌症病理，为癌症研究做出了巨大贡献，并荣获 1926 年诺贝尔生理和医学奖。

---

3. 自发性肿瘤抗原　自发性肿瘤是指无明确诱因的肿瘤，人类大部分肿瘤属于此类。自发性肿瘤细胞表面具有肿瘤特异性抗原，某些自发性肿瘤类似于理化因素诱发的肿瘤，具有明显的肿瘤特异性，很少有交叉反应；某些则类似于病毒诱发的肿瘤，具有相同的免疫原性和抗原特异性。

4. 胚胎抗原　胚胎抗原（fetal antigen）是在胚胎发育阶段由胚胎组织产生的正常成分，在胚胎后期减少；在出生后逐渐消失或表达水平很低。但当细胞癌变时重新出现且含量显著升高。此类抗原的检出有助于某些肿瘤的诊断及病情预后。常见的胚胎抗原有甲胎蛋白（alpha-fetoprotein，AFP）、癌胚抗原（carcinoembryonic antigen，CEA）、胚胎性硫糖蛋白抗原（fetal sulfoslycoprotein antigen，FSA）、胰腺胎儿抗原（pancreatic oncofetal antigen，POA）、S2 肉瘤抗原等，其中研究最深入、最早用于肿瘤免疫学诊断和治疗的是 AFP 和 CEA，二者的免疫原性均很弱，因曾在胚胎期出现过，宿主已形成免疫耐受，故难以诱导机体免疫系统的杀瘤效应。

第二节　机体抗肿瘤免疫效应的机制

肿瘤的发生发展与机体的免疫功能关系密切。免疫功能低下或受抑制时，肿瘤发病率增高；在肿瘤进行性生长时，患者的免疫监视功能受到抑制，二者互为因果，双方各因素的消长对肿瘤的发展有重要作用。免疫监视功能低下时，肿瘤则在体内生成。

机体抗肿瘤免疫效应包括非特异性免疫应答和特异性免疫应答。在体内，机体的抗肿瘤免疫效应是体液免疫和细胞免疫综合作用的结果，而细胞免疫在抗肿瘤免疫应答中占主导地位，体液免疫常起协同作用。机体抗肿瘤免疫应答的类型、强度受到肿瘤的免疫原性、机体的免疫功能及其他因素的影响。对于免疫原性弱的肿瘤，非特异性免疫应答发挥主要作用，免疫原性强的肿瘤，特异性免疫应答可能更为重要。

一、非特异性抗肿瘤免疫效应

1. 补体　肿瘤能分泌 IL-6、CRP 等炎症介质，这些介质可激活补体 MBL 途径，从而溶解肿瘤细胞。

2. NK　NK 细胞处于机体抗肿瘤的第一道防线，无需抗原刺激且先于 T 细胞发挥作用，其抗肿瘤作用在某些方面比 T 细胞更重要。NK 细胞对多种肿瘤细胞的杀伤效应不依赖抗体且不受 MHC 限制。某些不表达 MHC-I 分子的肿瘤细胞，可逃避 CTL 的作用但可被 NK 细胞杀伤。IL-2、IL-12、IFN-γ 等可增强 NK 细胞的杀瘤效应。

3. 巨噬细胞（macrophage，MΦ）　MΦ 不仅是提呈肿瘤抗原的 APC，也是溶解肿瘤细胞的效应细胞。MΦ 的抗肿瘤机制为：①MΦ 处理和提呈肿瘤抗原，并分泌 IL-1、IL-12 等细胞因子，激活 T 细胞以产生抗肿瘤细胞免疫应答；②活化的 MΦ 可分泌蛋白水解酶、TNF、IFN 及活性氧等细胞毒性因子，直接杀伤肿瘤细胞；③MΦ 与抗肿瘤抗体相协调，通过 ADCC 杀伤肿瘤细胞；④MΦ 亦可非特异地吞噬而杀伤肿瘤细胞。此外，抗肿瘤的非特异性免疫亦有中性粒细胞和多种细胞因子的作用。实验证实，若肿瘤组织周围有明显的 MΦ 浸润，则肿瘤扩散转移的发生率较低，预后较好，反之亦然。

二、特异性抗肿瘤免疫效应

（一）体液免疫机制

抗体介导的体液免疫在机体抗肿瘤免疫应答中不起主要作用，甚至发挥免疫促进作用。机体的抗肿瘤体液免疫是在抗肿瘤细胞抗体与肿瘤细胞表面的特异抗原结合后，再通过下述途径发挥其抗瘤效应。

1. 激活补体系统　细胞毒性抗体（IgM）和某些 IgG 的亚类（IgG1、IgG3 等）与肿瘤细胞结合后，在补体参与下，导致肿瘤细胞的溶解，此即补体依赖的细胞毒作用（complement dependent cytoxicity，CDC）。

2. ADCC　IgG 类抗体能使 MΦ、NK 细胞和中性粒细胞等各种免疫效应细胞，发挥 ADCC 效应，杀伤并使肿瘤细胞溶解。

3. 免疫调理　抗肿瘤抗体通过 Fc 段与吞噬细胞表面 Fc R 结合，增强吞噬细胞对肿瘤细胞的吞噬。此外，抗肿瘤抗体亦可通过与肿瘤抗原结合使补体活化，借助 C3b 与吞噬细胞表面的 CR1 结合，调理其吞噬作用。

4. 封闭肿瘤细胞表面的某些受体　抗体可通过封闭肿瘤细胞表面的某些受体来影响肿

瘤细胞的生物学行为。如转铁蛋白可促进某些肿瘤细胞的生长,其抗体通过封闭肿瘤细胞表面的转铁蛋白受体来抑制肿瘤细胞的生长。

5. 干扰肿瘤细胞的黏附特性　抗体与肿瘤细胞膜抗原结合后,通过修饰其表面结构,使肿瘤细胞的黏附特性改变甚至丧失,从而阻止肿瘤细胞的黏附、生长与转移。

抗体在理论上可通过上述方式发挥抗肿瘤效应,但抗体的作用具有双重性。某些抗体与肿瘤抗原结合后,可阻止 TCR 识别肿瘤细胞,阻止 T 细胞活化,阻断 CTL 结合和杀伤肿瘤细胞,反而促进了肿瘤细胞的生长。

(二)细胞免疫机制(图 14-1)

1. CTL　目前认为,$CD8^+CTL$ 是抗肿瘤免疫的主要效应细胞且具有高度的特异性和 MHC-I 类分子限制性。其抗肿瘤机制为:$CD8^+CTL$ 识别肿瘤细胞 MHC-I- 肿瘤抗原肽复合物,$CD8^+CTL$ 分泌颗粒酶、穿孔素和 TNF-α、β,直接杀伤带有相应 MHC-I- 肿瘤抗原肽分子的肿瘤细胞;或通过 CTL 上的 FasL 与肿瘤细胞的 Fas 结合,启动肿瘤细胞的凋亡。黏附分子可介导 CTL 与肿瘤细胞的密切接触,促进 CTL 的活化与杀伤效应。

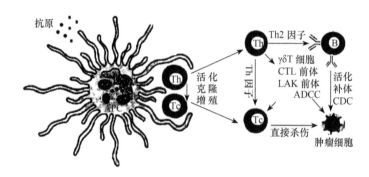

图 14-1　特异性抗肿瘤机制

2. $CD4^+Th1$　$CD4^+Th1$ 在 $CD8^+CTL$ 的激活中起辅助作用,在很多情况下,$CD4^+Th1$ 对诱导抗肿瘤细胞免疫应答及维持免疫记忆必不可少。此外,亦发现 $CD4^+Th1$ 有一定的抗肿瘤效应。它接受来自 APC 的 MHC-Ⅱ- 肿瘤抗原肽段复合物的刺激而活化。$CD4^+T$ 的抗肿瘤效应机制主要包括:①释放多种细胞因子(如 IFN-γ、IL-2)激活 NK 和 MΦ,并增强 $CD8^+CTL$ 的杀瘤效应;②释放 IFN-γ、TNF 等细胞因子,促进肿瘤细胞表达 MHC-I 类分子,增强肿瘤细胞对 $CD8^+CTL$ 杀伤活性的敏感性;TNF 亦可直接破坏某些肿瘤细胞;③促进 B 细胞增殖分化并产生抗体,通过体液免疫机制发挥抗肿瘤效应;④少数 $CD4^+T$ 细胞识别某些 MHC-II-抗原肽,直接杀伤肿瘤细胞。

3. γ/δT 细胞　γ/δT 同 NK 细胞一样也是抗肿瘤免疫的第一道防线,可直接杀伤肿瘤细胞,其杀瘤活性不受 MHC 限制,并可杀伤对 NK 细胞不敏感的肿瘤细胞。γ/δT 细胞亦可分泌 IL-2、IL-4、IL-5、GM-CSF 等细胞因子。

4. NK 细胞　详见抗肿瘤的非特异性免疫。

5. MΦ　详见抗肿瘤的非特异性免疫。

6. 树突状细胞(dendritic cell,DC)　DC 是主要的抗原提呈细胞,未成熟的 DC 具有吞噬和胞饮作用,成熟 DC 则丧失吞噬功能。DC 并不直接杀伤肿瘤但可诱导特异性抗肿瘤免疫:DC 捕获的肿瘤抗原主要通过 MHC-II 呈递给 Th,亦可通过 MHC-I 类分子交叉呈递给 $CD8^+CTL$。

考点:机体抗肿瘤免疫机制

第三节 肿瘤的免疫逃逸机制

机体虽内存在多种抗肿瘤的免疫机制，但仍有肿瘤的发生与发展，正是由于肿瘤细胞也可通过多种机制逃避机体免疫系统的攻击，或者机体不能产生抗肿瘤免疫应答所致。肿瘤细胞的逃逸机制可能与以下因素有关。

一、与肿瘤细胞有关的因素

1. 抗原缺失和抗原调变 肿瘤细胞不表达与正常抗原有质或量差别的抗原，不能诱导机体抗肿瘤免疫效应，此即抗原缺失。抗原调变系指肿瘤细胞的抗原决定簇因免疫攻击而减少或丢失，使宿主免疫系统失去攻击目标。

2. MHC-I 类分子表达异常 不少肿瘤细胞 MHC-I 类分子表达低下，甚至不表达，致使肿瘤抗原不能很好地提呈给 CTL 识别，故抗瘤性 CD8$^+$T 细胞反应低下。

3. 肿瘤细胞的"漏逸" "漏逸"（sneaking through）是指肿瘤细胞的增殖超过机体抗肿瘤免疫效应的限度，致使大量生长的肿瘤细胞不能被有效清除。

4. 肿瘤细胞缺乏协调刺激信号 T 细胞的活化需要双信号 肿瘤细胞表达肿瘤抗原，可提供 T 细胞活化的第一信号，但肿瘤细胞很少表达 B7 等协同刺激分子，不能提供足够的 T 细胞活化的第二信号，无法有效诱导 CTL 免疫应答。

5. 肿瘤细胞对免疫功能的抑制 肿瘤细胞可分泌 TGF-β、IL-10、前列腺素（PGE）等多种细胞因子，抑制机体抗肿瘤免疫效应，促进肿瘤细胞的生长。

二、与机体免疫系统有关的因素

1. 机体的免疫功能缺陷 机体处于免疫抑制状态或存在免疫缺陷，APC 表达 MHC-II 类分子水平低下。

2. 机体处于免疫耐受状态 有些肿瘤细胞表达肿瘤抗原，但机体对肿瘤细胞产生免疫耐受，而不发生排斥性免疫应答。

3. 机体存在封闭因子 肿瘤患者血清中常存在"封闭因子"，保护肿瘤细胞免受致敏淋巴细胞的攻击和清除。如某些抗肿瘤抗体与肿瘤抗原结合后可阻止 TCR 与肿瘤细胞结合、抑制 T 细胞的抗瘤效应，促使肿瘤细胞迅速生长。

4. 免疫对异质肿瘤细胞的克隆选择 早期的肿瘤细胞免疫原性很弱，难以使 T 细胞活化。免疫抑制作用明显的肿瘤细胞则可通过免疫逃逸而大量、迅速生长，对免疫攻击不敏感的肿瘤细胞也可呈现优势生长。

第四节 肿瘤的免疫诊断和免疫治疗

一、肿瘤的免疫诊断

肿瘤的免疫诊断是指通过生物化学和免疫学技术检测肿瘤抗原、抗肿瘤抗体、或其他肿瘤标志物，有助于肿瘤的诊断及对患者免疫功能状态的评估。目前，检测肿瘤抗原是最常用的免疫学诊断方法。

肿瘤标志物（tumor marker，TM）指在恶性肿瘤发生和发展过程中，由肿瘤细胞合成、分泌，或是由机体对肿瘤细胞反应而产生和（或）升高的、可预示肿瘤存在的一类物质，存在于血液、体液、细胞或组织中。TM 主要用于高危人群筛查、肿瘤的辅助诊断、肿瘤的大小判断和临床分期、肿瘤诊疗监测、疗效判断。如 AFP 是目前惟一推荐在临床常规使用的肝细胞癌 TM；CA125 是上皮性卵巢癌和子宫内膜癌的标志物；CA19-9 为胰腺癌和结直肠癌的标志物；PSA 是目前前列腺癌最理想的 TM，用于前列腺癌的筛查、分期及预后评估、疗效判断、复发监测。NSE 是神经母细胞瘤和小细胞肺癌的最主要的 TM；β-HCG 是公认的诊断滋养层细胞肿瘤敏感性最高的 TM 等。

近年来，对于 TM 的检测愈来愈为临床重视，血清 TM 多采用免疫学和生物化学方法进行检测，肿瘤细胞表面的 TM 检测常采用免疫组织化学技术和流式细胞术。分子生物学方法则多用于科研。如对淋巴癌和白血病细胞表面 CD 分子的检测有助于淋巴瘤和白血病的诊断和组织分型。分子诊断学技术为从基因水平诊断肿瘤具有良好的前景，如原位杂交法、PCR 等已用于癌基因、抑癌基因、端粒酶及细胞因子基因的检测。此外，应用体内示踪技术，将抗肿瘤单克隆抗体与 ^{131}I 结合，由静脉注入体内，可将放射性核素导向肿瘤所在，用 γ 相机可清晰地显示肿瘤影像，有助于肿瘤的早期定位诊断。

此外，可通过检测 T 细胞亚群、巨噬细胞和 NK 细胞的功能及血清中某些细胞因子的水平来评估肿瘤患者的免疫功能，用于判断病情和预后。

二、肿瘤的免疫治疗

肿瘤免疫治疗是肿瘤的手术治疗、放疗、化疗等治疗措施的辅助手段，可激发和增强机体的免疫功能，以达到控制和杀灭肿瘤细胞的目的。随着对肿瘤生长和发展相关驱动突变的认识、加上特定突变靶向分子抑制剂研发工作的开展，诞生了"精准医学"或"精准肿瘤学"（precision oncology）这一新的肿瘤治疗领域。"精准医学"的理论基础是不同患者的个体肿瘤有着不同的基因突变集合。在此基础上，才能基于患者的基因突变特征设计相应的靶向治疗策略，由此精准的、高度个性化的治疗方案相应而生。精准免疫学（precision immunology）具有寻找肿瘤患者个体间肿瘤 - 免疫循环缺陷的潜力，这项技术一旦获得验证并实现标准化，完全可将其作为治疗决策制定的临床依据，从而有效改善癌肿患者的治疗结果。

（一）肿瘤的主动免疫治疗

针对肿瘤细胞的免疫原性，采取各种有效的免疫手段，使宿主的免疫系统产生针对肿瘤细胞抗原的抗肿瘤免疫应答。

1. 固有主动免疫治疗 应用生物调节剂增强机体的固有免疫，强化机体的抗肿瘤免疫效应。常用的调节剂有卡介苗、短小棒状杆菌等活菌苗制剂；酵母多糖、香菇多糖、灵芝多糖等真菌多糖；PHA、PWN、胞壁酰二肽等非特异免疫细胞活化剂；IL-2、IFN-γ、IF-12、CSFs 等细胞因子。

2. 特异性主动免疫治疗 用肿瘤疫苗刺激机体的免疫系统，促使其产生抗肿瘤免疫应答。肿瘤疫苗是主动免疫治疗的主要内容，分为细胞瘤苗、亚细胞瘤苗、分子瘤苗和基因瘤苗等四种类型。

由于肿瘤疫苗的来源、种类、免疫途径的不同，以及临床应用条件的差异，其实验结果差异较大且无统一标准。目前在临床上，大多数用于肿瘤生物治疗的肿瘤疫苗仍处于探索阶段。肿瘤生物治疗是继手术、放疗和化疗之后的第 4 种肿瘤治疗手段，主要包括基因治疗、免疫治疗、干细胞移植、细胞治疗、抗血管生成治疗等技术。以体内最强的抗原提呈细胞树突状细胞（DC）为载体的肿瘤治疗性疫苗，在动物模型和人体临床研究上已取得一定的抗瘤效应。目前 DC 瘤苗是全球首个真正意义上的肿瘤治疗性疫苗。

（二）肿瘤的被动免疫治疗

1. 过继免疫疗法 即体外用肿瘤抗原或淋巴因子激活患者或志愿者的淋巴细胞，扩增出具有特异性抗肿瘤能力的效应细胞（LAK、TIL 和 CTL 等），然后回输患者，以杀灭肿瘤细胞。γ/δ T 细胞也已用于肿瘤的治疗。过继性细胞免疫疗法临床上曾流行过一段时间，但疗效不够理想，最近渐趋于沉寂，尚待进一步研究改进。

2. 抗体靶向治疗 又称生物导弹疗法，即用单克隆抗体进行肿瘤的导向治疗。①抗肿瘤单克隆抗体直接在体内应用；②由抗肿瘤单克隆抗体和抗效应细胞表面分子的抗体组成双特异性抗体，引导杀瘤效应细胞集中在肿瘤病灶，发挥局部抗瘤效应；③单克隆抗体与有效放射性核素、毒性蛋白、化疗药物结合，作用于肿瘤抗原，使肿瘤局部药物浓度增高，该法全身毒副作用小。但鼠源单克隆抗体会引发人抗鼠抗体反应，影响治疗效果。

（三）肿瘤的基因治疗

肿瘤免疫基因治疗是指应用基因转移技术将主要组织相容性复合物、共刺激分子、细胞因子及受体、肿瘤抗原、病毒抗原等外源基因导入人体，直接修复或纠正肿瘤相关基因的结构与功能缺陷，或者通过增强宿主的免疫防御功能杀伤肿瘤细胞，提高机体的抗肿瘤免疫反应，从而达到抑制和杀伤肿瘤细胞的目的。

考点：肿瘤的免疫学诊断和治疗策略

案例分析

1. 该患者最可能的诊断为原发性肝癌（肝右叶）。
2. AFP 即甲胎蛋白，在健康人血清中含量极微，在原发性肝癌患者体内明显增高，是目前临床上具有较高敏感性和特异性的肿瘤标记物。结合病史和影像学检查，有助于诊断肝癌。

小　结

肿瘤抗原是指在肿瘤的发生发展过程中新抗原或过度表达的抗原物质。依据肿瘤抗原的特异性可分为肿瘤特异性抗原和肿瘤相关性抗原，按产生的机制可分为理化因素诱发、病毒诱发、自发性肿瘤抗原和正常细胞成分过度表达的抗原。机体的抗肿瘤免疫应答分为特异性和非特异性免疫，尤其是细胞免疫发挥了主导作用，但肿瘤可通过免疫逃逸机制而存在。

肿瘤的免疫诊断是指通过生物化学和免疫学技术检测肿瘤抗原、抗肿瘤抗体或其他肿瘤标志物，将有助于肿瘤的诊断及对患者免疫功能状态的评估。目前，检测肿瘤抗原是最常用的免疫学诊断方法。肿瘤免疫治疗正成为手术治疗、放疗、化疗等治疗措施的重要辅助手段。

目 标 检 测

一、名词解释
1. 肿瘤抗原
2. 肿瘤特异性抗原（TSA）
3. 肿瘤相关抗原（TAA）
4. 肿瘤细胞的"漏逸"
5. 肿瘤细胞的抗原调变
6. 肿瘤标志物

二、填空题
1. 机体抗肿瘤免疫机制，总的包括＿＿＿＿和＿＿＿＿两大类。

2. 根据肿瘤抗原的特异性，可将其分为_____
　　_____和_____两大类。

3. 一般认为，在机体特异性抗肿瘤效应机制中，
　　_____发挥主要作用，而_____通常仅
　　在某些情况下起协同作用。

4. 最早用于肿瘤免疫诊断和治疗的癌胚抗原是
　　_____和_____。

5. _____是抗肿瘤免疫的主要效应细胞，具
　　有高度的特异性和MHC-I类分子限制性。

三、单项选择题

1. 在机体抗肿瘤效应中发挥主要作用的是（　　）
   A. 巨噬细胞　　　　B. CD4$^+$T 细胞
   C. γδ$^+$T 细胞　　　D. CD8$^+$T 细胞
   E. ADCC 效应

2. 抗肿瘤抗体不能通过哪种方式发挥抗肿瘤作
   用（　　）
   A. CDC　　　　　　B. ADCC
   C. 调理作用　　　　D. 免疫促进
   E. 使肿瘤细胞的黏附特性改变

3. 具有器官特异性的肿瘤标志物是（　　）
   A. CA15-3　　　　B. CA19-9

   C. CA50　　　　　D. PSA
   E. CEA

4. 机体特异性抗肿瘤免疫的主要机制是（　　）
   A. NK 细胞的固有杀瘤作用
   B. 细胞免疫
   C. 体液中固有成分的抗瘤作用
   D. 体液免疫
   E. 吞噬细胞的吞噬作用

5. 抗肿瘤主动免疫治疗方法是给患者输入（　　）
   A. 特异性单克隆抗体
   B. 具有抗原性的瘤苗
   C. 淋巴因子激活的杀伤细胞
   D. 单克隆抗体和抗癌药
   E. 细胞因子

四、简答题

1. 机体抗肿瘤的免疫效应机制包括哪些？
2. 肿瘤如何逃避机体免疫系统的攻击？
3. 试述肿瘤的免疫学诊断和治疗方法。

（旷兴林）

第15章 移植免疫

📖 学习目标

1. 掌握移植免疫、组织相容性抗原和移植抗原的概念；
2. 熟悉移植排斥反应的类型和机制；
3. 了解监测和防止移植排斥反应的措施。

案 例：

超急性排斥反应

患者，何××，女，45岁，因慢性肾功能衰竭出现尿毒症，入院接受同种异体肾移植手术。入院前曾接受多次输血和血液透析治疗，入院时B超检查双肾，结果显示双肾结构紊乱，皮髓界限不清，皮质厚度难以测定，双肾体积明显缩小。

患者在硬膜外麻醉下行右侧同种异体肾移植术。取右下腹直肌旁切口，依次切开至腹膜外，充分游离骨盆髂外静脉及髂内动脉后，行移植肾静脉-髂外静脉，肾动脉-髂内动脉吻合，开放血流后肾脏充盈，张力好，搏动强，色红润，即刻输尿管排尿。但开放血流15分钟后肾脏即开始呈现花斑状，张力逐渐减低，搏动减弱。25分钟后肾脏呈紫色，尿流减少，临床考虑超急性排斥反应，即行移植肾摘除术。

摘除肾病理检查结果：光镜下33个肾小球，体积增大，肾小球细胞数减少，有较多浸润细胞（单个核、中性粒细胞），袢腔开放，内淤滞大量红细胞，多处扩张状，袢节段坏死，尤以血管极明显。肾小管上皮细胞较多空泡变性，上皮细胞脱落。间质散在出血，浸润细胞沿管周毛细血管分布，数处中性粒细胞堆积。间质血管纤维素样坏死，较多浸润细胞，一处血管内血栓形成。病理诊断：超急性排斥反应。书后继续行血液透析及抗感染治疗，患者一般情况好转出院。

问题与思考

1. 结合病例简述超急性排斥反应的发生原因和机制。
2. 临床上有哪些免疫措施可预防同种异体肾移植排斥反应？

移植是用健康的组织器官替换丧失功能的组织或器官。移植免疫（transplantation immunity）主要研究受者接受异种或同种异体移植后出现的免疫应答和由此引起的移植排斥反应（transplantation rejection），以及延长移植物存活的措施与原理。目前，组织器官移植已成为医学上重要的治疗手段之一。临床上已开展同种肝脏、心脏、肾、脾、胰岛、小肠移植，以及肝肾、肝胰、心肺等联合移植。

器 官 移 植

1905年，法国人卡雷尔在用猫、狗、鸡动物做了器官移植和体外培养试验后，大胆

链 接

向全世界宣布，人体任何器官都可以取下来进行培养、移植到另一个人体上。

　　大约在公元前 600 年，古印度的外科医师就用从病人本人手臂上取下来的皮肤来重整鼻子。这种植皮术实际上是一种自体组织移植技术，它及此后的异体组织移植术成为今天异体器官移植手术的先驱。

　　眼角膜移植是最先取得成功的异体组织移植技术。首次眼角膜移植是由一位爱尔兰内科医师比格于 1840 年前后完成的。比格在第一次撒哈拉沙漠战争中被阿拉伯人俘虏。此间，他将从羚羊眼球上取下的角膜移植到人的眼球上，这是早期的角膜移植手术。

　　器官移植比组织移植复杂得多，难度也更大。现代的器官移植历史应该从美籍法国外科医生阿历克西斯·卡雷尔的试验算起。1905 年，他把一只小狗的心脏移植到大狗颈部的血管上，并首次在器官移植中缝合血管成功。结果小狗的心脏跳动了两个小时，后由于血栓栓塞而停止跳动。这位最早尝试移植心脏的先驱者，由于在血管缝合方法和在组织培养上的杰出贡献，荣获 1912 年诺贝尔奖。

　　在进行组织器官移植时，被移植的细胞、组织或器官称为移植物（graft）。提供移植物的个体称为供者或供体（donor），接受移植物的个体称为受者或受体（recipient）。根据移植物来源及供、受者遗传背景的差异，一般将组织器官移植分为四类：①自体移植（autograft），移植物取自受者自身；②同系移植（isograft）或同基因移植（syngraft），如遗传背景完全相同的两个个体间相互移植，移植后一般不发生排斥反应；③同种移植（allograft），即同种不同个体间的移植，移植物取自同种间遗传背景不同的另一个体，移植后常出现排斥反应，排斥反应的强弱取决于供、受者遗传背景差异的程度，差异越大，排斥越强，目前临床进行的移植多属此类；④异种移植（xenograft），即不同种属个体间的移植，由于供、受者遗传背景差异较大，此类移植可产生较强的排斥反应。

重点：移植免疫、移植抗原的概念

第一节　移植排斥反应概述

　　移植排斥（transplantation rejection）一般指受者免疫系统识别移植抗原后产生免疫应答，进而破坏移植物的过程。引起移植排斥反应免疫应答的抗原称为移植抗原（transplantation antigen），又称组织相容性抗原（histocompatibility antigen）。主要组织相容性抗原由 MHC 连续基因群编码，是诱发移植排斥反应的主要抗原，引起快而强的移植排斥反应，人类的 MHC 抗原即人类白细胞抗原（HLA）。次要组织相容性抗原是诱发移植排斥反应的次要抗原，引起慢而弱的移植排斥反应。还有其他一些组织细胞抗原参与移植排斥反应，如血型抗原、内皮细胞抗原可参与引起超急性排斥反应。

　　在不同类型的器官组织移植中，可发生不同类型的排斥反应。根据排斥反应时免疫攻击的对象不同而出现两种情况：一是受者针对移植物，称宿主抗移植物反应（host versus graft reaction，HVGR）；另一种免疫攻击对象是移植物针对宿主，称移植物抗宿主反应（graft versus host reaction，GVHR）。

一、宿主抗移植物反应

　　在大多数情况下，同种器官移植时所发生的排斥反应是受者产生免疫反应对移植物的攻击和破坏。根据移植排斥反应发生的时间和移植物损伤的组织形态学特征，一般区分为超急性、急性和慢性三种类型，它们的发生机制并不相同。

（一）超急性排斥反应

超急性排斥反应（hyperacute rejection）最常见于异种器官移植时。移植物与宿主血管接触后数分钟至数小时（＜24 小时）所发生的排斥反应，反应剧烈。发生的主要原因在于受体体内存在预先形成的抗体。可见于以下一些情况：①供者、受者间 ABO 血型不同，受体内可有针对供体血型抗原的天然抗体；②因多次接受输血、血透、多次妊娠、受者血液中存在抗供者白细胞、血小板的抗体；③与移植抗原呈交叉反应的微生物近期感染，诱发针对移植物上共同抗原的抗体；④非免疫因素如移植器官缺血时间过长、灌流冲洗不彻底等。由于现代检验较细致，这类反应已极为少见。

发生机制：免疫因素致补体活化，属于 Ⅱ、Ⅲ 型超敏反应；炎症因子诱导黏附分子表达，促进血小板聚集、血管内凝血、粒细胞浸润，加重炎症反应、加重缺血。

预后与处理：超急性排斥反应一旦发生很难逆转，移植遂告失败，应迅速切除移植物。但此型排斥反应可以通过移植前正确合理配型和充分灌洗移植物来预防。不同器官对超急性排斥反应的敏感性不同，肾脏、心脏和胰腺较敏感，而肝脏对超急性排斥反应常表现为耐受。

（二）急性排斥反应

急性排斥反应（acute rejection）通常发生在移植后 1 周至 3 个月内，个别可在术后 1 周内或 1 年后发生。早则术后 3～5 天发生，预后差；发生越迟，其强度越低、反应越轻，越可能争取较好预后。急性排斥反应是临床同种器官移植中最常见的一种类型，因为很难找到 HLA 完全相同的供者、受者配对（多见于新鲜尸体作为供者的内脏移植），除非在同一家庭内单卵孪生子间或两个单倍型都相同的同胞间进行移植，因而这类排斥反应是难以避免的。

发生机制：早期主要是 $CD4^+Th1$ 介导的 Ⅳ 型超敏反应，导致组织间质水肿、大量单个核细胞浸润；晚期有体液免疫参与。但早晚均以 Ⅳ 型超敏反应为主要损伤机制。主要病理改变是血管炎、毛细血管和动脉内皮细胞坏死、炎性细胞浸润、血栓形成。急性排斥反应发作时的临床表现主要为体温突然升高、全身不适、烦躁不安、腹胀、头痛、心动过速等，并伴有移植物局部的胀痛和功能异常。

预后与处理：临床上应紧急处理。经及时适当的抗急性排斥反应措施的应用，大多可获缓解而使移植器官恢复功能。故为可逆性。

肾脏移植的妙用

1947 年在美国波士顿一个医院里，一位年轻的产妇患严重子宫感染，由于中毒性休克 10 天来陷于无尿和深昏迷状态。三位年轻的住院医生，在半夜借助于两盏灯的照明，将一个从刚死亡的人身上取下的肾脏，与产妇手腕的肱动脉和一支大静脉迅速作了血管吻合。移植肾的输尿管很快就喷出了尿液，次日中午病人情况有明显好转。再一天后她完全恢复清醒。到第三天尿液的排除减少，同时这个移植肾与输尿管开始肿胀。由于病人的情况大有改善，决定将移植肾取除，此后 2～3 天病人恢复了自己的排尿功能，而获得新生。这就是人类第一次的肾脏移植。1959 年在美国波士顿与法国分别对接受肾脏的患者（称受者）用全身放射线照射（作免疫抑制方法）后，将他人的肾脏移植成功。此后，肾脏移植就逐步在全世界推广。

链接

（三）慢性排斥反应

慢性排斥反应（chronic rejection）大多发生在移植后 6～12 个月或更晚的时间。它常是急性排斥反应反复发作的后果，病情呈渐进性发展而很难确定明显的界限，临床上表现为移植器官功能逐渐减退，可无明显的症状和体征。增加免疫抑制剂的用量也无明显的效果。病理变化可见移植物组织内不同程度的闭塞性血管炎、间质性炎症、间质纤维化形成等。其发生机制细胞免疫和体液免疫都有参与。预后不良，尚无理想治疗措施。

二、移植物抗宿主反应

这类排斥反应是由于移植物中的免疫活性细胞对受者组织攻击所造成的损伤。受者受损的组织主要有淋巴系统、造血系统、单核-吞噬细胞系统、皮肤、肝、消化道上皮等。

GVHR 主要见于骨髓移植后，也可见于脾脏、胸腺、小肠的移植或免疫缺陷的新生儿大量输血时。其发生条件主要有：①供、受者 MHC 不同；②移植物中含有足够数量能够识别受者移植抗原的免疫活性细胞，它们被激活后发生增殖并引起针对受者组织的免疫应答；③受者处于免疫无能状态，供者淋巴细胞长期存活于受者体内，不被排斥。

第二节　防止移植排斥反应的措施

如何避免和尽可能减轻移植后发生的排斥反应以保护移植器官的功能，是器官移植成败的关键。临床工作中应从以下几个方面着手。

一、正确合理的组织配型

组织配型的目的是选择合适的供者，这是移植成功的关键。一般需作下列配型试验。

1. ABO 血型及交叉配血　人红细胞血型抗原是重要的组织相容性抗原，移植前应检测供者与受者的血型是否相符，最佳选择是两者血型相同，或至少符合输血原则。

2. 淋巴细胞混合培养交叉试验　采用供者、受者混合淋巴细胞培养（mixed lym-phocyte culture，MLC）技术作双向交叉试验，细胞增殖反应的水平与供、受者间组织相容性程度呈负相关。读数值愈低愈安全。若增殖反应过强，表示供、受者抗原差异较大，不能用于移植。

3. HLA 定型或配型试验　供者、受者主要组织相容性抗原不相容是导致移植后发生急性排斥反应的主要原因，故尽可能选择 HLA 相同或近似的供者器官作移植。HLA 型别一致性越高，移植预后越好。在家庭内配型时，首选与受者两个单倍型都相同的供者。在无血缘关系的供、受者配对时，就移植预后而言，HLA 单倍型相同好于 HLA 表型相同；HLA-Ⅱ类抗原相同好于 HLA-Ⅰ类抗原相同。尤其是 HLA-DR，亲属供体必须相同，尸体供体时相配者远期存活率高。

4. 预存抗体的测定　为了防止超急性排斥反应，术前须检测受者体内是否存在抗移植物预存抗体。

5. mH 抗原分型试验　男性个体组织细胞表面表达与性别相关的次要组织相容性抗原（minor histocompatibility antigen，mH 抗原）。在 HLA 抗原匹配的情况下，女性受者可能排斥男性供者的移植物。因此，宜尽可能选择同性别的供者。

二、高质量的移植器官和正确处理

应选用健康新鲜的供体组织器官，做好移植前处理，对移植器官进行充分灌洗，去除残留的血液、血细胞。远距离运输移植器官时须应用恰当的冷藏技术。新鲜采集的骨髓细胞可深低温冷藏，保存期 1 年以上。

三、正确合理选择免疫抑制疗法

（一）免疫移植药物

1. 类固醇类 选择性地溶解 T 细胞以减少 T 细胞的数量，主要针对未成熟的胸腺细胞，对成熟的胸腺细胞和外周组织的成熟 T 细胞并无明显作用；还能阻断炎性细胞因子如 IL-1、IL-6、TNF 的合成释放，从而减少移植物局部的炎症反应和适应性免疫反应。但效果较差、副作用大。

2. 代谢抑制剂 主要有硫唑嘌呤、环磷酰胺等。该类药物能抑制造血干细胞，使淋巴细胞和其他白细胞的生长发育受抑制，并可溶解 T 细胞。长期使用常导致受者免疫功能全面抑制而容易发生感染。故常需要根据受者免疫功能状态来调整剂量。

3. 真菌代谢产物 效果较好。临床常用的有环孢素 A（cyclosporin A，CsA）、普乐可复（FK-506）和雷帕霉素（西罗莫司）。CsA 对 Th 细胞具有很强的抑制效应，能选择性地抑制 Th 活化增殖和 TC 的分化成熟，抑制细胞免疫，还能减低 MHC 分子的表达。但 CsA 对肾脏有毒性作用。FK-506 主要针对活化 T 细胞，对处于休止期的 T 细胞影响较小。有亲肝作用，可促进肝脏再生与修复，是肝移植最佳选用的免疫抑制剂，对骨髓移植也有较好的疗效。雷帕霉素与 CsA 作用相似，但移植抗体产生的能力比 CsA 强 1000 倍。

（二）免疫抑制的生物制剂

临床上已使用的生物免疫抑制剂主要有抗淋巴细胞球蛋白（ALG）、抗胸腺细胞球蛋白（ATG）、抗 T 细胞分化抗原（如抗 CD3 抗体、抗 CD4 抗体等）单克隆抗体、抗辅佐刺激分子（CD80/CD86）和某些细胞表面黏附分子（VCAM、ICAM）单克隆抗体等。这些抗体可造成淋巴细胞死亡或封闭淋巴细胞活化，是强有力的免疫抑制剂，主要用于急性排斥反应发作和难治性排斥反应。存在的问题：一是这些抗体都属于异种蛋白，多次使用会产生抗抗体而失效，且能诱发超敏反应；二是容易导致感染。因此，应用时必须十分谨慎。

（三）植物药

某些中草药如雷公藤、冬虫夏草等已用于抗移植排斥反应。据报道，雷公藤多苷与硫唑嘌呤的免疫抑制作用类似，但无肝肾毒性。

四、抑制后的免疫监视

急性移植排斥反应在同种器官移植中是最常见和难以避免的，但它却是可逆性的，若能及早诊断并采取有效的抗排斥措施，将有利于保护移植物功能并延长移植物存活时间。

五、诱导免疫耐受

诱导免疫耐受是控制排斥反应的最理想方法。常采用的方法主要包括移植前输供者血或供体骨髓、胸腺内注射供者抗原、应用 T 细胞疫苗、移植物的预处理及免疫隔离等。但是，除少数方案已在临床得到应用外，诱导移植耐受的方法迄今多处于实验研究阶段。

异 种 移 植

异种移植的实践始于 20 世纪初。随着同种器官移植在临床上的广泛开展，器官来源短缺的矛盾日益突出，异种器官移植重新引起人们的兴趣。有赖于现代生物技术的飞速发

链接

展，为异种器官移植研究开拓了新的前景。目前，异种移植的基础研究已成为器官移植的新领域。

异种移植为开拓移植器官来源提供了一种现实的可能性，但同时也存在许多尚待逾越的难题，诸如：①异种移植排斥对免疫移植药物不敏感；②畜类微生物感染对人类的潜在威胁；③异种器官与人类宿主的生理学不相容性；④异种移植研究得到的动物模型有待建立和完善等。目前异种移植排斥的防治策略主要有：①清除受者体内的天然抗体，受者体内的天然抗体主要为 IgM 类，少量为 IgG 和 IgA 类；②清除供者移植物组织器官的半乳糖抗原；③阻断受者补体激活途径。另外，在克服超急性排斥反应后，异种移植尚须防止急性血管性排斥反应和以 T 细胞效应为主的急慢性排斥反应，其策略类似于同种移植，但难度更大。近期报道已建立敲除猪 SLA 复合体的动物模型。但要真正广泛应用于临床尚待时日。

链接

案例分析

1. 超急性排斥反应通常与患者体内预先存在抗供者组织抗原的抗体有关。本例患者入院前曾接受多次输血和血液透析治疗，预存抗体可能性极大。当移植物进入体内，预存抗体迅速与移植物抗原结合，激活补体介导的溶解反应，同时导致移植物微血管系统内血栓形成，移植物迅速被破坏。

2. 结合病史，手术前严格正确的配型可以降低该反应发生率。

小 结

移植是用健康的组织器官替换丧失功能的组织或器官。在组织器官移植中，被移植的细胞、组织或器官称为移植物。提供移植物的个体称为供者或供体，接受移植物的个体称为受者或受体。

临床上，一般将组织器官移植分为四类：自体移植；同系移植；同种移植；异种移植。前二者由于遗传背景完全相同，移植后不发生排斥反应；后二者由于供、受者遗传背景差异较大或太大容易发生排斥反应。

移植排斥反应发生的原因在于供、受体的组织相容性抗原不同，可被相互识别为抗原异物而发生免疫应答，造成相互攻击和免疫损伤。排斥反应包括细胞免疫和体液免疫，以细胞免疫为主。它们的反应过程遵循免疫应答的一般过程。

根据排斥反应时免疫攻击的对象不同，可分为宿主抗移植物反应和移植物抗宿主反应。防治移植物排斥反应的措施包括：正确合理的组织配型、高质量的移植器官和正确处理、正确合理地选用免疫抑制剂、移植后的免疫监视和诱导理想的免疫耐受。

目 标 检 测

一、名词解释

1. 移植排斥

2. 移植抗原

二、填空题

1. 移植排斥反应时，由受者免疫细胞对移植物进行攻击和破坏，称为_____；而由移植物中的免疫细胞对受者的组织进行攻击和破坏，称为_____。

2. 同种异体排斥反应的类型主要有 3 类：超急性排斥反应是由受者体内的_____介导的；急性反应是由受者特异性_____介导的；而慢性排斥反应的发生机制尚未完全阐明。

三、单项选择题

1. 在同种骨髓移植 HLA 配型中，最重要的抗原是（　　）
   A. HLA-DR 分子　　　B. HLA-A 分子
   C. HLA-B 分子　　　D. HLA-DP 分子
   E. HLA-C 分子

2. GVHR 主要见于（　　）
   A. 心脏移植　　　B. 肾脏移植
   C. 骨髓移植　　　D. 脾脏移植
   E. 肺脏移植

3. 无血缘关系的同种器官移植，发生移植排斥反应，主要原因是（　　）
   A. 移植血供不足
   B. MHC 的高度多态性
   C. 移植物被细菌污染
   D. 受者免疫功能紊乱
   E. 受者体内有自身反应性 T 淋巴细胞

4. 环孢素 A 主要具备抑制哪种细胞的功能（　　）
   A. B 淋巴细胞　　　B. Tc 细胞
   C. 巨噬细胞　　　D. Th 细胞
   E. Th1 细胞

四、简答题

1. 为什么说急性排斥反应是不可避免的？如何识别急性排斥反应？应采取哪些处理措施？

2. 有哪些措施可以减轻或延缓急性排斥反应的发生？

（尹晓燕）

第 16 章　免疫学检测方法及其原理

📖 **学习目标**

1. 掌握抗原抗体反应的概念和特点；
2. 熟悉抗原抗体检测方法及用途；
3. 熟悉常见的抗原抗体反应的类型；
4. 了解免疫细胞功能检测的方法。

案　例：

输血前的交叉配型

某患者急诊入院准备手术，过去无输血史，但献过两次血，当时均为"O"型。请输血科定血型及配血，当时值班者用正向定型为"O"型，但与几个"O"型供血者交叉配血时次侧管均出现凝集。

问题与思考

1. 对该患者首先应该做的试验是什么？
2. 可判断此患者为何种血型？

人体感染病原微生物后，体内可产生特异性体液或细胞免疫应答。用免疫检测方法对这些免疫反应物在体内外进行检测即免疫学检测。免疫学检测有高度的特异性和敏感性，在临床上常作为某些疾病的辅助诊断手段或进行流行病学调查、免疫机制的研究、激素和酶的微量测定等，也是很多基础学科的重要研究手段。常用的免疫学检测包括抗原抗体检测、免疫细胞及其功能检测、细胞因子检测和 HLA 分型技术。

第一节　抗原和抗体的检测

抗原与抗体在体内或体外发生的特异性结合反应称为抗原抗体反应（antigen-antibody reaction）。在体内表现为体液免疫应答效应即抗体特异性结合抗原所发生的溶细胞、杀菌、促进吞噬、中和病毒或引起免疫病理损伤等；在体外根据抗原性质差异和抗体类型以及反应条件不同可表现为凝集、沉淀、细胞溶解和补体结合等可见反应。

一、抗原抗体反应的原理

抗原与抗体特异性结合反应主要是抗原表位与抗体分子超变区在结构和空间构型上的互补结合。利用抗原抗体在体外特异性结合后出现的各种现象，可对样品中的抗原或抗体进行定性、定位和定量的检测。定性和定位检测时，多用已知的抗体检测样品中是否有相应的抗原，也可用已知的抗原检测样品中是否有相应的抗体。定量检测时，根据已知抗原（抗体）的浓度与样品中相应抗体（抗原）的量所出现免疫复合物的多少，可用标准曲线推算出样品中抗原（抗体）的含量。在进行抗原抗体检测时，以往多采用人或动物血清作为抗体来源，故体外的抗原抗体反应曾被称为血清学反应（serological reaction）。但随着免疫学的发展，血清学反应的含义已不能概括目前的研究内容，现已用抗原抗体反应取代之。

二、抗原抗体反应的特点

（一）特异性

一种抗原一般只能与由它刺激机体所产生的抗体结合，这是抗原抗体结合反应的专一性，即特异性。抗原与抗体结合反应的物质基础是：抗原决定簇（表位）与抗体的可变区存在结构的互补性，二者相互结合形成抗原抗体复合物，在适宜的条件下，出现可见反应。例如，伤寒沙门菌只能与伤寒沙门菌抗体结合，而不能与痢疾志贺菌的抗体结合。

（二）可逆性

抗原与抗体结合成复合物后，在一定条件下，可被解离为游离的抗原与抗体。因为这种结合只是分子表面的非共价键结合，其本身的结构和生物学活性均未遭到破坏，所以并不牢固。解离后的抗原或抗体分子仍保持原有的理化性质和生物学活性。

（三）比例性

天然抗原分子表面一般有多种表位，每种表位又可有多个，因此可提供多个抗体分子结合的部位，称多价。抗体分子若是单体 Ig 则仅有两个 Fab 段，其能结合两个相同的表位，称双价。抗原抗体的结合能否出现肉眼可见反应，取决于两者的比例是否合适。若比例合适，抗体分子的两个 Fab 段分别与两个抗原分子结合，相互交叉连接成网络状复合体，反应体系中基本无游离的抗原或抗体，此时抗原抗体结合后形成大的复合物，出现肉眼可见反应，称为等价带；抗原抗体比例不合适，结合后形成小的复合物，肉眼不可见，体系中有游离抗原或抗体，称为抑制带。抗体过剩为前带，抗原过剩为后带。因此，进行抗原抗体反应时抗原抗体的比例十分重要。医学上用于表示抗原抗体反应浓度的单位称为效价或滴度，即抗体（或抗原）与一定量的对应物产生可见反应所需的最小量。一般以抗体（或抗原）仍能与对应物发生可见反应的最高稀释倍数表示。

（四）阶段性

体外抗原抗体反应一般分为两个阶段：第一阶段为抗原抗体特异性结合阶段，不受外界影响，反应迅速但肉眼不可见；第二阶段为反应可见阶段，时间较长，出现可见反应，但此阶段受外界因素影响较多如电解质、温度和 pH 等。

三、常见的抗原抗体反应种类

抗原抗体反应种类繁多，基本类型有凝集反应、沉淀反应、补体参与的反应和中和反应。近年来在上述基本反应基础上，采用酶、荧光素、发光素、同位素、胶体金等标记抗原或抗体，使抗原抗体反应敏感度显著提高，已广泛应用到医学和生物学等许多领域中。下面介绍其中一些常见类型。

（一）凝集反应（agglutination）

颗粒性抗原（细菌或细胞）与相应抗体结合，或可溶性抗原（或抗体）致敏载体颗粒与相应抗体（或抗原）结合，在一定电解质条件下，出现肉眼可见的凝集物，称凝集反应。凝集反应可定性检测也可半定量检测。分为直接凝集和间接凝集。

1. 直接凝集反应　包括玻片法和试管法。

（1）玻片法：是一种定性试验。将含有已知抗体的诊断血清与待检菌液（或红细胞）在玻片上混合，数分钟后如出现凝集现象则为阳性。此法简便、快速，常用于细菌的鉴定和分型、人类 ABO 血型测定等。

（2）试管法：多为半定量试验，用于测定待检血清中某种抗体的相对含量。待检血清用生理盐水作倍比稀释，再加入等量已知抗原液，血清最高稀释度仍出现明显凝集者为血清效价。血清效价越高，说明该待检血清抗体含量越多。常用于协助临床诊断或流行病学调查研究，如辅助诊断伤寒、副伤寒的肥达反应、输血中的交互配血试验均属试管凝集。

2. 间接凝集反应 将可溶性抗原（或抗体）吸附于一种与免疫无关的颗粒状载体表面成为致敏颗粒（免疫微球），再与相应抗体（或抗原）结合出现凝集现象称为间接凝集反应。常用的载体颗粒有人 O 型红细胞、绵羊红细胞、乳胶颗粒等，如载体颗粒是红细胞，则称为间接血凝试验，如载体是乳胶颗粒，则称为乳胶凝集试验。

（1）将可溶性抗原吸附到载体颗粒上用以检测标本中相应抗体，称为正相间接凝集试验。在临床上主要用于检测病原微生物相关抗体（如链球菌溶血素 O 抗体、梅毒螺旋体抗体等）和自身免疫病抗体（如类风湿因子、抗 DNA 抗体、抗甲状腺球蛋白抗体等）。

（2）将抗体吸附到载体颗粒上成为抗体致敏颗粒，用以检测标本中相应抗原，称为反相间接血凝试验。临床上用于检测血清中乙型肝炎表面抗原（HBsAg）、甲胎蛋白（AFP）等。

（3）先将可溶性抗原与抗体混合，间隔一定时间加入抗原的致敏颗粒，因抗体已与抗原结合，不再出现凝集现象，这种反应称为间接凝集抑制试验（图 16-1）。临床上可用于绒毛膜促性腺激素（HCG）的检测。

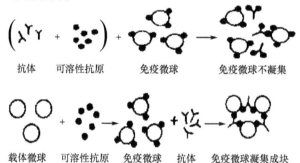

抗体　　　可溶性抗原　　　免疫微球　　　免疫微球不凝集

载体微球　　可溶性抗原　　免疫微球　　抗体　　免疫微球凝集成块

图 16-1　间接凝集和间接凝集抑制试验示意图

（二）沉淀反应（precipitation）

可溶性抗原（血清蛋白、外毒素、组织浸出液、细菌滤液等）与相应抗体结合，在一定条件下，形成肉眼可见的沉淀物，称沉淀反应。

1. 单向琼脂扩散试验 将一定量的已知抗体与融化的琼脂混匀制成琼脂板，在适当位置打孔后将待测抗原加入孔中，置湿盒中扩散。琼脂是一种内部充满水分的多孔网络介质，抗原可在琼脂中自由扩散，当抗原与琼脂中的抗体比例合适形成大分子复合物时，形成以抗原孔为中心的白色沉淀环，环的直径与抗原含量成正相关（图 16-2）。在检测标本的同时用标准品测定绘制标准曲线图，再根据标本出现沉淀环直径的大小查出该待测抗原的含量。此法常用于检测各类免疫球蛋白和补体的含量。

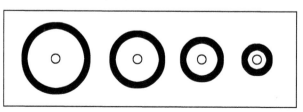

图 16-2　单向琼脂扩散试验示意图

2. 双向琼脂扩散试验　将抗原与抗体分别加入琼脂板的小孔内，置湿盒中，抗原和抗体自由的向四周扩散，18～24 小时后在比例适合处形成白色沉淀线，观察沉淀线的位置、形态及对比关系可对抗原抗体进行定性分析。一般沉淀线靠近浓度较低的一方，弯向分子量较大的一方，如果反应体系中含有两种以上的抗原抗体系统，则小孔间可出现不同位置的两条以上的沉淀线（图 16-3）。本法常用于抗原或抗体的定性检测、组成和两种抗原的相关性分析。

3. 对流免疫电泳　是双向琼脂扩散试验与电泳技术相结合的一种方法，它是一种定向的免疫双扩散。在 pH8.6 的缓冲液中抗原带负电荷较多，向正极移动；抗体等电点较抗原高，带负电荷较少，且分子量较大，故向负极移动，电泳时将抗原放负极端、抗体放正极端，这样抗原、抗体相向运动，在两孔间相遇即可形成白色沉淀线。由于电场的作用，限制了抗原、抗体多方向扩散，相对地提高了各自的浓度，所以灵敏度比双向琼脂扩散试验敏感 10～16 倍，可检测出蛋白浓度达 μg/ml，且可在 1 小时左右出现结果。本法可用于一些病原微生物抗原的检测，作为某些传染病早期的辅助诊断。

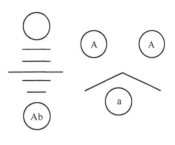

A、B：抗原
a、b：抗体

图 16-3　双向琼脂扩散试验示意图

（三）免疫比浊分析

免疫比浊技术是在免疫沉淀反应的基础上建立的。分为透射免疫比浊和散射免疫比浊。原理是应用抗原、抗体在液相中特异性反应形成免疫复合物，复合物微粒对光线的干扰可用仪器检测出来，以此对可溶性抗原进行定量分析。自动化免疫比浊仪的开发和使用大大提高了检测敏感性和效率，目前已广泛运用于临床特定微量蛋白的检测。

（四）免疫标记技术（immunolabelling technique）

是将酶、荧光素、放射性同位素、胶体金、化学发光剂等可微量或超微量测定的物质标记于已知抗原或抗体，与待测标本进行抗原抗体反应，以检测标记物间接定性或定量检测待测标本。免疫标记技术以其敏感性高、准确性好、操作简便、易于商品化和自动化等优点逐步替代了传统的抗原抗体反应。根据标记物不同可分为酶免疫技术、荧光免疫技术、放射免疫技术、金免疫技术、化学发光技术等类型。

1. 酶免疫技术（enzyme immunoassay，EIA）　将抗原抗体反应的特异性与酶催化底物反应的高效性相结合，用酶标记的抗原或抗体对待测标本中抗原或抗体进行定性、定位或定量分析。

（1）酶联免疫吸附试验（enzyme linked immunosorbent assay，ELISA）是酶免疫测定中应用最广的技术，用于测定可溶性抗原或抗体。基本原理是将已知抗体（或抗原）包被于固相载体上，待测抗原或抗体以及酶标记抗体（或抗原）与固相载体上已知抗体（或抗原）发生特异性结合，通过洗涤去除未结合物，加入酶的底物后显色，根据显色反应的深浅对受检物进行定性或定量分析。常用的标记酶为辣根过氧化物酶（horseradish peroxidase，HRP），常用的底物为邻苯二胺（OPD）和四甲基联苯胺（TMB）；根据检测的目的不同采用不同的反应类型：①双抗体夹心法：是检测抗原最常用的方法。②间接法：是检测抗体最常用的方法。其原理和操作如图（图 16-4）。③竞争法：主要用于检测小分子抗原。

（2）酶免疫组织化学技术：以酶标记抗体（抗原）与组织或细胞标本中的抗原（抗体）发生反应，加入酶的底物显色，借助光镜或电镜，即可识别标本中抗原（抗体）的分布和性质。临床上常用于组织切片或其他抗原的定性、定位、定量检测。

2. 荧光免疫技术（fluoroimmunoassay）　是用荧光素与抗体连接成荧光素标记抗体，再与待检标本中的抗原反应，于荧光显微镜下观察，可见抗原抗体复合物发出荧光，借此对标本中抗原进行鉴定和定位。常用的荧光素有异硫氰荧光素（FITC）和藻红蛋白（PE），

考点提示：酶联免疫吸附试验的原理、方法和用途

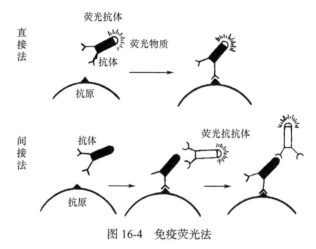

图 16-4 免疫荧光法

前者发黄绿色荧光，后者发红色荧光。可单独使用一种荧光素，也可同时用两种荧光素标记不同抗体，作双色染色，检查两种抗原。

（1）直接法：荧光素直接标记抗体，对标本进行检测（图 16-5）。本法的优点是简便、特异性高；缺点是每检查一种抗原必须制备相应的荧光抗体。可用于鉴定组织细胞中的病毒、蛋白质等抗原和涂片上的微生物。

（2）间接法：用第一抗体与标本中抗原结合，再用荧光素标记的第二抗体进行检测。本法的优点是敏感度更高，并且一种荧光素标记的抗抗体可用于多种抗原、抗体系统的检查，但非特异性荧光亦会增加。

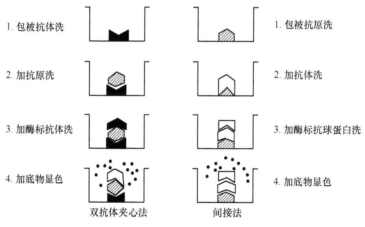

图 16-5 ELISA 操作原理示意图

化学发光免疫测定

随着免疫测定应用的日新月异，方法学以及相关技术也在不断发展。快速、低试剂消耗、简单的操作步骤以及标准曲线的长期稳定等特性仍很重要，同时对灵敏度、特异性和精确性的要求越来越高。建立于 20 世纪 70 年代的化学发光免疫测定（chemiluminescence immunoassay，CLIA）结合了化学发光反应与免疫反应，既具有免疫反应的特异性，又兼有发光反应的高敏感性，因此，较好地满足了上述要求。此外，CLIA 作为一种非放射标记的测定技术，克服了放射免疫测定法的诸多不足。与酶免疫测定法相比较，因后者应用

链接

显色底物，其吸光度比色遵循比尔定律，标准曲线直线范围较窄，而 CLIA 无此限制。另一种常用的标记技术荧光免疫测定法受自然荧光的干扰，影响了检测的敏感度。而在免疫分析材料或生物样品中几乎没有化学发光现象，CLIA 可得到较高的信噪比，敏感度可大大提高。基于以上的优越性，20 世纪 90 年代以后各种 CLIA 自动分析仪器相继问世，可与生化自动分析仪相媲美。因此 CLIA 具有非常广阔的发展前景。

免疫荧光法可用于检查细菌、病毒、螺旋体等的抗原与抗体，帮助传染病的诊断。还用于鉴定免疫细胞的 CD 分子，检测自身免疫病的抗核抗体等。

3. 放射免疫分析（radioimmunoassay，RIA）　是用放射性同位素标记抗原抗体进行免疫检测的技术。它将放射性同位素显示的高灵敏性和抗原抗体相结合，使检测的敏感度达 pg 水平，所以尽管需特殊仪器设备并有一定放射性危害，但在实验研究和临床检测上仍被广泛应用。

4. 金免疫技术　以胶体金为标记物进行的抗原抗体反应。包括金免疫渗滤试验和金免疫层析试验。①金免疫渗滤试验是将抗原或抗体点加在固相载体硝酸纤维素膜上，制成抗原或抗体包被的微孔滤膜并贴置于吸水材料上，依次在膜上滴加标本、免疫金及洗涤液等，液体很快渗入吸水材料中，阳性反应即可在膜上出现红色斑点。②金免疫层析试验是将各种反应试剂分点固定在试纸条上，检测标本滴加在金标记的一端，通过层析作用样品以及金标记物在纸条上泳动，在样品检测区发生特异性结合，根据胶体金的呈色判读试验结果。如早早孕试纸检测 HCG、HIV 抗体胶体金检测等。临床上有商品化试剂盒操作，方便快速。

重点提示：免疫标记技术的种类及应用

第二节　免疫细胞及其功能的检测

机体的免疫功能状态与体内不同免疫细胞及其亚群的数量和功能密切相关。在免疫应答过程中发挥重要作用的细胞主要包括 T 细胞、B 细胞、吞噬细胞等。正常情况下，各类细胞的数量和功能保持相对稳定，而许多疾病或生物及其他理化因素均可引起细胞数量和功能的改变。因此免疫细胞的检测对了解机体的免疫状态，对某些疾病的辅助诊断、治疗、预后评估等具有重要意义。

一、免疫细胞数量的检测

（一）T 淋巴细胞数量的检测

临床上针对 T 细胞数量的检测主要依据 T 细胞表面标志如 CD 抗原，利用荧光免疫技术、流式细胞术等测定外周血 T 细胞数量和亚群的变化。

检测方法：分离外周血单个核细胞，分别与小鼠抗人 CD3、CD4 和 CD8 的单克隆抗体进行结合，再用荧光素标记的免抗鼠 IgG 做间接免疫荧光染色，细胞膜上发黄绿色斑点状荧光的细胞为阳性细胞。计数 100～200 个淋巴细胞，计算出阳性细胞的百分率。标记荧光抗体后的单细胞悬液也可直接在流式细胞分析仪上自动检测。外周血 T 细胞亚群平均正常值为 CD3$^+$ 60%～80%，CD4$^+$55%～60%，CD8$^+$20%～30%，CD4$^+$/CD8$^+$比值一般为 2∶1。

流式细胞术可做细胞计数与分析

流式细胞术（flowcytometry，FCM）是以激光为基础，对处在液流中的细胞或其他生物微粒逐个进行多参数的快速定量分析和分选的技术。流式细胞仪是测量染色细胞标记物荧光强度的细胞分析仪，是在单个细胞分析和分选基础上发展起来的对细胞的物理或化学性质，如大小、内部结构、DNA、RNA、蛋白质、抗原等进行快速测量并可分类收集的高技术。FCM 以其快速、大量、灵敏和定量的特色，广泛用于基础研究和临床实践；在细胞生物学、血液学、免疫学、肿瘤学、药理学、遗传学及临床检验等领域内发挥重要作用。

链接

（二）B 淋巴细胞数量的检测

现在多通过检测 SmIg 来了解成熟 B 细胞的数量。将人单个核细胞用 FITC 标记的兔抗人免疫球蛋白作直接免疫荧光染色，出现荧光的细胞为 SmIg＋细胞，即 B 细胞。正常人外周血 SmIg＋细胞一般为 8%～12%。

二、免疫细胞功能的检测

（一）T 细胞功能的检测

1. 淋巴细胞转化试验　又称淋巴细胞增殖试验。T 细胞在体外受抗原或丝裂原刺激后细胞代谢和形态发生变化，主要表现为胞内蛋白质和核酸合成增加，发生一系列增殖反应，并转变为淋巴母细胞。常用的丝裂原有植物血凝素（PHA）、刀豆蛋白 A（Con A）等。细胞做涂片镜检，分别计数未转化的淋巴细胞和淋巴母细胞得到淋巴细胞转化率。正常人 T 细胞转化率为 60%～80%。

2. 细胞毒试验　Tc 细胞经抗原激活后，可特异性杀伤肿瘤细胞、同种异体细胞及半抗原修饰的同基因细胞等。体外检测 Tc 细胞可用于肿瘤免疫、移植排斥反应、免疫性疾病及感染性疾病的诊断。

（二）B 细胞功能检测

有两类方法：一类是测定体液中抗体，如测定血清中免疫球蛋白、血型抗体和特异性抗体。B 细胞功能降低或缺陷时，患者对外来抗原的应答能力减弱或缺失，仅产生少量或不产生特异性抗体，如患者血清中一种或多种 Ig 异常增高，则表明 B 细胞产生 Ig 的功能异常增高；另一类是以细胞为检测对象，如测定抗体形成细胞和 B 细胞增殖试验。

1. B 细胞增殖试验：同 T 细胞增殖试验相似，B 细胞受丝裂原刺激后，被活化发生分裂、增殖反应，通过检查细胞增殖程度，可反应 B 淋巴细胞的功能。

2. 抗体形成细胞测定：常采用溶血空斑试验，即测定针对绵羊红细胞表面已知抗原的抗体形成细胞数目。

（三）检测细胞免疫功能的皮肤试验

正常机体对特定抗原产生细胞免疫应答后，再用相同抗原做皮肤试验，即出现以局部红肿为特征的迟发性超敏反应，细胞免疫正常者呈阳性反应，而细胞免疫低下者则呈阴性反应。皮肤试验方法简便，可帮助诊断某些病原微生物感染（结核杆菌、麻风杆菌等）、免疫缺陷病等。皮肤试验常用的生物性抗原多从病原体中提取，如结核菌素、麻风菌素、念珠菌素等。

特异性抗原皮试法简便易行，但受试者对所试抗原过去的致敏情况直接影响实验结果。再有，若受试者从未接触过该抗原，则不会出现阳性反应。因此阴性者也不一定表示细胞免疫功能低下。为避免判断上的错误，往往需用两种或两种以上抗原进行皮试，以对受试者的细胞免疫功能作出综合评价。

第三节　细胞因子的检测

细胞因子检测是判断机体免疫功能的重要指标，观察免疫细胞对某种刺激物发生活化反应及产生细胞因子的能力，对某些疾病的诊断、病程观察、预后的判断等有一定意义。目前检测细胞因子的方法主要有生物活性检测、免疫学检测及分子生物学检测三大类方法。

一、生物活性检测

可根据细胞因子的生物学活性，选用相应的实验系统，包括细胞增殖法、直接杀伤法等。如选用细胞因子依赖的细胞株，其增殖反应与细胞因子的量成正相关，根据细胞株的增殖水平可确定样品中细胞因子的含量。如 IL-1、IL-2、IL-6 的检测。

二、免疫学检测法

用细胞因子单克隆抗体通过酶、荧光素、放射性核素等标记技术定性或定量分析细胞因子。此法可用于检测 IL-2、IL-5、IL-6。

三、生物学检测

应用细胞因子的核酸探针，通过分子杂交技术或通过提取细胞中 RNA 经逆转录合成 cDNA，在细胞因子引物指导下进行 PCR 扩增，来检测细胞因子 mRNA 的存在和表达。

第四节　HLA 分型技术

检测某一个体的 HLA 抗原特异性的方法称为 HLA 分型。HLA 分型法有传统的血清学分型法和细胞学分型法，主要侧重于分析 HLA 产物，即 HLA 所编码的各个系统抗原的特异性。近年建立的 DNA 分型法则侧重于基因的分型。

一、血清学分型技术

（一）HLA–Ⅰ类抗原的检测

HLA-A、B、C 抗原型别鉴定常规使用微量补体依赖淋巴细胞毒试验（CDC 试验）。原理为取已知 HLA 抗血清加入待测外周血淋巴细胞，作用后加入补体，再充分作用后加入台酚兰，在显微镜下判断结果。着色的细胞为死亡细胞，通过计算死亡细胞百分率，判断待检淋巴细胞表面是否具有已知抗血清所针对的抗原。标准血清多取自经产妇或用杂交瘤技术制备的单克隆抗体。

（二）HLA–DR、DQ 抗原检测

检测原理和方法同上。但所用抗血清须经过血小板吸收以除去针对Ⅰ类抗原的抗体，待检细胞必须是外周血分离的 B 细胞。

二、细胞学分型技术

HLA-D 和 HLA-DP 抗原的特异性可用混合淋巴细胞反应（MLR）检测。原理是用标准定型细胞（纯合子分型细胞）作为刺激细胞，与受检者外周血分离的淋巴细胞混合培养。受检者细胞对定型细胞呈增殖反应表明受检者细胞的 HLA 型别与标准定型细胞的型别不同，

如无增殖反应则表明型别相同。

上述血清学分型技术因其简便实用，目前仍被广泛应用。细胞学分型技术因分型细胞来源困难且操作手续繁琐，在应用上受到一定限制。为解决上述方法对Ⅱ类抗原分型方面的困难，近年随着分子生物技术的应用，已将HLA分型技术由细胞蛋白质水平发展到基因水平。目前开展的DNA分型技术就是在分子杂交技术基础上发展起来的，通过对受检者细胞基因组DNA片段的多态性分析来判断抗原特异性型别，这一技术有力地推动了Ⅱ类基因的研究。

三、分子生物学分型技术

HLA的血清学分型和细胞学分型法，作为传统的HLA分型技术已广泛应用，在临床器官移植中发挥着重要的作用。由于标准分型血清或分型细胞来源的限制，细胞表面HLA的弱表达或共同表达的存在，以及方法的敏感性与精确度等不足，促使人们对新方法的不断追求。分子生物学技术的迅速发展，使得HLA的DNA分型技术应运而生。主要有以下几种方法：

（一）PCR–SSP分型法

序列特异性引物-PCR技术是一项对HLA等位基因特异性DNA片段进行非细胞依赖性的体外扩增技术。根据产物存在与否直接对HLA分型。该法的敏感度高，特异性强，操作简便。几个小时即可使pg水平待测物扩展至μg水平。

（二）PCR–SSO分型法

序列特异性寡核苷酸—聚合酶链反应（PCR-sequence specific oligonucleotide，PCR-SSO）是以PCR为基础，将凝胶上的扩增产物转移至硝酸纤维膜或尼龙膜，进而用放射性核素（32p）或酶、地高辛等非放射性物质标记的寡核苷酸探针与之进行杂交，从而对扩增的DNA作出判断，是鉴定HLA-II类抗原应用最广泛的方法。

（三）SBT分型法

基本序列的HLA分型法（sequenc-based HLA typing，SBT），是一种通过对扩增后的HLA基因片段进行纯化和核酸序列测定，从而判定HLA型别的方法。SBT是目前最可靠也最彻底的基因分型方法，它不仅能进行序列识别和分型，更有助于发现新的基因型。

案例分析：

1. 首先应该对患者和供血者用试管法重做正、反向ABO定型试验。因为造成ABO定型试验结果错误或正、反向定型不符合的原因很多，但首先应考虑技术上的原因。除此之外，ABO血型本身的问题也可引起。虽然从遗传学的角度看，人一生中血型是不会改变的，但某些疾病可干扰抗原、抗体的表现而影响测定结果，应加以重视。

2. 根据进一步检查结果，可判断患者血型为A_2亚型。在我国人口中，尽管A_2、A_2B型在A与AB型中所占比例少于1%，但定型时很容易将弱A亚型误定为O型，如果给其输入O血型，不会有太大问题。但是如果把弱A亚型误定为O型，并输给O型人，则受血者的抗A抗体就可能与输入的弱A亚型的红细胞起反应，引起血管内的溶血性输血反应。因此在输血的实际工作中，应避免将弱A亚型误定为O型。如AX型红细胞与B型血清（抗A抗体）不发生凝集，但与O型血清可发生程度不一的凝集，这可能是因为O型血中抗A效价比B型血抗A效价高，故现已主张做ABO血型鉴定时，应加O型血清（内含抗A、抗B及抗AB），以防将AX型误定为O型。

小　结

体外抗原 - 抗体检测的基本原理是抗原抗体反应的特异性。根据这一原理，可用已知的抗原检测未知抗体或用已知的特异性抗体检测未知的抗原。体外抗原 - 抗体反应包括凝集反应、沉淀反应等。免疫标记技术如酶标记技术、放射标记技术、荧光标记技术及胶体金标记技术等，因其能够提高体外抗原 - 抗体反应的敏感性并具有定性、定量等优点而得以广泛地应用。根据不同类别的免疫细胞不同的理化性质和表面标记，可以通过不同的实验方法分离和鉴定不同的细胞群及其亚群和检测计数。根据免疫细胞在静止状态下或活化后具有不同的功能，进行功能检测有助于评价机体的细胞及体液免疫功能。免疫学技术不但可用于疾病的诊断、治疗及疗效的评价，同时也促进了免疫学理论及相关学科的发展。

目 标 检 测

一、名词解释

1. 抗原抗体反应
2. 凝集反应
3. 沉淀反应
4. 免疫标记技术

二、填空题

1. 抗原抗体反应的特点是_____、_____、_____和_____。
2. ABO 血型测定属于_____反应。
3. 常见的免疫标记技术包括_____、_____、_____和_____等。

三、单项选择题

1. 用已知抗原或抗体检测相应的抗体或抗原，是根据抗原抗体反应的（　　）
   A. 特异性　　　　　B. 比例性
   C. 可逆性　　　　　D. 亲和性
   E. 带现象

2. 影响抗原抗体反应的因素有（　　）
   A. 电解质、pH 和反应体积
   B. 抗原抗体的浓度、反应体积和温度
   C. 电解质、pH 和温度
   D. 温度、电解质和反应体积
   E. 温度、pH 和反应体积

3. 下列免疫学测定方法敏感性最高的是（　　）
   A. 沉淀反应　　　　B. 凝集反应
   C. ELISA　　　　　D. 放射免疫测定
   E. 补体结合试验

4. 反向间接凝集试验是检测标本中哪种成分（　　）
   A. 抗体　　　　　　B. 补体
   C. 抗原　　　　　　D. 抗原抗体复合物
   E. 以上都不是

5. 玻片凝集试验主要用于（　　）
   A. 定量　　　　　　B. 定性
   C. 定量与定性　　　D. 半定量
   E. 以上均否

6. 下列指标可以评价 AIDS 病人的细胞免疫功能的是（　　）
   A. CD2/CD3 细胞比值
   B. CD3/CD4 细胞比值
   C. CD3/CD8 细胞比值
   D. CD4/CD8 细胞比值
   E. CD2/CD4 细胞比值

7. 免疫电泳属于（　　）
   A. 凝集反应　　　　B. 沉淀反应
   C. 中和反应　　　　D. 补体结合反应
   E. 细胞毒反应

四、简答题

1. 抗原抗体反应的基本类型有哪些？各有何用途？
2. 简述酶联免疫吸附试验（ELISA）的原理、方法和用途。

（聂志妍）

第 17 章　免疫学防治

📖 **学习目标**

1. 掌握人工免疫的概念和种类；
2. 熟悉人工主动免疫和被动免疫的概念和特点；
3. 了解免疫治疗的基本途径；
4. 了解常用的生物制品及其应用原则。

案　例：

破伤风抗毒素应用

患者钟××，男，55岁，因张口受限 2 天来诊。自述 1 周前被鱼钩刺伤右手拇指，在当地医院进行清创缝合，2 天前拆线，遂出现张口受限、颈部与腰背部疼痛。

体格检查：T37℃，P112 次 / 分，R26 次 / 分，BP126/76mmHg。神志清楚，张口度 0.3cm，咬肌和颈部肌肉张力增高，无全身抽搐；两侧咬肌神经闭合后张口可达到正常，右手拇指处见刺伤愈合痕迹。实验室检查：WBC12.4×10^9/L，Lac2.2mg/dl，PLT310×10^9/L，Cr61μmol/L，GLU7.98mmol/L。

初步诊断为破伤风感染，给予破伤风抗毒素 34 500U/ 日，肌注地西泮，鼻饲饮食。入院第 2 日交谈时见"苦笑"面容，第 3 日病情加重，不时咬伤舌前部出血，颈项强直，腰背肌抽搐，并发呼吸困难一次。遂加大抗毒素剂量（48 000U/ 日），加大地西泮剂量（100mg/ 日），适量给予异丙嗪、哌替啶控制肌肉抽搐。7 天后症状逐渐缓解，巩固治疗 5 天痊愈出院。

问题与思考

1．抗毒素注射属于哪一种免疫治疗方法？
2．抗毒素注射的原则和注意事项有哪些？

免疫学防治是指应用各类生物或非生物制剂来建立、增强或抑制机体的免疫应答，调节免疫功能，达到预防或治疗某些疾病的目的。目前免疫预防和治疗已由最初的仅预防传染病扩展到对其他疾病的防治，如超敏反应、自身免疫病、免疫缺陷病、器官移植后的排斥反应和肿瘤等，成为临床医学和预防医学的重要组成部分。

第一节　免 疫 预 防

特异性免疫的获得方式有自然免疫和人工免疫两种。特异性免疫的获得方式有自然免疫和人工免疫两种。自然免疫是指个体通过自然感染或母体获得的免疫性；人工免疫是指基于自然免疫的原理，用人工接种的方法给机体输入抗原性物质（菌苗，疫苗，类毒素），刺激机体主动产生特异性免疫力，是目前疾病预防的主要途径。本节重点讲述人工免疫。

一、人工免疫的概念及种类

人工免疫（artificial immunization）是指有计划、有目的地给人体接种抗原或输入免疫细胞（或抗体），使机体获得对某种传染病的特异性抵抗力，从而达到预防或治疗某些疾病的方法。根据输入机体物质的不同，将人工免疫分为主动免疫、被动免疫和过继免疫三类（表 17-1）。

表 17-1　主动免疫、被动免疫和过继免疫的比较

	主动免疫	被动免疫	过继免疫
输入物质	抗原	抗体	免疫细胞
免疫力出现时间	1～4 周后生效	注入后立即生效	较快
免疫力维持时间	数月～数年	2～3 周	不确定
用途	多用于预防	多用于治疗或紧急预防	多用于治疗

二、人工主动免疫

（一）人工主动免疫的概念

人工主动免疫（artificial active immunization）是指用人工的接种方法给机体输入抗原性物质（疫苗、类毒素），刺激机体产生特异性免疫应答从而获得免疫力的方法，也称预防接种。由于这种免疫力是机体免疫系统受到抗原刺激后产生的，故需要一定诱导期，出现时间慢（1～4 周）；因有免疫记忆，免疫力维持时间较长（数月～数年），多用于传染病的特异性预防。

（二）人工主动免疫生物制品

1. 疫苗（vaccine）　用微生物制成的用于预防某些传染病的抗原性生物制品称为疫苗。常将用细菌制备的生物制品称为菌苗，用病毒、立克次体、衣原体或螺旋体等制备的生物制品称为疫苗。但习惯上将这两种制剂统称为疫苗，包括死疫苗和活疫苗。

（1）死疫苗：选用免疫原性强的标准微生物人工培养后，用物理和化学的方法将其杀死或灭活后制成，也称灭活疫苗。常用的死疫苗有伤寒、副伤寒、霍乱、百日咳、流行性脑脊髓膜炎、流行性乙型脑炎、钩端螺旋体、斑疹伤寒、狂犬病等疫苗。

死疫苗在体内不能增殖，对人体刺激时间短，但仍保持一定的免疫原性。因此，要获得强而持久的免疫力需要大剂量、多次接种（接种至少二次以上），引起的不良反应也较大。因此为了减少接种次数和获得广泛的免疫效果，通常将不同种类的死疫苗合理混合制成联合疫苗，如将伤寒杆菌和甲型、乙型副伤寒杆菌混合制成三联疫苗，将百日咳杆菌、白喉类毒素和破伤风类毒素联合制成百白破疫苗。

死疫苗多采用皮下注射方式，免疫效果较差，且不持久；其优点为易于制备，较稳定，易保存，安全性高。

（2）活疫苗：用人工定向诱导的方法或直接从自然界筛选出毒力减弱或基本无毒的病原微生物制成，又称减毒活疫苗。常用的活疫苗卡介苗（BCG）、麻疹、脊髓灰质炎疫苗等。

活疫苗进入人体后有一定的增殖能力，可引起类似轻型或隐性感染，故一般接种剂量小，接种次数少（1 次），免疫效果良好、持久（可维持 3～5 年）。常用方式有皮内接种、皮下划痕或口服等。其缺点为保存条件较高，有效期短。死疫苗和活疫苗的比较见表 17-2。

表 17-2 死疫苗和活疫苗的比较

区别点	死疫苗	活疫苗
制剂特点	死，强毒株	活，无毒或弱毒株
接种剂量及次数	量较大，2~3 次	量较小，1 次
保存及有效期	易保存，有效期约一年	不易保存，4℃冰箱内数周
免疫效果	较好，维持数月~2 年	好，维持 3~5 年甚至更长

2. 类毒素（toxoid） 类毒素是用外毒素经 0.3%~0.4% 甲醛处理后，使其失去毒性，但仍保留免疫原性制成。常用的类毒素有白喉、破伤风类毒素等；也可与死疫苗混合制成联合疫苗，例如百日咳死疫苗与白喉类毒素、破伤风类毒素混合后制成百、白、破三联疫苗。

类毒素一般接种两次，因其吸收缓慢，免疫力出现也慢，故每次接种间隔 4~6 周，接种后能诱导机体产生抗毒素，从而中和外毒素。

3. 自身疫苗（autovaccine） 是指用从病人自身病灶中分离出来的细菌制成的疫苗。自身疫苗只回注给病人自身，用以治疗反复发作而抗生素治疗无效的慢性感染性疾病。如由葡萄球菌感染引起的慢性反复发作的化脓性感染和大肠杆菌引起的慢性肾盂肾炎等。

4. 新型疫苗 免疫学、生物化学、生物工程和遗传工程技术的发展，推动和促进了新型疫苗的研制工作。新型疫苗克服了传统疫苗存在的一些问题，如某些死疫苗副作用较大，活疫苗毒性较高或稳定性较差等。

（1）亚单位疫苗（subunit vaccine）：将病原体中与激发保护性免疫无关的甚至有害的成分去除，保留有效免疫原成分制成的疫苗称为亚单位疫苗。如流感病毒血凝素和神经氨酸酶亚单位疫苗、霍乱弧菌毒素 B 亚单位疫苗、肺炎球菌荚膜多糖疫苗等。此类疫苗可提高免疫效果，又可减少因病原体中与免疫保护无关的成分所引起的不良反应。

（2）合成疫苗（synthetic vaccine）：用人工合成肽抗原配以适当载体与佐剂制成的疫苗即为合成疫苗。如 HBsAg 的各种合成类似物等。

（3）结合疫苗（conjugate vaccine）：近年来将荚膜多糖的水解物连接于白喉类毒素，制成结合疫苗，使其成为 T 细胞依赖性抗原，引起 T、B 细胞联合识别，B 细胞产生 IgG 类抗体，提高了免疫效果。目前已获准使用的结合疫苗有肺炎链球菌、b 型流感疫苗和脑膜炎奈瑟菌疫苗。

（4）基因重组疫苗（gene recombinant vaccine）：是以基因工程技术将天然的或人工合成的编码病原体免疫原的基因，借助载体转移并插入至另一生物体基因组中，使之表达所需抗原制成的疫苗。如将编码 HBsAg 的基因插入酵母菌基因组中制成的 DNA 重组乙型肝炎疫苗在国内已广泛使用。

治疗性疫苗——慢性乙肝病毒携带者的希望

1995 年前医学界普遍认为，疫苗只作预防疾病用。随着免疫学研究的发展，人们发现了疫苗的新用途，即可以治疗一些难治性疾病。从此疫苗兼有了预防与治疗的双重作用，治疗性疫苗属于特异性主动免疫疗法。1998 年国外开始用乙肝病毒基因转移鼠为动物模型研究乙肝病毒治疗性疫苗的抗病毒作用。同年在法国、日本也开始用乙肝病毒某些基因片段表达的多肽加上各种不同佐剂配制的治疗性疫苗作临床研究，观察这种多肽疫苗对慢性乙肝病毒携带者的治疗作用，其结果揭示这种疫苗对乙肝病毒基因转移鼠有抗病毒作用，单一应用特别是与抗乙肝病毒药联合应用，对慢性乙肝病毒携带者有一定的疗效。

链 接

　　从发展趋势来看，乙肝病毒治疗性疫苗将成为本世纪对慢性乙肝病毒感染特别是慢性乙肝病毒携带者治疗领域的热点，它与现有抗乙肝病毒药物的联合应用，将成为一种新的治疗方法。

链　接

（三）人工主动免疫的注意事项

　　预防接种时要严格按使用说明书的规定进行，因为不同生物制品所产生的制剂或不同批号可能要求不同。此外，应注意制品是否变质、过期或因保存不当而失效。

　　1. 接种对象　凡免疫防御能力低、与某些病原体接触机会多、疾病及并发症危害大、流行地区易感者均应免疫接种。

　　2. 接种剂量、次数及间隔时间　在一定剂量范围内，疫苗接种剂量较大，产生免疫应答越强，免疫效果也越好。但免疫注射的剂量不宜任意增减，应按生物制品使用规定进行。过大过小剂量均可能造成免疫耐受。活疫苗一般接种一次即可达到免疫效果，死疫苗一般接种 2～3 次，每次间隔 7～10 天。类毒素一般接种 2 次，因吸收慢、产生免疫力所需时间长，间隔时间为 4～6 周。

　　3. 接种途径　死疫苗多采用皮下注射法，活疫苗则采用皮内注射和自然感染途径接种，尤以后者为佳。如脊髓灰质炎活疫苗以口服为佳；流感、麻疹、腮腺炎疫苗以气雾吸入者为佳。

　　4. 接种后反应　预防接种后有时会发生不同程度的局部或全身反应。常见为接种后 24 小时左右局部出现红肿、疼痛、淋巴结肿大；全身可出现短时间发热、头痛、恶心等。一般症状较轻，1～2 天后即可恢复正常。个别人反应剧烈，甚至出现过敏性休克，接种后脑炎等，应特别注意。

　　5. 禁忌证　为避免异常反应或使原有疾病恶化，有些情况不宜进行免疫接种，如高热、急性传染病、严重心血管或肝、肾疾病、活动性肺结核、严重高血压及糖尿病患者。有免疫缺陷患者或免疫抑制剂治疗中的患者则不宜接种活疫苗，以免出现严重疫苗反应。孕妇不宜接种，以免流产或早产。

三、人工被动免疫

（一）人工被动免疫的概念

　　人工被动免疫（artificial passive immunization）是指给机体直接输入含有特异性抗体的免疫血清，使机体即刻获得免疫力的方法。这种免疫力是被动输入方式获得，而非由被接种者自身免疫系统产生，故维持时间较短（2～3 周），临床一般多用于治疗和紧急预防。

（二）人工被动免疫生物制品

　　1. 抗毒素（antitoxin）　用细菌类毒素多次免疫动物（马），待马体内产生大量抗毒素（抗体）后采血，经分离血清再纯化、浓缩而成。常用的抗毒素有破伤风抗毒素、白喉抗毒素、气性坏疽抗毒素等。

　　抗毒素有中和细菌外毒素毒性的作用，主要用于治疗和紧急预防某些细菌外毒素所致疾病。使用时应注意要早、量要足才能发挥应有效果；也应注意 I 型超敏反应的发生。

　　2. 正常人丙种球蛋白　由健康人血浆或产妇胎盘血中提取制成。前者称人血浆丙种球蛋白，后者称胎盘丙种球蛋白。该试剂中所含的抗体即人群中含有的抗体，因不同地区和人群的免疫状况不同而不完全一样，不同批号的制剂所含抗体的种类和效价不尽相同。常用于甲型肝炎、麻疹、脊髓灰质炎等病毒性疾病的紧急预防和治疗，有防止发病、减轻症状、缩短病程的效果，还可以用于治疗丙种球蛋白缺乏症。

　　3. 特异性免疫球蛋白制剂　是由恢复期病人血清或经疫苗高度免疫的人血清提取制备而成。本制剂特异性抗体含量较正常人丙种球蛋白制剂高，在体内滞留时间长，较异种动物免疫血清效果好，引起超敏反应的几率也小得多，但来源受限，影响其实际应用（表 17-3）。

表 17-3 人工主动免疫与人工被动免疫的区别要点

	人工主动免疫	人工被动免疫
接种物质	抗原	抗体或致敏细胞及其产物
接种次数	1～3 次	1 次
生效时间	2～3 周	立即
维持时间	数月～数年	2～3 周
主要用途	预防	治疗和紧急预防

（三）人工被动免疫的注意事项

1. 注意防止超敏反应 在使用动物免疫血清或丙种球蛋白前，应仔细询问病史，做皮试，如阳性可使用脱敏方法。

2. 注意早期和足量 只有在毒素结合组织细胞之前使用抗毒素，才能发挥后者的中和毒素作用。因此在使用时应注意遵循早期足量原则。

3. 不滥用丙种球蛋白 丙种球蛋白对于受者而言是一种异体抗原，在使用可能出现过敏反应，同时丙种球蛋白是血制品，如出现血源污染现象，受者在注射后极有可能感染传染病。因此在使用时应慎重，尤其对于儿童，不可轻易注射丙种球蛋白。

四、过继免疫

过继免疫（adoptive immunotherapy）指给患者输入具有在体内继续扩增功能的效应细胞的一种疗法。如给肿瘤病人输入体外激活扩增的特异性肿瘤浸润淋巴细胞或非特异性的 LAK 细胞等，这些物质能增强患者的细胞免疫功能。应用时应考虑供者和受者之间 HLA 型别是否相同，否则，输入的细胞会被迅速清除或发生抗宿主反应。

第二节 免疫治疗

免疫治疗主要采用免疫调节剂和免疫抑制剂。免疫调节剂和免疫抑制剂是通过调整机体免疫功能而改善缓解疾病状态的一类生物或非生物制剂，可用于肿瘤、器官移植、免疫功能低下（或缺陷）和自身免疫性疾病的治疗。

一、免疫调节剂

免疫调节剂（immunomodulator）是增强、促进和调节机体免疫功能的一类生物或非生物制剂。其调节作用通常表现为对机体的正常免疫功能不产生影响，而对异常的免疫功能具有双向调节作用，即在一定浓度范围内对过低的免疫应答起促进作用，对过高的免疫应答起抑制作用。免疫调节剂种类繁多，简要介绍其中几类如下。

（一）微生物制剂

指细菌或从细菌中提取的某些成分制成的生物制品，具有非特异性刺激免疫功能的作用，如卡介苗（为牛型结核杆菌减毒活疫苗）、棒状杆菌（为革兰阳性短小棒状杆菌）、脂磷壁酸（为溶血性链球菌菌体表面的一种具有免疫增强作用的成分）、细菌脂多糖等。目前已广泛用于多种肿瘤的辅助治疗。

（二）免疫组织提取物和细胞因子

1. 胸腺激素（thymushormone） 是指从动物胸腺中提取的一组可溶性多肽混合物，主要包括胸腺素、胸腺生成素和胸腺刺激素等。能够促进胸腺中未成熟 T 细胞发育分化为具有免疫活性的 T 细胞，并可选择性地作用于 T 细胞分化的某些环节，增强 T 细胞的免疫功能。胸腺激素的作用无种属特异性，主要用于细胞免疫功能低下、免疫缺陷病及肿瘤等疾病的治疗。

2. 细胞因子（cytokins）　是一种相对分子质量较低的蛋白或糖蛋白，主要由活化的免疫细胞和其他非免疫细胞产生，常以自分泌或旁分泌方式在局部发挥免疫调节作用。目前临床使用的作为免疫调节剂的细胞因子主要有白细胞介素 -2、干扰素和肿瘤坏死因子等（见第 7 章细胞因子）。

3. 化学合成制剂

（1）旋咪唑（Levamisole，LMS）：是第一个化学结构明确的免疫调节剂，对机体细胞免疫功能有明显调节作用，临床多用于治疗类风湿性关节炎。

（2）合成多聚核苷酸（syntheticpolynueleotides）：为人工合成的多聚核苷酸的双链共聚物，主要包括双链多聚肌苷酸胞苷酸（Poly I：C）和双链多聚腺苷酸尿苷酸（PolyA：U），具有免疫佐剂作用，其中 PolyI：C 是作用最强的干扰素诱生剂，可刺激机体产生干扰素。

二、免疫抑制剂

免疫抑制剂（immunosuppressiveagents，ISA）是一类抑制机体免疫功能的生物或非生物制剂，常用于各种自身免疫的治疗及预防器官移植发生的排斥反应。临床常用的免疫抑制剂主要有（表 17-4）：

（一）细胞毒性化学药物

1. 烷化剂　常用的烷化剂主要有环磷酰胺、氮芥和白消安（马利兰）等，其主要作用是通过烷化反应破坏 DNA 结构，阻断其复制，使细胞停止分裂甚至死亡。此类药物作用明显，但毒性作用亦强，临床主要用于器官移植和自身免疫性疾病的治疗。

2. 抗代谢药物（antimetabolites）

（1）核酸代谢拮抗药：临床常用的有巯嘌呤（6- 巯基嘌呤，6-MP）和硫唑嘌呤（AZP）。主要通过干扰 DNA 复制发挥作用，临床多用来控制移植排斥反应。

（2）叶酸代谢拮抗药：临床最常用的为甲氨蝶呤（MTX），是强有力的有丝分裂抑制剂，可选择性破坏增生中的细胞，对体液免疫的抑制作用较强。临床多用于肿瘤化疗及自身免疫性疾病的治疗。

（二）抗生素类药物

1. 环孢霉素 A（CyclosporinA）　环孢霉素 A 是从真菌代谢产物中提取出来的一种新药，具有较强的免疫抑制作用。其抑制效应主要表现在能选择性的作用于 Th 细胞和 B 细胞，抑制其对 TD 抗原和某些 TI 抗原产生的免疫应答。

2. FK-506　是从放线菌中提取的一种大环内酯类抗生素。可选择性地作用于 T 细胞，抑制其对 TD 抗原的免疫应答。研究表明，FK-506 们对 T 细胞的抑制作用比环孢霉素 A 高数十倍，因此多用于控制器官移植后排斥反应。

（三）糖皮质激素

常用的糖皮质激素药物有氢化可的松、泼尼松、泼尼松龙及甲泼尼松龙等。其中肾上腺皮质激素是临床应用最早、最广泛的免疫抑制剂和抗炎剂，可用于防止器官移植排斥反应和治疗急性排斥反应。此外亦为治疗自身免疫性疾病的首选药物以及过敏性疾病的治疗。

（四）抗淋巴细胞血清和抗淋巴细胞球蛋白

抗淋巴细胞血清是指用胸腺细胞、胸导管引流细胞或体外培养的淋巴母细胞免疫动物获得的免疫血清，从这种血清中提取的丙种球蛋白即为抗淋巴细胞球蛋白。这种免疫效应分子在注入人体后能与相应淋巴细胞结合，在补体和吞噬细胞参与下，可使淋巴细胞溶解破坏，导致外周血中淋巴细胞数减少。临床多用于控制器官或骨髓移植后的急性排斥反应。

表 17-4　免疫治疗相关制剂

制剂	增强免疫疗法	抑制免疫疗法
免疫组织产物	免疫球蛋白、胸腺素、转移因子、免疫核糖核酸、其他细胞因子	抗淋巴细胞血清、抗全 T 细胞血清、抗 T 细胞亚群单克隆抗体
微生物制剂	卡介苗、短小棒状杆菌	环孢素 A、抗生素类、细菌脂多糖、FK-506
化学制剂	左旋咪唑、多聚核苷酸	环磷酰胺、硫唑嘌呤、肾上腺皮质激素类药物
其他	中药、骨髓、胸腺、胚肝细胞移植	X 线照射、胸导管引流

免疫抑制剂的主要特点

　　免疫抑制剂的主要特点是：①缺乏特异性，可同时影响机体正常免疫应答功能，长期应用易诱发肿瘤和严重感染。因此应用时要严密观察、调整剂量，力求减少不良反应。②免疫抑制剂对初次应答的抑制较对再次应答更为有效，而对已建立的免疫反应则不易抑制，因此免疫抑制剂用于器官移植的效果优于对自身免疫性疾病的治疗。

案例分析：

　　患者因鱼钩刺伤入院治疗，虽经清创缝合，但未及时注射破伤风抗毒素加以预防，致使伤口内厌氧性破伤风梭菌繁殖产生破伤风痉挛毒素导致张口受限，咬肌和颈部肌肉张力增高等症状。确诊为破伤风感染。经二次破伤风抗毒素等药物强化治疗。最终病人痊愈出院。1. 抗毒素注射属于人工被动免疫法，给机体输入含有特异性抗体的免疫血清。2. 由于抗毒素来自于异种动物免疫血清，注射前必须做皮肤试验，阴性者方能注射，阳性者可采用小剂量、短间隔、连续多次注射的脱敏疗法。具体操作应严格按生物制品说明书规定进行。

小　结

　　免疫学防治包括人工主动免疫，人工被动免疫和过继免疫，人工主动免疫常用的生物制剂有减毒活疫苗、灭活疫苗和类毒素等，主要用于预防。减毒活疫苗在引起机体体液免疫和细胞免疫方面明显优于灭活疫苗；人工被动免疫常用的生物制剂有抗毒素、正常人丙种球蛋白，主要用于紧急预防和治疗；过继免疫是指给病人输入能增加机体免疫的生物制品，使患者免疫力增强。当机体的免疫功能发生异常时，便可使用免疫增强剂或免疫抑制来调节机体免疫机能。

目　标　检　测

一、名词解释
1. 人工免疫　　2. 疫苗
3. 类毒素　　4. 免疫增强剂
5. 免疫抑制剂
二、单项选择题
1. 下列哪项属于人工自动免疫（　　　　）

A. 注射丙种球蛋白预防麻疹

B. 接种卡介苗预防结核

C. 注射免疫核糖核酸治疗恶性肿瘤

D. 静脉注射 LAK 细胞治疗肿瘤

E. 胎儿从母亲获得 IgG

2. 胎儿从母亲获得 IgG 属于（　　）

A. 过继免疫　　　B. 人工被动免疫

C. 自然自动免疫　D. 人工自动免疫

E. 自然被动免疫

3. 下列哪种制剂属于免疫增强剂（　　）

A. 环孢素　　　　B. 环磷酰胺

C. 左旋咪唑　　　D. 皮质激素

E. 硫唑嘌呤

4. 过继免疫疗法输入的物质是（　　）

A. 具有免疫活性的淋巴细胞

B. 活疫苗　　　　C. 死疫苗

D. BCG　　　　　E. 类毒素

5. 下列哪一种是活疫苗（　　）

A. 狂犬疫苗　　　B. 百日咳疫苗

C. 卡介苗　　　　D. 流行性乙型脑炎疫苗

E. 伤寒疫苗

6. 宿主的天然抵抗力（　　）

A. 经遗传而获得

B. 感染病原微生物而获得

C. 接种菌或疫苗而获得

D. 母体的抗体（IgG）通过胎盘给婴儿而获得

E. 给宿主转输致敏淋巴细胞而获得

7. 活疫苗所不具备的特点是（　　）

A. 接种量小，但免疫效果好，维持时间长

B. 易保存，免疫效果好

C. 接种次数少

D. 接种后副反应较少

E. 用弱毒株或无毒株制成

8. 下列可用于人工被动免疫的制剂是（　　）

A. 抗毒素

B. 类毒素

C. 流行性乙型脑炎疫苗

D. 脊髓灰质炎疫苗

E. 卡介苗

9. 患儿，女，生后 3 天，已按时完成疫苗接种，体格检查正常，准备出院。家长询问第二次乙肝疫苗接种的时间，护士回答正确的是（　　）

A. 1 个月后　　　B. 2 个月后

C. 3 个月后　　　D. 4 个月后

E. 5 个月后

10. 患儿，女，早产儿，生后 3 个月，出生后因身体原因，未能接种卡介苗，家长带其补种卡介苗。正确的护理措施是（　　）

A. 立即接种

B. 6 个月后再接种

C. 与百日咳同时接种

D. 结核菌素试验阴性再接种

E. 接种免疫球蛋白后再接种

11. 某孕妇为 Rh⁻，第一胎分娩 Rh⁺胎儿，为防止再次妊娠的 Rh⁺胎儿产生溶血症，应给 Rh⁻母亲注射（　　）

A. 抗 Rh 因子抗体　　　B. Rh 抗原

C. 免疫抑制剂　　　　　D. 免疫增强剂

E. 以上都不是

12. 一孕妇，29 岁，既往体健。近一年来发现 HBsAg 阳性，但无任何症状，肝功能正常，经过十月怀胎，足月顺利分娩一 4500g 男婴。为阻断母婴传播，对此新生儿最适宜的预防方法是注射（　　）

A. 乙肝疫苗

B. 丙种球蛋白

C. 乙肝疫苗＋丙种球蛋白

D. 高效价丙种球蛋白

E. 乙肝疫苗＋高效价乙肝免疫球蛋白

13. 男孩，生后 13 个月，近半年来常患鼻窦炎、中耳炎和肺炎，经检测患儿的血清 IgG<2g/L，缺乏同族血凝素和接种白喉、破伤风、百日咳疫苗的抗体应答，血中测出自身抗体，诊断 X 连锁无丙种球蛋白血症（Bruton 病）。下列哪项治疗最合适（　　）

A. 定期静脉注射丙种球蛋白

B. 行胎肝移植

C. 长期肌内注射胸腺素

D. 口服左旋咪唑

E. 并发感染时适当抗生素

三、简答题

1. 比较人工主动免疫和人工被动免疫的不同点。

2. 减毒活疫苗和灭活疫苗相比有何优点与不足？

3. 人工主动免疫制剂应用时需注意哪些事项？

（范海燕　王传生）

免疫学实验技术

实验 1　细　胞　免　疫

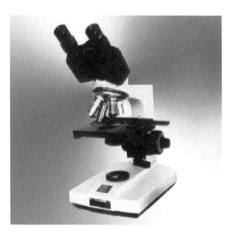

实验图 -1　显微镜

【实验目标】

1. 通过观察免疫细胞使学生学会使用显微镜油镜。

2. 通过观察细胞的形态，增强学生对免疫细胞功能的理解。

【实验内容】

1. 显微镜（实验图 -1）油镜的使用。

2. 观察免疫细胞标本片。

【实验原理】

1. 油镜使用香柏油的原理　由于油镜的透镜弯曲度较大，直径很小（通过的光线很少），光线透过标本片（玻璃）经空气再进入油镜（玻璃），因介质密度不同，光线发生折射或全反射不能进入透镜，导致光减少，视野较暗，物象不清。如果在油镜与玻片之间加入和玻璃折射率（n＝1.52）相近的香柏油（n＝1.515），油镜浸入香柏油中，这样减少了光线的折射，进入透镜的光线大大增多，则视野就亮，物像也就清晰了。

2. 淋巴母细胞　T 淋巴细胞膜上有植物血凝素（PHA）的受体，在植物血凝素的诱导下，可活化、增殖，形成淋巴母细胞。此时细胞的体积增大，为原淋巴细胞的 2～3 倍，核质疏松。计数 T 细胞转化为淋巴母细胞的转化率，可作为检测机体细胞免疫功能的一种方法。

3. E 花环　T 淋巴细胞表面具有绵羊红细胞（SRBC）的受体（即 CD2 分子），在体外一定条件下，能与 SRBC 结合，形成玫瑰花结，称为 E 花环形成试验。临床上可测定外周血 T 细胞的总数，以判定细胞免疫功能。

【实验器材】

器材：显微镜、香柏油、乙醇乙醚混合液、擦镜纸。

示教片：淋巴细胞示教片、淋巴母细胞示教片、E 花环示教片。

【实验方法】

1. 显微镜油镜的操作步骤

（1）采光：使用油镜时光线宜强，聚光器升到最高位置，光圈全开，使视野达到最亮。

（2）调焦：在标本片的欲检部位加一滴香柏油（切勿将油涂开），将其固定在载物台上（载物台不可倾斜，以免香柏油流下标本片）。识别油镜头后，转换至工作位置。眼睛从镜筒侧面观看，慢慢旋转粗调节器，使油镜头浸入到油滴内，即油镜头非常接近玻片而又未接触玻片的位置（两者切勿相撞）。然后，左眼注视目镜，同时慢慢转动粗调节器使镜筒上移，待看到模糊物像时，再换细调节器调节至物像清晰为止。如果未看到物像，重复上述操作，直至看到物像为止。

（3）观察：观察时，两眼同时睁开，左眼观察，右眼用于绘图或记录。

（4）显微镜维护：油镜用完后，用擦镜纸抹去镜头上的香柏油，如油已干，用棉签蘸取少量乙醇乙醚混合溶液擦拭镜头，然后再用擦镜纸拭去乙醇乙醚混合溶液。将物镜头转成"八字形"，聚光器下降至最低位。

2. 观察示教片 用油镜仔细观察示教片上淋巴细胞、淋巴母细胞、E 花环（实验图 -2）的形态。注意它们的异同点。

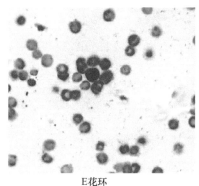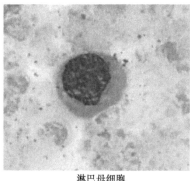

E花环 　　　　　　　　　　　　　　　　　淋巴母细胞

实验图 -2　淋巴细胞

【实验结果观察与记录】

用彩笔描绘出示教片中正常淋巴细胞、淋巴母细胞、E 花环的形态图。

【注意事项】

1. 使用油镜观察标本时，玻片上一定要放香柏油。

2. 观察过程中，切记不能压碎示教片。

3. 显微镜用完后，擦净油镜头上的香柏油，将显微镜放置好。

思考题

1. 用油镜观察标本时，显微镜物镜要选用_____，聚光器要_____，光圈要_____，玻片上要滴加_____。用完后用_____擦去镜头上的_____。

2. 未转化淋巴细胞与淋巴母细胞有何区别？

3. 在淋巴细胞转化试验中没有转化成淋巴母细胞以及在 E 花环形成试验中没有形成 E 花环的淋巴细胞是哪类细胞？

实验 2　吞噬细胞的吞噬作用

【实验目标】

1. 通过观察示数片增强学生对吞噬细胞形态结构和功能的了解。

2. 通过手指采血操作增强学生的动手能力，树立无菌观念。

【实验内容】

制备并观察吞噬细胞形态和吞噬细菌的作用。

【实验原理】

吞噬细胞能主动吞噬、杀伤和消化病原微生物，是免疫细胞中的重要成员。主要包括单核 / 巨噬细胞（大吞噬细胞）和中性粒细胞（小吞噬细胞）两大类。将吞噬细胞与葡萄球菌混合后，经一定时间孵育，吞噬细胞将葡萄球菌吞噬杀死，吞噬率的高低可反映吞噬细胞的功能。

【实验器材】

1. 葡萄球菌菌液（浓度为 5×10^2/ml）、3.8% 枸橼酸钠。

2. 吸管、康氏管、试管架、玻片、37℃恒温箱。

3. 刺血针、干棉球、75% 酒精棉球。

4. 瑞氏染色液、pH6.8 缓冲液。

5. 显微镜、香柏油、乙醇乙醚混合液、擦镜纸。

【实验方法】

1. 准备试管　取 1 滴 3.8% 枸橼酸钠滴加于康氏管内。

2. 取血液　用 75% 酒精棉球消毒手指（环指）皮肤，然后用刺血针刺破皮肤并挤出血液 4 滴（约 0.5ml），沿管壁滴入上述康氏管中。

3. 加菌液　加葡萄球菌菌液 3 滴，混匀，取少量血液推一血片，自然干燥作为阴性对照。

4. 孵育　将上述试管放入 37℃温箱中孵育 30 分钟，每 10 分钟振摇一次。

5. 制片　取出试管后作一推片，自然干燥，作为试验片。

6. 染色　对照片、试验片一起做瑞氏染色。用瑞氏染色液覆盖玻片染 1 分钟，加 2 倍 pH6.8 缓冲液充分混匀，10 分钟左右水洗、干后镜检。

7. 镜检　用油镜观察吞噬情况，并绘图。

【实验结果观察与记录】

未吞噬细菌的吞噬细胞形态（实验图 -3）：胞核可分为 2～3 叶，为深蓝色，细胞质为淡蓝色。若吞噬细菌后（实验图 -4），在细胞质中可见吞入的深紫色的葡萄球菌。用彩笔画出未吞噬细菌的吞噬细胞（对照片）和吞噬细菌的吞噬细胞（试验片）图。

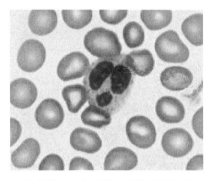 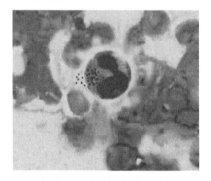

实验图 -3　未吞噬细菌的吞噬细胞　　　　　实验图 -4　吞噬细胞的吞噬细胞

【注意事项】

1. 手指采血时要严格无菌操作，以免引起感染。

2. 扎刺手指要深些，以保证采集足够的血量，使实验顺利进行。

3. 菌液的浓度要适当。

4. 要严格按照实验操作规程操作。

5. 染色时要注意时间与温度。

6. 实验中所用的器材要洁净。

思考题

1. 叙述吞噬细胞吞噬杀菌的主要过程。

2. 哪些因素对试验有影响？

3. 吞噬了细菌的吞噬细胞和没有吞噬细菌的吞噬细胞在镜下的主要区别是什么？

实验 3　补体溶血试验

【实验目标】

1. 通过补体溶血试验使学生进一步了解补体的功能和特性。
2. 通过观察补体的溶血作用，使学生加深对补体溶细胞作用的理解。
3. 通过补体溶血试验培养学生分析问题、解决问题的能力。

【实验内容】

观察补体的溶血作用。

【实验原理】

补体是重要的非特异性免疫分子，是一组具有酶活性的球蛋白，能与任何一种抗原抗体复合物结合，但不能与单独的抗原或抗体结合。

用绵羊红细胞免疫动物后，在动物血清中能产生与绵羊红细胞特异性结合的抗体（溶血素），如果绵羊红细胞与相应抗体（溶血素）结合，在补体存在时，则红细胞被溶解，出现溶血现象。

【实验器材】

1. 补体：新鲜豚鼠血清（含 2U 补体）。
2. 抗原：2% 绵羊红细胞悬液。
3. 抗体：溶血素（2U）。
4. 生理盐水。
5. 小试管、水浴箱、离心机等。

【实验方法与结果观察记录】

1. 取试管 3 支，用记号笔编号，按下表加入各成分（容量单位均为 ml）。

管号	2%SRBC	溶血素	补体	生理盐水	结果
1	0.5	0.5	0.5	0.5	
2	0.5	0.5	/	1.0	
3	0.5	/	0.5	1.0	

2. 将加入相应成分的 3 支试管混匀，放入 37℃ 水浴箱 15 分钟，观察结果。

试管中红细胞破裂变为红色透明的液体，为溶血；试管内液体呈混浊则为不溶。

3. 将不溶血的试管低速离心 3~5 分钟，将上清液直接倒入另 2 支试管中，标记为 4 号、5 号。

4. 在 4 支试管中按下表加入各成分（容量单位均为 ml）。

管号	内含物	2%SRBC	补体	溶血素	生理盐水	结果
2	沉淀物	/	0.5	/	2.5	
3	沉淀物	/	/	0.5	2.5	
4	管 2 上清液	0.5	0.5	/	/	
5	管 3 上清液	0.5	/	0.5	/	

5. 混匀后将上述试管，再放入 37℃ 水浴箱 15 分钟，观察溶血情况，并记录结果。

【注意事项】

1. 补体一定要新鲜配制，否则补体活性会下降。

2. 试验中各成分加量要准确。

3. 避免试管中进水，以免红细胞破裂，影响试验结果。

4. 离心时，试管平衡后，再离心。

思考题

1. 解释离心前和离心后试验验结果出现的原因。

2. 影响试验的因素有哪些？

实验4　超　敏　反　应

【实验目标】

1. 通过观察动物过敏性休克现象，使学生掌握Ⅰ型超敏反应的发生机理。

2. 通过实验，增强学生观察问题和解决问题的能力。

【实验内容】

观看录像或示教：豚鼠过敏性休克。

【实验原理】

给豚鼠初次注射马血清后，机体大约需要半月左右的时间，产生抗马血清蛋白的IgE，IgE吸附于肥大细胞和嗜碱粒细胞表面，豚鼠处于致敏状态。当再次给该豚鼠注射马血清时，血清蛋白吸附于肥大细胞和嗜碱粒细胞表面相应的IgE发生特异性结合，导致肥大细胞、嗜碱粒细胞脱颗粒，释放出组胺、肝素、激肽原酶、前列腺素、白三稀等活性介质，引起毛细血管扩张，通透性增强，腺体分泌增加，平滑肌痉挛。豚鼠表现为不安、竖毛、抓鼻、抽搐，直至死亡。

【实验材料】

1. 豚鼠：体重150g左右的幼龄豚鼠。

2. 试剂：马血清、鸡蛋清（含有鸡卵蛋白）、生理盐水。

3. 器材：无菌注射器等。

【实验方法】

1. 取三只健康豚鼠，编号标记。

2. 致敏注射：1号、2号豚鼠经腹股沟皮下各注射马血清0.1ml。3号豚鼠不做注射，作为对照。

3. 发敏注射：半个月后，1号、3号豚鼠心内各注射马血清1ml，2号豚鼠心内注射鸡蛋清1ml。注射后数分钟观察3只豚鼠的变化。

【实验结果观察与记录】

1. 1号豚鼠的症状：

2. 2号豚鼠的症状：

3. 3号豚鼠的症状：

【注意事项】

1. 豚鼠编号标记要清晰，注入豚鼠体内的物质一定要记录准确。

2. 发敏注射时，要准确将马血清注入豚鼠心脏内，否则过敏症状出现的较慢或较轻。

思考题

1. 三只豚鼠为什么出现不同的症状？

2. 有的病人注射破伤风抗毒素（含有马血清成分）会发生过敏，怎样预防？如病情要求必须注射，如何处理？依据是什么？

实验 5　抗原 - 抗体反应——凝集试验

【实验目标】

1. 通过 ABO 血型鉴定操作使学生掌握直接凝集试验的原理与方法，树立严谨的工作作风。
2. 通过抗"O"试验操作使学生掌握间接凝集试验的原理与方法。
3. 通过独立操作增强学生的动手能力和临床思维能力。

【实验内容】

1. 直接凝集试验（玻片法鉴定 ABO 血型）。
2. 间接凝集试验：抗链球菌溶血素 O 抗体测定（抗"O"试验）。

一、直接凝集试验（玻片法鉴定 ABO 血型）

【实验原理】

直接凝集试验是颗粒性抗原与相应抗体发生特异性结合，在一定条件（适当电解质、一定温度、合适的 pH）下，出现肉眼可见的凝集颗粒。有玻片凝集试验和试管凝集试验两种方法，如 ABO 血型鉴定即为玻片法，肥达氏反应即为试管法。

【实验器材】

1. 血型鉴定血清：抗 A 标准血清、抗 B 标准血清。
2. 待测红细胞悬液：自己配置。
3. 其他：小试管（内装 1ml 无菌生理盐水）、凹玻片、刺血针、酒精棉球、竹签。

【实验方法】

1. 制备红细胞悬液　皮肤消毒后针刺无名指采血 3 滴，加至装有 1ml 无菌生理盐水的小试管中，混匀，即成 2%～5% 的红细胞悬液。

2. 滴加血型鉴定血清　取清洁凹玻片一张，两端分别加入抗 A 或抗 B 血标准血清各一滴，再分别滴入待测的红细胞悬液各一滴，用牙签一端与抗 A 血清混匀，另一端与抗 B 血清混匀。

3. 观察结果　红细胞凝集成块者表明有相应的抗原，无凝集者为无相应的抗原。

【实验结果判断与记录】

1. 实验结果判断

标准试剂 红细胞悬液	抗 A 血清	抗 B 血清	血型
凝集情况	凝集	不凝集	A 型
	凝集	凝集	AB 型
	不凝集	凝集	B 型
	不凝集	不凝集	O 型

2. 实验结果记录

标准试剂 红细胞悬液	抗 A 血清	抗 B 血清
凝集情况		

本人的血型为_____型。

【注意事项】

红细胞的浓度要适当，否则会影响实验结果的观察。

二、间接凝集试验　抗链球菌溶血素 O 抗体测定（抗"O"试验）

【实验原理】

间接凝集试验是将可溶性抗原或抗体吸附在与免疫无关的适当大小颗粒性载体的表面上，使其成为致敏的颗粒，然后再与相应的抗体或抗原作用，在适当电解质参与下，使载体被动凝集为肉眼可见的凝集物。如抗"O"试验。

【实验器材】

抗"O"试剂、黑色反应卡片、被测血清标本 1、标本 2、毛细滴管。

【实验方法】

1. 试剂准备　使试验前，把抗"O"试剂从冰箱中取出，达室温后，并轻轻混匀再用。

2. 加被测血清标本　在黑色反应卡片的两格中分别滴加被测血清标本 1、标本 2 各一滴。

3. 加阳性、阴性对照血清　在黑色反应卡片另外两格中分别加阴、阳性对照血清各 1 滴。

4. 加胶乳抗原　分别在各血清中滴加胶乳抗原一滴，轻轻摇动反应卡片，使血清与抗"O"充分混匀，2 分钟观察结果。

5. 观察结果　阳性反应：出现白色凝集颗粒，表明血清中有相应抗体。阴性反应：不出现白色凝集颗粒，表明血清中没有相应抗体。

【实验结果判断与记录】

结果 ＼ 标本	标本 1	标本 2	阴性对照	阳性对照
凝集情况				
实验结果				

1 号血清实验结果表明血清中_____抗体。该患者_____链球菌感染。

2 号血清实验结果表明血清中_____抗体。该患者_____链球菌感染。

【注意事项】

1. 试剂从冰箱取出后达到室温后才能用，否则影响试验结果的判断。可

2. 抗"O"试验结果观察，要注意时间与温度对实验的影响情况。

【意义】

抗"O"抗体升高，表明患者感染过溶血性链球菌。临床上急性肾小球肾炎、风湿热的发病常与溶血性链球菌感染有关，所以抗"O"试验常用于急性肾小球肾炎、风湿热的辅助诊断。

思考题

1. 直接凝集试验与间接凝集试验中抗原有何区别？

2. 简述凝集试验的原理及类型。

3. 做抗"O"试验时为什么需要加阳性和阴性对照血清？

实验 6　抗原 – 抗体反应——沉淀试验

【实验目标】

1. 通过琼脂扩散试验操作使学生了解沉淀试验的类型。

2. 通过测定血清中 IgG 的含量操作使学生掌握单向琼脂扩散试验的原理与方法。

3. 通过测定血清中的 AFP 操作使学生掌握双向琼脂扩散试验的原理与方法。

4. 通过试验操作培养学生实事求是，一丝不苟的工作精神。

【实验内容】

1. 单向琼脂扩散试验——测定血清中 IgG 的含量。

2. 双向琼脂扩散试验——测定血清中的 AFP。

一、单向琼脂扩散试验——测定血清中 IgG 含量

【实验原理】

单向琼脂扩散试验是将一定量的已知抗体均匀混合于琼脂凝胶中制成琼脂板，在适当位置打孔后将待测抗原加孔中，使抗原在凝胶中自由扩散，在抗原与抗体相遇比例合适的位置，结合后形成以抗原孔为中心的沉淀环，环的直径与抗原的量呈正相关。该试验可测定血清中 IgG、IgM、IgA、C_3 的含量，是一种定量试验。

【实验器材】

1. 标本：人血清。

2. 试剂：IgG 单向琼脂扩散板（商品供应）。

3. 其他：生理盐水、湿盒、微量加样器等。

【实验方法】

1. 稀释待测血清：按说明书要求稀释。

2. 加样：将以稀释的待测血清加至琼脂板小孔内，每份血清加 A、B 两孔，每孔 10μl。

3. 温育：将上述琼脂板放入湿盒中，并盖上湿盒盖，放置 37℃温箱 24 小时。

4. 实验结果观察（实验图 -5）。

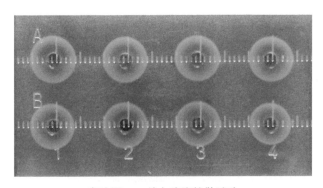

实验图 -5　单向琼脂扩散试验

【实验结果观察与记录】

精确测量各试验孔沉淀环的直径，求出每一标本 A、B 两孔沉淀环直径的平均值后，从标准曲线（随试剂盒带，也可自己制作）上查出相对应的 IgG 的含量，最后再乘以血清稀释倍数，即为待检血清中 IgG 的实际含量。

沉淀圈的直径	1	2	3	4
A（mm）				
B（mm）				
平均值（mm）				
IgG 含量 mg/L				

附：标准曲线的制作（与待检血清同时稀释、加样、温育）。

1. 取免疫球蛋白工作标准一支加蒸馏水 0.5ml 溶解，用生理盐水稀释成如下浓度：1:10、1:16、1:20、1:32、1:40 分别加入另一套孔中，每孔 10μl。与待检血清一同放入湿盒中，并盖上湿盒盖，放置 37℃温箱 24 小时温育。

2. 绘制标准曲线：以各稀释度免疫球蛋白工作标准的沉淀环直径为横坐标，对应孔中 IgG 含量为纵坐标，在半对数纸上绘制标准曲线。

【注意事项】

1. 稀释血清时，要准确。

2. 加样的量要准确，以免影响实验结果的准确性。

3. 沉淀环的直径测量要准确。

二、双向琼脂扩散试验

【实验原理】

双向琼脂扩散试验是将可溶性抗原与相应的抗体分别加入琼脂板的不同孔中，两者同时在凝胶中向四周自由扩散，如果两者对应且浓度比例适当，则在抗原和抗体两孔之间形成可见的白色沉淀线。该试验是一种定性试验。临床上可用于检测甲胎蛋白（AFP），作为原发性肝癌的重要诊断指标。

【实验器材】

1. 抗甲胎蛋白（AFP）诊断血清。

2. 阳性对照血清（胎儿脐带血）、阴性对照血清（正常成人血清）。

3. 1.5% 盐水琼脂。

4. 标本：待测血清。

5. 其他：湿盒，玻片，微量加样器，打孔器。

【实验方法】

双向琼脂扩散试验（实验图 -6）。

（1）制板：取已融化的琼脂（60℃左右）4～4.5ml，浇注于清洁的载玻片上（玻片要放水平位，吸管下端放在玻片中央，将琼脂快速放完，盖满铺平玻片，不要产生气泡）。

（2）打孔：待凝固后，用孔径为 3mm 的打孔器打孔，中央 1 孔，周围 6 孔，孔间距 3～5mm，孔的排列位置呈梅花形，除去孔内琼脂。

（3）加样：如实验图 -6，中央孔中加入抗体（抗甲胎蛋白诊断血清），周围孔中分别加入抗原（加阳性对照、阴性对照血清，其余 4 孔加待测血清），每孔约 20μl，以加满不溢出为度。

（4）将加好样的琼脂板放入湿盒内，放置 37℃温箱孵育 24～48 小时，观察结果（实验图 -7）。

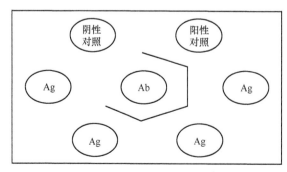

实验图 -6　双向琼脂扩散试验示意图

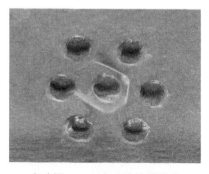

实验图 -7　双向琼脂扩散试验

【实验结果观察与记录】

若待检血清标本孔与中间孔之间出现沉淀线或与阳性对照所产生沉淀线吻合成一线，为阳性反应。如无沉淀线则或与阳性对照所产生沉淀线交叉为阴性。

标本	阳性对照	阴性对照	孔1	孔2	孔3	孔4
沉淀线						
实验结果						

实验结果表明，含有 AFP 的有_____号标本，无 AFP 的有_____号标本。

【注意事项】

1. 琼脂的配置浓度、琼脂板的厚度、孔径的大小与间距，对实验结果有都一定的影响。
2. 浇板时琼脂的温度，一般在 60℃ 左右。
3. 加样时要准确，动作要轻，防止血清起泡，切勿外溢，以免影响实验结果。
4. 37℃温箱孵育期间要及时进行观察，在不同时间段可多次进行观察，以便得出正确结果。
5. 试验时一定要设阳性、阴性对照，确保结果的正确性。

思考题

1. 在做单项琼脂扩散试验时，要想得到准确试验结果应注意什么？
2. 比较单向琼脂扩散试验与双向琼脂扩散试验的异同点。

实验 7　酶联免疫吸附试验 – 双抗体夹心法检测 HBsAg

【实验目标】

1. 通过用酶联免疫吸附试验（ELISA）检测 HBsAg 操作，使学生理解酶联免疫吸附试验（ELISA）的方法及原理。
2. 通过独立操作增强学生的动手能力。

【实验内容】

ELISA 检测 HBsAg。

【实验原理】

酶联免疫吸附试验（ELISA）是一种固相酶免疫测定技术。用 ELISA 检测 HBsAg 是一种双抗体夹心法。用抗 – HBs 抗体包被反应板，加待测血清，如血清中含有 HBsAg，则与包被抗 – HBs 结合形成固相抗原 – 抗体复合物，再加酶标抗 – HBs 抗体（抗 – HBs – HRP），即可形成"抗 – HBs＋HBsAg＋抗 – HBs – HRP"（即固相抗体 – 抗原 – 酶标抗体）复合物，洗涤除去未结合的酶标抗体，最后加入酶的底物显色。根据颜色的有无和深浅判断抗原的有无和含量。

【实验材料】

1. 待测血清。
2. 试剂：检测 HBsAg 的 ELISA 试剂盒（包括包被板条、阳性对照血清、阴性对照血清、酶标记物、底物液 A、底物液 B、终止液、浓缩洗涤液）。
3. 微量加样器等。

【实验方法】

1. 准备　使用前，将待测血清、试剂盒内各成分均置室温（18～25℃）下平衡 30 分钟。

2. 加样 用微量加样器在包被板条的各孔内分别加入待测血清 50μl，同时设阳性对照、阴性对照各 2 孔，每孔分别加入阳性对照血清（或阴性对照血清）各 1 滴，并设空白对照 1 孔。

3. 加酶标抗体 每孔加入加酶标抗体（抗 HBs-HRP）1 滴，空白对照孔不加酶结合物，充分混匀，封板。

4. 温育 置 37℃温箱 30 分钟。

5. 洗涤 手工洗板：甩去孔内液体，在吸水纸上拍干，各孔加满洗涤液，静置 5 秒后甩去，拍干，如此重复洗 5 次。也可用洗板机洗板：选择洗涤程序为 5 次，洗完后在吸水纸上拍干。

6. 显色 每孔加显色剂 A 液、B 液各 1 滴，先统一加显色剂 A 液，再统一加显色剂 B 液，充分混匀，封板，置 37℃温箱 15 分钟后，每孔加终止液 1 滴，混匀。

7. 结果观察 用酶标仪在 450nm 波长处测吸光度，先用空白孔校零，然后读取各孔 OD 值。也可肉眼观察判断结果。

【实验结果判断】

1. 肉眼观察判断结果 终止反应后（肉眼观察判断结果也可不加终止液，直接观察），立即观察判断结果。HBsAg 阴性对照血清孔、空白孔应无色，HBsAg 阳性对照血清孔应呈明显黄色乃至橘红色（如果没加终止液，则成蓝色）。待测血清孔中溶液的色泽与 HBsAg 阳性对照血清孔相同或深于阳性对照孔，即可判为 HBsAg 阳性；色泽与 HBsAg 阴性对照血清孔相同，即可判为 HBsAg 阴性。

2. 比色测定规则 样品孔 OD 值 / 阴性对照孔平均 OD 值（P/N 值）≥2.1 判断为阳性，否则为阴性。阴性对照 OD 值低于 0.05 按 0.05 计算，高于 0.05 按实际 OD 值计算。

【实验结果观察与记录】

结果 \ 标本	待测血清			对照血清	
	1 号	2 号	3 号	（阴性对照）	（阳性对照）
颜色					

1 号血清标本结果是＿＿＿＿＿＿＿。

2 号血清标本结果是＿＿＿＿＿＿＿。

3 号血清标本结果是＿＿＿＿＿＿＿。

阴性对照血清结果是＿＿＿＿＿＿＿。

阳性对照血清结果是＿＿＿＿＿＿＿。

【注意事项】

1. 加样要用微量加样器，加样量要准确。

2. 加入样要后充分混合均匀，封盖后温育，洗涤要彻底，以免影响结果。

3. 反应终止后应立即比色测定或目测判断结果。

4. 试剂在使用前首先要阅读使用说明书，不同批号的试剂不能混用。

【意义】

HBsAg 阳性说明机体已经感染了乙肝病毒，可能是乙型肝炎患者，也可能是 HBsAg 携带者。检测血清中 HBsAg 除了用于临床诊断乙型肝炎外，对筛选献血员和乙肝病毒感染的流行病学调查均有重要意义。

思考题

1. 用 ELISA 检测 HBsAg 的实验原理是什么？

2. 试验过程中应注意哪些事项？为什么？

实验 8　常用生物制品介绍（示教）

【实验目标】

1. 通过示教使学生了解生物制品的种类。

2. 通过示教使学生了解生物制品在临床上的应用。

【实验内容】

常用生物制品的介绍。

1. 人工主动免疫常用生物制品　麻疹疫苗、卡介苗、脑膜炎奈瑟菌多糖疫苗、脊髓灰质炎疫苗、乙型脑炎疫苗、流感疫苗、乙型肝炎疫苗、风疹疫苗、百白破三联疫苗、腮腺炎疫苗、水痘疫苗、甲型肝炎疫苗、狂犬病疫苗、破伤风类毒素、白喉类毒素等。

2. 人工被动免疫常用生物制品　破伤风抗毒素、丙种球蛋白、胎盘球蛋白、白喉抗毒素、抗狂犬病病毒免疫血清、多价肉毒抗毒素血清、高效价乙肝免疫球蛋白等。

3. 免疫治疗常用生物制品　干扰素、转移因子、胸腺素、IL-2 等。

4. 免疫诊断常用生物制品　伤寒 O 菌液、伤寒 H 菌液、甲型、乙型副伤寒 H 菌液、伤寒杆菌诊断血清、志贺菌诊断血清、抗"O"试剂、早早孕测试条等。

【实验报告】

1. 人工主动免疫常用生物制品有：死疫苗，如_____，活疫苗，如_____；类毒素，如_____；亚单位疫苗，如_____；基因工程疫苗，如_____。

2. 人工被动免疫常用生物制品有_____、_____、_____、_____等。

思考题

1. 常用生物制品分哪几类？

2. 死疫苗与活疫苗有何区别？

3. 为何有些疫苗不能制成活疫苗？

（宋庆华）

参 考 文 献

白惠卿. 2012. 医学免疫学与微生物学. 第 3 版. 北京：北京大学医学出版社

毕胜利，曾常茜. 2010. 临床免疫学. 北京：科学出版社

曹雪涛，熊思东，姚智. 2013. 医学免疫学. 第 6 版. 北京：人民卫生出版社

曹雪涛. 2011. 免疫学前沿进展. 第 2 版. 北京：人民卫生出版社

陈育民，罗江灵. 2014. 病原生物学与免疫学. 西安：第四军医大学出版社

甘晓玲，郑凤英. 2012. 免疫学检验技术. 武汉：华中科技大学出版社

龚菲力. 2014. 医学免疫学. 第 3 版. 北京：科学出版社

胡圣尧，孟凡云. 2012. 医学免疫学. 第 3 版. 北京：科学出版社

李永念. 2012. 临床免疫学检验实验指导. 北京：科学出版社

林逢春，石艳春. 2015. 免疫学检验. 第 4 版. 北京：人民卫生出版社

刘荣臻，曹元应. 2014. 病原生物学与免疫学. 北京：人民卫生出版社

孙汶生. 2010. 医学免疫学. 北京：高等教育出版社

塔克. 马可，吴玉章，等. 2012. 免疫应答导论. 北京：科学出版社

谭锦泉，刘仿. 2012. 医学免疫学（案例版）. 北京：科学出版社

王锦，李光武. 2011. 医学免疫学与病原生物学. 西安：世界图书出版公司

邹于川，左丽. 2014. 医学免疫学. 北京：科学出版社

章崇杰. 2009. 医学免疫学. 第 2 版. 成都：四川大学出版社

张卓然. 2012. 医学微生物学与免疫学. 第 4 版. 北京：人民卫生出版社

Abbas AK, Lichtman, Pillai S. 2012. Celluar and Molecular Immunology. 7thed. Philadelphia:Saunders

医学免疫学（高专、高职）教学基本要求（36学时）

一、课 程 简 介

免疫学是现代生物科学的前沿学科。医学免疫学是研究人体免疫系统的组成、结构和功能；免疫应答的发生机制、规律及其效应和调节机制；以及有关疾病的发生机理、诊断与防治的一门学科。它是临床、预防、检验、护理等医学专业的基础必修课和桥梁课，其任务是通过教学使学生掌握免疫学的基础知识、基本理论和基本技能，为学习其他基础医学、临床医学及预防医学奠定基础，同时结合教学实践、培养学生独立思考、独立工作的能力和严谨的科学作风。采用讲授、自学、讨论、辅导启发、互动、案例式、实验、演示等多种形式教学方法，并使用多媒体、录像 CAI、数字化教学平台等先进教学手段，充分发挥教、学双方的作用，努力实现教学基本要求规定的课程目标，提高学生兴趣和授课质量。

二、课程教学目标

（一）知识目标

1. 掌握免疫学的基本概念

2. 掌握免疫应答功能和意义

3. 掌握免疫防治的原理和方法

4. 熟悉常用的免疫学检查方法原理及意义

5. 熟悉各种免疫预防制剂在防治上的应用

6. 了解一些临床免疫学的基本知识

7. 了解免疫标记技术在临床的应用

（二）能力目标

1. 能正确使用常用仪器设备

2. 能完成常用的免疫学试验操作

3. 能辨别常用的与免疫有关的生物制品

4. 通过本课程的学习，初步具备辨证思维的能力

（三）素质目标

1. 具备良好的心理素质

2. 具有端正的学习和工作态度、严谨的、实事求是的科学作风和创新意识、创新精神

3. 具有良好的职业道德和敬业精神

4. 加强自身保护，保持身体健康

三、教学内容和要求

教学时间安排和分配表（36 学时）

教学内容	理论	实验	总计
第一章　免疫学概论	1.5		1.5
第二章　抗原	2		2
第三章　主要组织相容性抗原	1		1
第四章　免疫系统	3	2	5
第五章　免疫球蛋白	2		2
第六章　补体系统	2		2
第七章　细胞因子	1		1
第八章　适应性免疫应答	3		3
第九章　抗感染免疫	1		1
第十章　超敏反应	3	2	5
第十一章　自身免疫性疾病	0.5		0.5
第十二章　免疫增殖病	0.5		0.5
第十三章　免疫缺陷病	0.5		0.5
第十四章　肿瘤免疫	0.5		0.5
第十五章　移植免疫	0.5		0.5
第十六章　免疫学检测方法及其原理	2	2	4
第十七章　免疫学防治	2	2	4
机动	2		2
总学时	28	8	36

基础模块

教学内容	了解	熟悉	掌握	教学内容	了解	熟悉	掌握
一、免疫学概论				（三）免疫学在临床实践中的应用	√		
（一）免疫的概念和功能				1. 免疫学预防			
1. 免疫的概念			√	2. 免疫学诊断		√	
2. 免疫的功能			√	3. 免疫学治疗		√	
3. 免疫系统	√			二、抗原		√	
4. 免疫应答的类型及特点	√			（一）决定抗原免疫原性的因素			
5. 免疫病理与免疫学疾病	√			1. 理化性状		√	
（二）免疫学发展简史				2. 宿主因素		√	
1. 经验免疫学时期				3. 抗原进入机体的方式		√	
2. 科学免疫学时期	√			（二）抗原的特异性			
3. 现代免疫学时期	√			1. 抗原特异性		√	

续表

教学内容	了解	熟悉	掌握	教学内容	了解	熟悉	掌握
2. 共同抗原与交叉反应		√		（四）免疫分子	√		
（三）抗原的分类				五、免疫球蛋白			
1. 根据抗原的基本性能分类	√			（一）免疫球蛋白的结构			
2. 根据抗原刺激 B 细胞产生抗体是否需要 T 细胞辅助分类			√	1. 免疫球蛋白的基本结构		√	
3. 根据抗原与机体的亲缘关系分类		√		2. 免疫球蛋白的辅助成分		√	
4. 根据产生方式分类	√			3. 免疫球蛋白的水解片段		√	
三、主要组织相容性复合体				（二）免疫球蛋白的功能			
（一）HLA 复合体基因组成及遗传特点				1. 识别抗原			√
1. HLA 复合体基因组成	√			2. 激活补体			√
2. HLA 复合体遗传特征		√		3. 结合 Fc 受体			√
（二）HLA 分子的结构		√		（三）五类免疫球蛋白的特性与功能			√
（三）HLA 的分布		√		（四）人工制备的抗体	√		
（四）MHC 分子的生物学功能		√		六、补体系统			
（五）HLA 在医学上的意义	√			（一）补体系统的组成和性质		√	
四、免疫系统				（二）补体的激活			
（一）免疫器官				1. 经典激活途径			√
1. 中枢免疫器官			√	2. MBL 激活途径		√	
2. 外周免疫器官			√	3. 旁路激活途径	√		
3. 淋巴细胞归巢与淋巴细胞再循环	√			（三）补体激活的调控	√		
（二）免疫细胞				（四）补体的生物学作用			√
1. T 淋巴细胞		√		（五）补体异常与疾病	√		
2. B 淋巴细胞		√		七、细胞因子			
3. 自然杀伤细胞		√		（一）细胞因子的共同特性			
4. LAK 细胞	√			1. 理化性质及产生特点		√	
（三）抗原递呈细胞				2. 生物学作用特点		√	
1. 单核-巨噬细胞系统		√		（二）几种重要的细胞因子		√	
2. 树突状细胞		√		（三）细胞因子主要的生物学作用		√	
3. B 细胞		√		（四）细胞因子受体	√		
4. 其他非专职 APC	√			（五）细胞因子及其受体的临床意义			
				1. 细胞因子及其受体与疾病的关系	√		
				2. 与细胞因子相关的免疫疾病	√		

续表

教学内容	了解	熟悉	掌握	教学内容	了解	熟悉	掌握
3. 细胞因子与治疗	✓			十、超敏反应			
八、适应性免疫应答				（一）Ⅰ型超敏反应			
（一）免疫应答的概述		✓		1. 发生机制			✓
（二）适应性免疫应答				2. 临床常见疾病			✓
1. 适应性免疫应答的类型		✓		（二）Ⅱ型超敏反应			
2. 适应性免疫应答的基本过程		✓		1. 发生机制		✓	
3. 抗原提呈细胞对抗原的加工处理和提呈		✓		2. 临床常见疾病		✓	
4. 适应性免疫应答的特点		✓		（三）Ⅲ型超敏反应			
（三）B细胞介导的体液免疫应答				1. 发生机制		✓	
1. TD抗原诱导的体液免疫应答	✓			2. 临床常见疾病		✓	
2. TI抗原诱导的体液免疫应答	✓			（四）Ⅳ型超敏反应			
3. 体液免疫应答产生的一般规律与实际应用			✓	1. 发生机制		✓	
（四）细胞免疫应答的过程				2. 临床常见疾病		✓	
1. T细胞对抗原的识别及活化过程			✓	（五）超敏反应的防治原则	✓		
2. 效应T细胞的作用			✓	十一、自身免疫性疾病			
3. 细胞免疫的生物学效应			✓	（一）概述			
（五）免疫应答的调节	✓			1. 自身免疫和自身免疫性疾病的概念			✓
（六）免疫耐受	✓			2. 自身免疫性疾病的基本特征及分类		✓	
九、抗感染免疫				（二）自身免疫性疾病发生的相关因素		✓	
（一）固有免疫的抗感染作用				（三）自身免疫性疾病的损伤机制	✓		
1. 屏障结构		✓		（四）自身免疫性疾病的治疗原则	✓		
2. 参与固有免疫的免疫细胞		✓		十二、免疫增殖病			
3. 参与固有免疫的免疫分子		✓		（一）浆细胞病			
（二）适应性免疫的抗感染作用				1. 发病机制		✓	
1. 特异性体液免疫的保护作用		✓		2. 临床常见疾病及免疫学检验		✓	
2. 特异性细胞免疫的保护作用		✓		（二）白血病			
（三）抗各类病原体感染的免疫	✓			1. 概念与分类	✓		
（四）病原体逃逸免疫防御功能的机制	✓			2. 临床特征	✓		

教学内容	了解	熟悉	掌握	教学内容	了解	熟悉	掌握
3. 免疫学检验	√			2. 与机体免疫系统有关的因素		√	
（三）恶性淋巴瘤				（四）肿瘤的免疫诊断和免疫治疗			
1. 概念与分类	√			1. 肿瘤的免疫诊断	√		
2. 临床特征	√			2. 肿瘤的免疫治疗	√		
3. 免疫学检验	√			十五、移植免疫			
十三、免疫缺陷病				（一）移植免疫概述			
（一）免疫缺陷病概述				1. 宿主抗移植物反应		√	
1. 免疫缺陷病的概念与分类			√	2. 移植物抗宿主反应		√	
2. 免疫缺陷病的共同特点		√		（二）移植排斥反应的防治原则	√		
（二）原发性免疫缺陷病				十六、免疫学检测方法及其原理			
1. 原发性 B 细胞缺陷病	√			（一）抗原和抗体的检测			
2. 原发性 T 细胞缺陷病	√			1. 抗原抗体反应的原理			√
3. 联合免疫缺陷病	√			2. 抗原抗体反应的特点		√	
4. 吞噬细胞功能缺陷病	√			3. 常见的抗原抗体反应种类		√	
5. 补体系统缺陷病	√			（二）免疫细胞及其功能的检测			
（三）继发性免疫缺陷病				1. 免疫细胞数量的检测	√		
1. 获得性免疫缺陷综合征		√		2. 免疫细胞功能的检测	√		
2. 非感染性疾病导致的免疫缺陷	√			（三）细胞因子的检测	√		
3. 医源性免疫缺陷	√			（四）HLA 分型技术	√		
（四）免疫缺陷病的治疗原则	√			十七、免疫学防治			
十四、肿瘤免疫				（一）免疫预防			
（一）肿瘤抗原的分类				1. 人工免疫的概念及种类			√
1. 根据肿瘤抗原的特异性分类	√			2. 人工主动免疫		√	
2. 根据肿瘤抗原产生机制分类	√			3. 人工被动免疫		√	
（二）机体抗肿瘤免疫效应的机制				（二）免疫治疗			
1. 非特异性抗肿瘤免疫效应		√		1. 免疫调节剂	√		
2. 特异性抗肿瘤免疫效应		√		2. 免疫抑制剂	√		
（三）肿瘤的免疫逃逸机制							
1. 与肿瘤细胞有关的因素		√					

实践模块

序号、单元题目（对应基础模块单元序号）	教学内容	教学要求		
		会	掌握	熟练掌握
	实验一细胞免疫			
四、免疫系统	1. 淋巴细胞转化实验	√		
	2. E—花环实验	√		
四、免疫系统	实验二非特异性免疫吞噬细胞的吞噬作用	√		
六、补体系统	实验三补体溶血试验	√		
十、超敏反应	实验四超敏反应			
	过敏性休克（录像）或示教		√	
	实验五抗原抗体反应（凝集试验）			
十六、免疫学检测方法及其原理	1. 直接凝集试验	√		
	2. 间接凝集抑制试验	√		
	实验六抗原抗体反应（沉淀试验）			
十六、免疫学检测方法及其原理	1. IgG 单向琼脂扩散试验			
	2. AFP 双向琼脂扩散试验	√		
	3. 对流免疫电泳	√		
十六、免疫学检测方法及其原理	实验七酶联免疫吸附试验（ELISA）检测 HBsAg		√	
十七、免疫学防治	实验八常用生物制品介绍（示教）	√		

选学模块

序号、单元题目（对应基础模块单元序号）	教学内容	教学要求		
		了解	熟悉	掌握
三、主要组织相容性复合体	HLA 基因的组成以及相关的医学意义	√		
四、免疫系统	LAK 细胞；其他非专职 APC	√		
五、免疫球蛋白	人工制备的抗体	√		
六、补体系统	补体激活的调控	√		
七、细胞因子	细胞因子受体；细胞因子及其受体的临床意义	√		
八、适应性免疫应答	免疫应答的调节；免疫耐受	√		
九、抗感染免疫	抗各类病原体感染的免疫；病原体逃逸免疫防御功能的机制	√		
十一、自身免疫性疾病	自身免疫病的损伤机制及治疗原则	√		
十二、免疫增殖病	白血病、恶性淋巴瘤的临床特征及免疫学检验	√		
十三、免疫缺陷病	免疫缺陷病的治疗原则	√		
十四、肿瘤免疫	肿瘤的免疫诊断和免疫治疗	√		
十五、移植免疫	移植排斥反应的防治原则	√		
十六、免疫学检测方法及其原理	细胞因子的检测；HLA 分型技术	√		

四、说　　明

（一）本课程教学基本要求采用模块结构

　　包含基本模块、实践模块和选学模块。其中基本模块和实践模块为学生必须学习的内容，选学模块各校可根据具体情况，使用机动学时或第二课堂等方式学习，也可不选学。

（二）教学建议

　　1. 教师在教学中要积极改进教学方法，按照学生学习的规律和特点，从学生实际出发，以学生为主体，创新教学方法，加强师生间、学生之间的交流。采用讲授、自学、讨论、辅导启发、互动、案例式、实验、演示等多种形式教学方法，并使用多媒体、录像 CAI、数字化教学平台等先进教学手段，充分发挥教、学双方的作用，调动学生学习的主动性、积极性，使学生既能融汇贯通地掌握所学知识，又具备灵活而严谨的科学思维能力，培养和促进其独立思考和综合分析能力，提高教学效果。

　　2. 课堂教学应采用教具、模型、实物、录像设备、多媒体、爱医课教学平台等现代教育信息技术，让微观的分子水平及抽象的概念，能直观形象的显示出来，增加免疫学教学的形象性，生动性，趣味性，以增加学生的感性认识，启迪学生的科学思维。

　　3. 对学生学习成绩的评定，要注意改革考核手段与方法。对在学习和应用上有创新的学生特别给予鼓励。建议课程综合成绩包括终结性考试和形成性考核成绩两种形式，其中终结性考试成绩占课程综合成绩的 70%，形成性考核成绩占课程综合成绩的 30%。

　　4. 关注医学免疫学的新发展，适时引进新的教学内容。联系学科前沿知识，结合临床问题，开展专题讲座。开拓学生视野，激发学习兴趣，提高学生对免疫学在医学中的地位和重要性的认识。

　　终结性考试在课程结束后进行，闭卷考试；本课程形成性考核的形式包括到课率、课堂表现、作业成绩和综合实训四种考核形式，基分为 100 分，其分值比例分别为：20%、10%、40% 和 30%。

四版编委会成员孟凡云整理

2017.1.10

目标检测答案

第1章 免疫学绪论

二、填空题

1. 固有免疫应答　适应性免疫应答
2. 特异性、记忆性、多样性、体液免疫、细胞免疫
3. 免疫防御、免疫自稳和免疫监视
4. 免疫器官、免疫细胞和免疫分子

三、单项选择题

1. D 2. D 3. C 4. D 5. A

第2章 抗原

二、填空题

1. 免疫反应性、大分子蛋白质、免疫原性
2. 血型抗原、人类主要组织相容性抗原
3. 异嗜性抗原
4. TI-Ag

三、单项选择题

1. B 2. C 3. B 4. B 5. E
6. B 7. E

第3章 主要组织相容性复合体

二、单项选择题

1. E 2. D 3. B 4. E

第4章 免疫系统

二、填空题

1. 免疫器官、免疫细胞、免疫分子
2. 单核／巨噬细胞、树突状细胞、B淋巴细胞

三、单项选择题

1. D 2. D 3. A 4. E 5. A
6. B 7. D 8. A

第5章 免疫球蛋白

二、填空题

1. Fab，Fc，Fab
2. IgG，IgM，SIgA，IgE

三、单项选择题

1. B 2. C 3. B 4. E 5. A
6. A 7. A 8. A 9. E 10. A
11. A

第6章 补体系统

二、填空题

1. 经典激活途径、旁路激活途径、MBL途径
2. C3
3. 旁路激活途径、MBL途径
4. 抗原抗体复合物、C4b2b

三、单项选择题

1. E 2. D 3. E 4. C 5. E
6. B 7. E 8. E 9. D

第7章 细胞因子

二、填空题

1. 白细胞介素、干扰素、肿瘤坏死因子、集落刺激因子、趋化因子、生长因子
2. 单核／巨噬细胞产生、活化的 $CD4^+T$ 细胞、$CD8^+T$ 细胞、NK 细胞

三、单项选择题

1. C 2. D 3. B 4. E

第8章 适应性免疫应答

二、填空题

1. 皮肤、黏膜屏障、障血脑屏障、胎盘屏障
2. 体液免疫、细胞免疫
3. 抗原提呈与识别阶段、增殖分化阶段、效应阶段

4. 潜伏期长、抗体含量低、抗体以 IgM 为主、抗体与抗原的亲和性低

5. IL-2、IFN-γ、TNF-β 和 GM-CSF

6. T 细胞、B 细胞

7. 脾脏、淋巴结

8. TCR、抗原肽、CD^+、MHCII 类分子

9. 穿孔素 / 颗粒酶系统

　　Fas/FasL 系统

三、单项选择题

1. C　2. B　3. D　4. B　5. B

6. E　7. C　8. A　9. D　10. C

11. E　12. A　13. C　14. D

第 9 章　抗感染免疫

二、填空题

1. 皮肤黏膜屏障、血脑屏障、胎盘屏障

2. 完全、不完全

3. 细胞

4. 小、中性粒细胞、大、单核、巨噬

三、单项选择题

1. E　2. D　3. D　4. E　5. B

6. C　7. B　8. B

第 10 章　超敏反应

二、填空题

1. 速发型超敏反应、细胞毒或细胞溶解型超敏反应、免疫复合物型超敏反应迟发型超敏反应

2. Ⅰ、Ⅲ

3. 组胺、白三烯、激肽原酶、前列腺素、血小板活化因子

4. Ⅱ、Rh、72、抗 RhIgG 抗体

5. 致敏、发敏

三、单项选择题

1. B　2. C　3. B　4. E　5. B

6. A　7. D　8. A

第 11 章　自身免疫性疾病

二、填空题

1. 原发性自身免疫性疾病、继发性自身免疫

性疾病、器官特异性自身免疫性疾病、非器官特异性自身免疫性疾病

2. 抗原方面、免疫细胞和免疫调节异常、细胞因子、生理因素、遗传因素

3. 预防和控制病原体感染，去除诱发因素、应用免疫抑制、对症治疗、细胞因子治疗、特异性抗体治疗、口服抗原 - 耐受治疗

三、单项选择题

1. A　2. C　3. A　4. C　5. B

6. D

第 12 章　免疫增殖病

二、单项选择题

1. B　2. D　3. C　4. E　5. B

三、多项选择题

1. DE　2. ABCDE

第 13 章　免疫缺陷病

二、填空题

1. 原发性免疫缺陷病、继发性免疫缺陷病

2. 重症联合免疫缺陷病、伴血小板减少和湿疹的免疫缺陷病、毛细血管扩张性共济失调综合征

3. 原发性 B 细胞缺陷、原发性 T 细胞缺陷、联合免疫缺陷、吞噬细胞功能缺陷、补体系统缺陷

4. 对各种病原体的易感性增加、易发生恶性肿瘤、易并发自身免疫病、遗传倾向性、发病年龄越小病情越重、治疗难度也较大

三、单项选择题

1. B　2. C　3. B　4. E　5. A

第 14 章　肿瘤免疫

二、填空题

1. 非特异性免疫、特异性免疫

2. 肿瘤特异性抗原、肿瘤相关性抗原

3. 细胞免疫、体液免疫

4. 甲胎蛋白、癌胚抗原

5. CD8$^+$TCL

三、单项选择题

 1. D 2. D   3. D   4. B   5. B

第 15 章   移植免疫

二、填空题

1. 宿主抗移植物反应、移植物抗宿主反应

2. 抗体、CD4$^+$Th1

三、单项选择题

1. A 2. C 3. B 4. D

第 16 章   免疫学检测方法及其原理

二、填空题

1. 特异性、可逆性、比例性、阶段性

2. 凝集

3. 酶免疫标记技术、荧光免疫标记技术、放射免疫标记技术、胶体金免疫标记技术 / 化学发光标记技术

三、单项选择题

1. A 2. C 3. D 4. C 5. B

6. D 7. B

第 17 章   免疫学防治

二、单项选择题

 1. B   2. E   3. C 4. A   5. C

 6. A   7. B   8. A 9. A   10. D

 11. A 12. E 13. A